Brigitte Woggon

Behandlung mit Psychopharmaka

Aus dem weiteren Programm von Hans Huber:

American Psychiatric Association
Leitlinien zur Behandlung der Borderline Persönlichkeitsstörungen
In deutscher Sprache herausgegeben von Horst Dilling.
Aus dem Englischen übersetzt von Karin Dilling.
144 Seiten (ISBN 3-456-84130-2)

John G. Gunderson
Borderline
Diagnostik, Therapie, Forschung
In deutscher Sprache herausgegeben von Horst Dilling.
Aus dem Englischen übersetzt von Karin Dilling.
350 Seiten (ISBN 3-456-84126-4)

Falk Leichsenring
Borderline-Stile
Denken, Fühlen, Abwehr und Objektbeziehungen – eine ganzheitliche Sichtweise
2., vollständig überarbeitete und erweiterte Auflage
183 Seiten (ISBN 3-456-83953-7)

Christa Rohde-Dachser
Das Borderline-Syndrom
270 Seiten (ISBN 3-456-84087-X)

Christa Rohde-Dachser
Im Schatten des Kirschbaums
Psychoanalytische Dialoge.
208 Seiten (ISBN 3-456-82515-3)

Dorothea Sauter, Chris Abderhalden, Ian Needham, Stephan Wolff (Hrsg.)
Lehrbuch Psychiatrische Pflege
1065 Seiten (ISBN 3-456-83837-9)

Weitere Informationen über unsere Neuerscheinungen finden Sie im Internet unter:
http://Verlag.HansHuber.com

Brigitte Woggon

Behandlung mit Psychopharmaka

Aktuell und maßgeschneidert

2., vollständig überarbeitete und erweiterte Auflage

Verlag Hans Huber
Bern · Göttingen · Toronto · Seattle

Adresse des Autorin:
Prof. Dr. med. Brigitte Woggon
Psychiatrische Universitätsklinik Zürich
Lenggstrasse 31 / Postfach 68
CH-8029 Zürich
E-Mail: woggon.sekretariat@puk.zh.ch

Lektorat: Monika Eginger
Herstellung: Daniel Berger
Umschlag: Atelier Mühlberg, Basel
Druckvorstufe: sos-buch, Mainz
Druck und buchbinderische Verarbeitung: Druckhaus Beltz, Hemsbach
Printed in Germany

Bibliografische Information der Deutschen Bibliothek
Die Deutsche Bibliothek verzeichnet diese Publikation in der Deutschen Nationalbibliografie;
detaillierte bibliografische Daten sind im Internet über http://dnb.ddb.de abrufbar.

Dieses Werk, einschließlich aller seiner Teile, ist urheberrechtlich geschützt. Jede Verwertung außerhalb der engen Grenzen des Urheberrechtes ist ohne Zustimmung des Verlages unzulässig und strafbar. Das gilt insbesondere für Vervielfältigungen, Übersetzungen, Mikroverfilmungen sowie die Einspeicherung und Verarbeitung in elektronischen Systemen.

Trotz aller Sorgfalt sind Fehler – zum Beispiel bei der Angabe von Dosierungen – möglich. Für daraus entstehende Komplikationen können Autorin und Verlag keine Verantwortung übernehmen.

Anregungen und Zuschriften bitte an:
Verlag Hans Huber
Länggass-Strasse 76
CH-3000 Bern 9
Tel: 0041 (0)31 300 4500
Fax: 0041 (0)31 300 4593
E-Mail: verlag@hanshuber.com
Internet: http://verlag.hanshuber.com

2., vollständig überarbeitete und ergänzte Auflage 2005
© 1998/2005 by Verlag Hans Huber, Hogrefe AG, Bern
ISBN 3-456-83538-8

Inhaltsverzeichnis

1	**Vorwort**	9
2	**Einleitung**	10
3	**Wie wirken Psychopharmaka?**	14
4	**Wie prüft man die Wirkung von Psychopharmaka?**	18
4.1	Prüfungsstadien	18
4.2	Wirksamkeit	19
4.3	Wirksame Dosis	20
4.4	Nebenwirkungen	20
4.5	Generalisierbarkeit von Prüfungsergebnissen	21
5	**Zugelassene Indikationen versus Therapiefreiheit**	23
6	**Von der Diagnose zur Behandlung**	24
6.1	Symptome versus gesunde Verhaltensweisen	25
6.2	Symptome, Syndrome und Diagnosen	25
6.3	Mein Blütenmodell	26
6.4	Klassifikationssysteme	27
6.5	Diagnosen, Zeitgeist und Kultur	27
6.6	Neue Diagnosen	28
6.7	Verlaufstypen	29
6.8	Komorbidität	30
6.9	Familienanamnese	31
6.10	Diagnosen und Biologische Grundlagen	31
7	**Wie findet man das richtige Medikament?**	33
7.1	Symptomatik	34
7.2	Behandlungsanamnese	35
7.3	Pharmakologische Eigenschaften	35
7.4	Pharmakokinetische Eigenschaften	36
7.5	Wirkungsbeginn	38
7.6	Kontraindikationen, Nebenwirkungen, Laborkontrollen	38
7.7	Interaktionen	41
7.8	Wirkungsverlust	45
7.9	Absetzen und Umstellen	46

8	**Probetherapie**	47
9	**Wie findet man die richtige Dosis?**	48
10	**Plasmaspiegel**	50
11	**Wie stellt man die Wirkung fest?**	51
11.1	Wirkungsbeginn	51
11.2	Besserungstypen	52
11.3	Symptomfreiheit	52
12	**Behandlungsdauer**	53
13	**Psychopharmaka und Geschlecht**	54
13.1	Schwangerschaft, Stillzeit und Wochenbett	55
13.2	Perimenopause	58
14	**Psychopharmaka und Kinder**	59
15	**Psychopharmaka im Alter**	60
16	**Einteilung der Psychopharmaka**	61
17	**Antidepressiva**	64
17.1	Indikationen	64
17.2	Substanzen und ihre pharmakologischen Profile	67
17.3	Dosis und Kinetik	73
17.4	Nebenwirkungen	79
17.5	Interaktionen	87
17.6	Wirkungsverlust	102
17.7	Absetzen und Umstellen	103
17.8	Auswahl eines Antidepressivums	104
17.9	Ausblick	108
18	**Anxiolytika**	109
18.1	Indikationen	109
18.2	Substanzen und ihre pharmakologischen Profile	111
18.3	Dosis und Kinetik	112
18.4	Nebenwirkungen	113
18.5	Interaktionen	115
18.6	Wirkungsverlust	116
18.7	Absetzen und Umstellen	117
18.8	Auswahl eines Anxiolytikums	118
18.9	Ausblick	119

19	**Hypnotika**	120
19.1	Indikationen	122
19.2	Substanzen und ihre pharmakologischen Profile	122
19.3	Dosis und Kinetik	123
19.4	Nebenwirkungen	124
19.5	Interaktionen	125
19.6	Wirkungsverlust	127
19.7	Absetzen und Umstellen	127
19.8	Auswahl eines Hypnotikums	127
19.9	Ausblick	129
20	**Stimulanzien**	130
20.1	Indikationen	130
20.2	Substanzen und ihre pharmakologischen Profile	132
20.3	Dosis und Kinetik	133
20.4	Nebenwirkungen	134
20.5	Interaktionen	135
20.6	Wirkungsverlust	136
20.7	Absetzen und Umstellen	136
20.8	Auswahl eines Stimulans	137
20.9	Ausblick	137
21	**Antipsychotika**	138
21.1	Indikationen	138
21.2	Substanzen und ihre pharmakologischen Profile	143
21.3	Dosis und Kinetik	147
21.4	Nebenwirkungen	149
21.5	Interaktionen	153
21.6	Wirkungsverlust	156
21.7	Absetzen und Umstellen	156
21.8	Auswahl eines Antipsychotikums	156
21.9	Ausblick	160
22	**Stimmungsstabilisatoren**	161
22.1	Indikationen	162
22.2	Substanzen und ihre pharmakologischen Profile	165
22.3	Dosis und Kinetik	166
22.4	Nebenwirkungen	174
22.5	Interaktionen	178
22.6	Wirkungsverlust	185
22.7	Absetzen und Umstellen	185
22.8	Auswahl eines Stimmungsstabilisators	186
22.9	Ausblick	190

23	**Demenz**	191
24	**Sexualität**	193
24.1	Verminderte Sexualität	194
24.2	Zu starke Sexualität	199
24.3	Aggressive Sexualität	199
24.4	Priapismus	200
25	**Appetit und Gewicht**	201
26	**Schmerzen**	204
27	**Sucht**	205
28	**Notfälle**	209
29	**Suizidalität**	211
30	**Therapieresistenz**	218
30.1	Gründe für so genannte Therapieresistenz	220
30.2	Gründe für echte Therapieresistenz	226
30.3	Erhebung der Behandlungsanamnese	226
30.4	Behandlungsmöglichkeiten	227
31	**Antidepressiva-Resistenz**	229
31.1	Ungünstige Faktoren	229
31.2	Behandlungsmöglichkeiten	231
31.2.1	Substanzwechsel	231
31.2.2	Dosisoptimierung	232
31.2.3	Kombinationen	235
32	**Anxiolytika-Resistenz**	241
33	**Hypnotika-Resistenz**	242
34	**Stimulanzien-Resistenz**	243
35	**Antipsychotika-Resistenz**	244
36	**Stimmungsstabilisatoren-Resistenz**	246
37	**Behandlung prognostisch ungünstiger Symptome und Syndrome**	250
38	**Zusammenarbeit mit Patienten**	256
39	**Zusammenarbeit mit Angehörigen**	260
40	**Zusammenarbeit mit anderen Ärzten und Therapeuten**	262
41	**Zusammenarbeit mit Apothekern**	264
42	**Häufige Fragen**	265
43	**Schlusswort**	279
44	**Literatur**	281
45	**Anhang**	285

1 Vorwort

Dieses Buch ist kein detailliertes Nachschlagewerk, sondern soll einen raschen Überblick über den neuesten Wissensstand der Psychopharmakotherapie geben. Dabei stehen nicht wissenschaftlich interessante Einzelbefunde im Mittelpunkt, sondern die für die Behandlung relevanten Resultate. Meine therapeutischen Erfahrungen fließen natürlich in die Beurteilung und Gewichtung von wissenschaftlichen Ergebnissen ein.

Vor sieben Jahren ist «Psychopharmakotherapie. Aktuell und maßgeschneidert» zum ersten Mal erschienen (Woggon, 1998a). Seither hat sich das Psychopharmaka-Repertoire etwas verändert. Es gibt nicht nur einige neue Substanzen, sondern es sind auch Präparate aus dem Handel gezogen worden. Zu einigen Medikamenten liegen neue Erfahrungen bezüglich Indikationen, Nebenwirkungen und Interaktionen vor. Deshalb ist es höchste Zeit für eine neue Auflage.

Bei der Überarbeitung der ersten Auflage habe ich Anregungen und Fragen von vielen Personen berücksichtigt. Natürlich habe ich in den vergangenen sechs Jahren auch neue Aspekte der Psychopharmakotherapie kennen gelernt und beurteile nicht mehr alles genau gleich wie 1998.

In den letzten Jahren hat die Psychopharmakotherapie enorme Fortschritte gemacht. Die Vielfalt der zur Verfügung stehenden Substanzen ist so groß geworden, dass es fast immer gelingt, ein wirksames Präparat zu finden. Auch das Angebot an nicht-medikamentösen Behandlungsverfahren ist größer geworden. Dabei ist es wichtig, zwischen Therapieformen mit nachgewiesener Wirksamkeit und der großen Zahl diesbezüglich nicht überprüfter Behandlungen zu unterscheiden. Leider werden die meisten Patienten vor Behandlungsbeginn nicht sachkundig über die vorhandenen Therapiemöglichkeiten informiert!

Es gibt richtige und falsche Behandlungen. Richtige Behandlungen helfen dem Patienten und befreien ihn von der quälenden Symptomatik. Am meisten Erfolg hat eine maßgeschneiderte Behandlung, die nicht nur auf den einzelnen Patienten ausgerichtet ist, sondern auf seine im Verlauf der Erkrankung und Besserung wechselnden Bedürfnisse und Fähigkeiten. Eine maßgeschneiderte Behandlung bezieht alle therapeutischen Möglichkeiten zum richtigen Zeitpunkt und in richtiger «Dosierung» ein. Da kein Arzt/Therapeut alle Behandlungsverfahren beherrschen kann, müssen verschiedene Spezialisten zusammenarbeiten, so wie sonst in der Medizin auch!

2 Einleitung

Seit 1970 arbeite ich in der Psychiatrischen Universitätsklinik Zürich. Eigentlich wollte ich Psychoanalytikerin werden. Bei der Behandlung von hospitalisierten Patienten, die an sehr schwer ausgeprägten psychiatrischen Erkrankungen litten, kühlte sich meine anfängliche Begeisterung für die Psychoanalyse rasch ab, und ich fühlte mich mehr und mehr zur Psychopharmakotherapie hingezogen.

Die Zusammenarbeit mit Professor Jules Angst gab mir die Möglichkeit, gleichzeitig therapeutisch und wissenschaftlich zu arbeiten. Diese Kombination hat den ausgesprochenen Vorteil, dass sich beide Tätigkeiten gegenseitig befruchten. Die Arbeit mit schwer kranken Patienten schärft den kritischen Blick auf die Ergebnisse wissenschaftlicher Untersuchungen, und natürlich trifft das auch umgekehrt zu.

Im Vergleich zu heute war das Repertoire an Psychopharmaka 1970 sehr übersichtlich, das heißt «ausgesprochen mager»! Bei den Antidepressiva gab es nur Trizyklika (TCA) und Monoaminooxydasehemmer (MAOI). Letztere wurden aus Angst vor Interaktionen kaum verwendet, sodass wir eigentlich fast ausschließlich Trizyklika eingesetzt haben.

Die prophylaktische Wirkung von Lithium war noch nicht voll akzeptiert. In den meisten Ländern wurde es nur beim Manisch-Depressiven Kranksein eingesetzt. Jules Angst hatte aber viel Erfolg mit der Lithiumprophylaxe Monopolarer (endogener) Depressionen und Schizoaffektiver Psychosen. Die prophylaktische Wirkung von Carbamazepin/Tegretol und Valproinsäure/Depakine, die heute als etablierte Alternativen für Lithium gelten, war noch nicht bekannt.

Bei den Antipsychotika gab es nur klassische oder typische Neuroleptika. Clozapin/Leponex war noch nicht im Handel, die klinischen Untersuchungen liefen, und wir konnten uns an dieser Entwicklung beteiligen. Es war wunderbar, Patienten mit einem Neuroleptikum wirksam behandeln zu können, ohne die oft so quälenden extrapyramidalen Nebenwirkungen in Kauf nehmen zu müssen.

Die Entwicklung der Depotneuroleptika erfüllte uns bezüglich der Schizophrenie-Behandlung mit großer Hoffnung. Das Hauptproblem bei der Langzeitbehandlung schizophrener Patienten war und ist die Compliance (Einnahmesicherheit). Wir glaubten, dass mit den mindestens zwei Wochen wirksamen und intramuskulär injizierbaren Depotneuroleptika dieses Problem gelöst werden könne. Leider hat sich diese Hoffnung nicht erfüllt.

1970 wurden Plasmaspiegel von Antidepressiva und Neuroleptika noch nicht bestimmt. Viele für Interaktionen zwischen Medikamenten wichtige Strukturen und Mechanismen waren noch nicht allgemein bekannt, zum Beispiel das Cytochrom-P-450-System in der Leber.

Nach vielen Jahren intensiver Bearbeitung großer Datenmengen aus unseren vielen Psychopharmaka-Studien musste ich leider in meiner Habilitationsschrift (1983) festhalten, dass es keine Merkmale gibt, die vor Behandlungsbeginn den Behandlungserfolg vorhersagen lassen. Mit diesem für mich so enttäuschenden Befund war ich in bester Gesellschaft, weil alle anderen Autoren zum gleichen Ergebnis gekommen waren.

Professor Klaus Ernst, der damals unsere Klinik leitete, gratulierte mir zu meinen positiven Ergebnissen! Zuerst dachte ich, er habe die Arbeit nicht richtig verstanden. Dann aber erklärte er mir lächelnd, dass die Befunde zeigen würden, dass die schon seit vielen Jahren als negative Prädiktoren geltenden Merkmale ungültig sind. Das bedeutet, dass jeder Patient bei konsequenter psychopharmakologischer Behandlung eine gute Chance auf Besserung hat. Diese Aussage hat sich bei meiner Arbeit mit therapieresistenten Patienten immer wieder bis auf den heutigen Tag bestätigt!

Inzwischen arbeite ich seit 35 Jahren im Gebiet der Psychopharmakotherapie. Viele Träume sind nicht wahr geworden, viele Wünsche haben sich nicht erfüllt. Aber die Psychopharmakotherapie hat sich rasant weiterentwickelt und tut es noch!

Leider ist oft eine lange Latenzzeit zu überstehen, bis wissenschaftliche Neuentwicklungen in die ärztliche Praxis «vordringen». Dabei ist es für die vielen Patienten, die auf die bisher zur Verfügung stehenden Behandlungsmöglichkeiten nicht angesprochen haben, so wichtig, dass ihr Doktor den Finger «am Puls der Wissenschaft» hat.

Um einen Patienten wirksam psychopharmakotherapeutisch behandeln zu können, braucht es als Voraussetzung sicher die Kenntnis des neuesten Wissensstandes. Es sind aber noch andere Kriterien notwendig. Die drei wichtigsten sind: Die Behandlung muss patientenzentriert und darf nicht methodenzentriert sein; sie muss integrativ alle für diesen Patienten notwendigen Behandlungsverfahren mit einbeziehen; sie muss maßgeschneidert auf die jeweilige Situation des einzelnen Patienten ausgerichtet sein. Eine wirksame Behandlung lässt sich demnach ganz knapp definieren: neueste Kenntnisse – patientenzentriert – integrativ – maßgeschneidert.

Leider besteht eine erschreckende Diskrepanz zwischen dem vorhandenen psychiatrischen Wissen und seiner praktischen Anwendung. Ich spreche nicht von Indien oder Afrika, sondern von Europa, zu dem die Schweiz, Deutschland und Österreich gehören. Sicher ist es an anderen Orten auch schlimm oder noch schlimmer, aber wir leben hier und sollten hier unseren Patienten nach neuestem Wissensstand so gut helfen, wie es irgend möglich ist.

Es ist mir klar, dass ich auf Grund meiner Spezialsprechstunde, in die vor allem Schwerstkranke kommen, einen besonderen Ausschnitt der psychiatrischen Patienten sehe und behandle. Aber gerade an ihnen zeigen sich die Fehler unseres Fachgebietes auf erschütternde Weise.

Aus der Besprechung der Vorgeschichte ergibt sich oft die Notwendigkeit, die vorhandenen Krankengeschichten zu lesen, um die genaue Beschreibung der Symptomatik anzusehen. Außerdem ist es oft wichtig, die von den Kollegen früher angestellten diagnostischen Überlegungen und die durchgeführten Behandlungen zu studieren. Die Häufigkeit und das Ausmaß der Fehler sind erschreckend («Schicksal Fehldiagnose»). Dabei fällt mir auch immer wieder auf, dass einmal gemachte Fehler sehr lange weiter beibehalten werden. Eigentlich müsste doch das Ausbleiben eines Behandlungserfolges Anlass genug dafür sein, Diagnose und Therapie nochmals zu überdenken («Schicksal falsche Behandlung»).

Die mangelhafte Reliabilität psychiatrischer Diagnosen wird schon dadurch deutlich, dass die zurzeit verwendeten diagnostischen Klassifikationssysteme nicht identisch sind. In Amerika und Europa werden zwei verschiedene Systeme verwendet: das «Diagnostic Statistical Manual of the American Psychiatric Association, IVth revision» (DSM-IV) und die «International Classification of Diseases, 10th revision» (ICD-10). Damit nicht genug: Jedes diagnostische System wird alle paar Jahre weiterentwickelt, neue Diagnosen kommen dazu, alte verschwinden oder werden abgeändert. Das kann man auch positiv in dem Sinne betrachten, dass neue Erkenntnisse zu Veränderungen Anlass geben. Gleich bleiben die psychopathologischen Symptome! Wenn wir das besser beherzigen würden, würden wir viele Fehler gar nicht machen. Aggressivität bleibt Aggressivität, egal ob sie nun bei einer Manie oder bei einer Depression oder bei einer Persönlichkeitsstörung auftritt. Und sie reagiert auch immer auf die gleichen Psychopharmaka!

Ich kann mich noch gut an die Einführung von ICD-9 erinnern (zurzeit ist ICD-10 gültig). Wir haben damals für mich persönlich in unserer Forschungsabteilung zwei spezielle diagnostische Kategorien eingeführt: «Keine psychiatrische Diagnose vorhanden» und «Keine psychiatrische Diagnose möglich». Es gibt eben auch Menschen, die gar keine Patienten sind, sondern gesund sind. Außerdem gibt es Patienten, deren Symptomatik man trotz genauer Beschreibung nicht einer vorhandenen psychiatrischen Diagnose zuordnen kann.

Auch die Psychopharmakotherapie verändert sich! Neue Medikamente kommen und alte gehen, Indikationen werden ausgeweitet oder eingeschränkt. Von diesen teilweise sehr bedeutsamen Veränderungen werden leider vor allem diejenigen von vielen Ärzten frühzeitig wahrgenommen und angenommen, für die die Pharmaka-Hersteller entsprechende Werbe-Anstrengungen unternehmen. Dabei gibt es zusätzlich zu den Ärztebesuchern der Firmen auch andere Informationsmöglichkeiten für den praktizierenden Arzt, vor allem Fortbildungsveranstaltungen und Zeitschriften, in denen wissenschaftliche Ergebnisse praxisbezogen und anschaulich dargestellt werden.

In der letzten Zeit haben mich verschiedene Themen, die in der Tagespresse breit dargestellt und diskutiert wurden, sehr berührt. Die Diskussionen über Sparmaßnahmen im Gesundheitswesen werfen die Frage auf, ob es besser ist, Patienten nach dem neuesten Wissensstand zu behandeln, oder ob man sie lieber möglichst «billig abspeisen» und schnell invalidisieren soll. Viele Patienten werden erst nach der Invalidisierung in meine Sprechstunde geschickt. Ich habe in der Regel nicht den Eindruck, dass es sich um «Schein-Invalide» handelt, sondern dass diese Patienten «Schein-Behandlungen» erhalten haben.

Beim Lesen von Zeitungsartikeln über die Sterbehilfe bekommt man manchmal den Eindruck, dass es nicht wenige Menschen gibt, die die «Entsorgung» von Patienten durch die Erleichterung von Suiziden durch Sterbehilfe als kostengünstige Lösung betrachten. Das gilt nicht nur für Alte und Pflegebedürftige, sondern auch für Junge mit lang anhaltenden psychiatrischen Erkrankungen.

Soll man die vorhandenen und bisher wenig verwendeten effizienten psychopharmakotherapeutischen Möglichkeiten zur wirksamen Behandlung von aggressiven Straftätern einsetzen, oder soll man diese lieber lebenslang einsperren? Wer überprüft eigentlich, ob Patienten vor der Invalidisierung, dem Beizug von Sterbehelfern oder der Verwahrung nach dem neuesten Wissensstand behandelt wurden? Sind wirklich alle diese Menschen «unheilbar»?

Die detaillierte Diskussion dieser Fragen würde den Rahmen dieses Buches sprengen, ich wollte sie aber doch wenigstens «antippen», um auf die enge Verflechtung von Gesellschaftspolitik und Psychiatrie, insbesondere auch Psychopharmakotherapie hinzuweisen!

3 Wie wirken Psychopharmaka?

Therapeutische Wirkungskomponenten und Nebenwirkungen beruhen auf pharmakologischen Wirkungen auf Neurotransmitter (Botenstoffe) und Rezeptoren. Kennt man die pharmakologischen Wirkungen einer Substanz, so kann man daran ihr Wirkungs- und ihr Nebenwirkungs-Profil ablesen. Umgekehrt kann man auf Grund der gesuchten therapeutischen Wirkung und der zumutbaren Nebenwirkungen eine Substanz mit entsprechendem pharmakologischem Profil auswählen. Dabei muss berücksichtigt werden, dass die Ausprägung der einzelnen Wirkungskomponenten von Substanz zu Substanz verschieden sein kann.

Das pharmakologische Profil wird durch das Verhältnis der Größe der intrinsischen Dissoziationskonstante (Ki) zwischen den verschiedenen Neurotransmittern und Rezeptoren bestimmt. In den Tabellen mit den pharmakologischen Profilen der Psychopharmaka werden nicht die Zahlenwerte von Ki angegeben, sondern es werden Symbole von – (nicht vorhanden) bis +++++ (stark ausgeprägt) verwendet. Dadurch wird anschaulich dargestellt, welche Eigenschaften bei den verschiedenen Substanzen ähnlich ausgeprägt sind (Bandelow et al., 2004).

Die pharmakologischen Profile verschiedener Substanzgruppen überlappen, sodass damit die Möglichkeit besteht, bei Bedarf die gleiche Wirkung durch eine andere Substanz zu erzielen. Man kann auch unterschiedliche Substanzen miteinander kombinieren, um die gleiche pharmakologische Wirkung zu verstärken.

Verursacht ein Medikament beim Patienten unzumutbare Nebenwirkungen, so kann man eine Substanz auswählen, die die erwünschte therapeutische Wirkungskomponente hat, nicht aber die unerwünschte Nebenwirkungskomponente.

Um die klinische Wirkung von Psychopharmaka auf Grund ihres pharmakologischen Profils interpretieren zu können, ist es natürlich wichtig, dass man weiß, was die verschiedenen Effekte klinisch bewirken können.

Noradrenalin-Wiederaufnahmehemmung (NA) im Synaptischen Spalt wirkt antidepressiv und aktivierend. Als unerwünschte Effekte können Tremor (Zittern), Obstipation (Verstopfung), Tachykardie (beschleunigter Herzschlag), Schwitzen, Schlafstörungen, Erektions- und Ejakulationsstörungen auftreten.

Serotonin-Wiederaufnahmehemmung (5-HT) im Synaptischen Spalt wirkt ebenfalls gegen depressive Symptome, gegen Ängste und Zwangssymptome. Die Vermehrung von Serotonin im Synaptischen Spalt bewirkt eine Reduktion der Nahrungsaufnahme. Ängste können dosisabhängig verstärkt werden (vorübergehend, in der Regel nur kurz nach Behandlungsbeginn). Außerdem können sich folgende Nebenwirkungen entwickeln: Übelkeit, Diarrhoe (Durchfall), Kopfschmerzen, Nervosität, Akathisie (unruhige Beine), sexuelle Funktionsstörungen, Appetit- und Gewichtsverlust.

Dopamin-Wiederaufnahmehemmung (DA) im Synaptischen Spalt wirkt aktivierend, antidepressiv und gegen Parkinsonsymptome. Es kann zu einer Verstärkung von Psychosen kommen, zu Unruhe und Schlafstörungen.

Hemmung der Monoaminooxydase: Die Monoaminooxydase kommt in zwei Formen vor. MAO-A baut Serotonin, Noradrenalin, Tyramin und nur wenig Dopamin im Synaptischen Spalt ab. MAO-B baut Dopamin, Phenethylamin, Tyramin und Histamin ab. Daraus geht hervor, dass vor allem MAO-A für die antidepressive Wirkung verantwortlich ist.

Blockade von Acetylcholin-Rezeptoren (ACh) kann Mundtrockenheit bewirken, Verstopfung, Harnverhalten, Akkommodationsstörungen (Verschwommensehen), Sinustachykardie (beschleunigter Puls), QRS-Veränderungen im EKG (Elektrokardiogramm) und Gedächtnisstörungen.

Blockade von Histamin 1-Rezeptoren (H1) wirkt sedierend, appetitfördernd (Gewichtszunahme) und antiemetisch (gegen Erbrechen). Es können Schwindel und orthostatische Hypotonie (Blutdruckabfall beim Aufstehen) auftreten.

Blockade von Serotonin 1-Rezeptoren (5-HT1) wirkt antidepressiv, anxiolytisch und antiaggressiv.

Blockade von Serotonin 2-Rezeptoren (5-HT2) wirkt sedierend, anxiolytisch und antidepressiv. Fragliche Wirkung gegen schizophrene Minussymptome und Abschwächung extrapyramidaler Nebenwirkungen von Neuroleptika. Positive Wirkung auf Migräne und Schlaf. Es können Gewichtszunahme, Hypotonie (niedriger Blutdruck) und Ejakulationsstörungen auftreten.

Aktivierung von 5-HT2-Rezeptoren bewirkt eine Reduktion der Nahrungsaufnahme.

Blockade von Serotonin-3-Rezeptoren (5-HT3) wirkt anxiolytisch, antidepressiv und vielleicht auch antipsychotisch. Es können Angst und Übelkeit entstehen.

Blockade von Alpha-1-Adrenorezeptoren (Alpha1) bewirkt Sedierung, orthostatische Hypotonie, Schwindel, Reflextachykardie, Hypersalivation (starken Speichelfluss) und Harninkontinenz.

Blockade von Alpha-2-Adrenorezeptoren (Alpha 2) wirkt aktivierend. Es können sexuelle Funktionsstörungen einschließlich Priapismus (schmerzhafte Dauererektion des Penis ohne sexuelle Erregung) auftreten.

Blockade von Dopaminrezeptoren

D1-Blockade kann eventuell den durch D2-Blockade bewirkten antipsychotischen Effekt abschwächen.

D2-Blockade bewirkt je nach Lokalisation verschiedene Effekte:
1. Eine Blockade der mesolimbischen Bahnen führt zu einer antipsychotischen Wirkung auf produktive psychotische Symptome.
2. Eine Blockade der nigrostriatalen Bahnen führt zu extrapyramidalen Nebenwirkungen.
3. Eine Blockade der tuberoinfundibulären Bahnen bewirkt eine Prolaktinvermehrung und dadurch entsprechende Nebenwirkungen wie Schwellung der Brüste, Galaktorrhoe (Milchfluss) und Amenorrhoe (Ausbleiben der Monatsblutung).

D3-Blockade vermittelt vielleicht die Wirkung auf produktive und negative psychotische Symptome.

D4-Blockade vermittelt vielleicht die Wirkung auf produktive psychotische Symptome.

Gamma-Amino-Buttersäure (GABA): Im Gehirn herrscht normalerweise ein Gleichgewicht zwischen erregender und hemmender Neurotransmission. Die Verstärkung der neuronalen Hemmung durch GABA (Gamma-aminobutyric acid = Gamma-Amino-Buttersäure) ist eine der wichtigsten Strategien für die Behandlung von Angst, Schlafstörungen und Epilepsie.

GABA wird in den Nervenendigungen vieler Nervenzellen des zentralen Nervensystems (ZNS) aus Glutamat gebildet und dort in Bläschen gelagert. Trifft ein Aktionspotenzial (elektrischer Impuls) an der präsynaptischen Nervenendigung ein, wird GABA aus den Bläschen in den Synaptischen Spalt ausgeschüttet.

Für GABA gibt es zwei Rezeptoren, GABA-A- und GABA-B. GABA-A-Rezeptoren sind Ionenkanäle in der Plasmamembran der postsynaptischen Nervenzelle, durch die negativ geladene Chloridionen in die Nervenzelle fließen. Dadurch kommt es zu einer Hyperpolarisierung (Zunahme des negativen Ruhemembranpotenzials) und damit zu einer Hemmung der Aktivität dieser Nervenzelle. GABA-B-Rezeptoren, die sowohl auf der präsynaptischen als auch auf der postsynaptischen Plasmamembran vorkommen, sind selber keine Ionenkanäle, beeinflussen aber über G-Proteine die Aktivität zum Beispiel von Kalzium- und Kaliumkanälen.

Überlappende pharmakologische Profile: In den Kapiteln über die einzelnen Psychopharmakagruppen werden die pharmakologischen Wirkungskomponenten beschrieben. Dabei fällt auf, dass die verschiedenen Substanzgruppen überlappende pharmakologische Wirkungsprofile haben. Besonders ähnlich sind sich die pharmakologischen Profile von Trizyklischen Antidepressiva und Trizyklischen Neuroleptika. Das bezieht sich vor allem auf die Nebenwirkungen, aber nicht ausschließlich.

4 Wie prüft man die Wirkung von Psychopharmaka?

Bevor ein Medikament in den Handel kommt, wird es sorgfältig geprüft. Bis eine neu entwickelte Substanz Patienten verschrieben werden darf, dauert es in der Regel etwa zwölf Jahre.

4.1 Prüfungsstadien

Die Prüfung von Wirksamkeit und Verträglichkeit wird in verschiedene Prüfungsstadien eingeteilt, die genau definiert sind und die weltweit eingehalten werden müssen.

Präklinische Forschung: Nachdem eine Substanz synthetisiert worden ist, die möglicherweise in Zukunft als Medikament verwendet werden kann, wird sie in vitro (im Reagenzglas) pharmakologisch untersucht. Dabei wird überprüft, ob die Substanz pharmakologische Eigenschaften hat, die therapeutisch nützlich sein könnten. Ist das der Fall, werden Tierversuche durchgeführt, um das pharmakologische Profil zu überprüfen. Diese Phase dauert etwa fünf Jahre.

Klinische Prüfungen werden am Menschen durchgeführt, zunächst an gesunden Freiwilligen und anschließend an Patienten. Die klinischen Prüfungen dauern insgesamt etwa sieben Jahre. Sie werden in die Phasen I bis III eingeteilt.

In **Phase I** wird an gesunden Freiwilligen die Verträglichkeit der Substanz überprüft. Dabei wird die maximale sichere Dosis ermittelt.

In **Phase II** wird überprüft, gegen welche Symptome die Substanz wirkt. Anfänglich werden offene Prüfungen durchgeführt; Vergleichsstudien werden erst gegen Ende von Phase II begonnen.

In **Phase III** wird an vielen Patienten überprüft, ob die Substanz tatsächlich wirksam ist und welche Nebenwirkungen sie verursachen kann.

Die Vergleichsstudien werden doppelblind durchgeführt. Das bedeutet, dass weder der Patient noch der Arzt weiß, ob die verabreichten Tabletten die Prüfsubstanz oder die Vergleichssubstanz enthalten. Dadurch wird vermieden, dass die Beurteilung von Wirkung und Verträglichkeit durch die Erwartungshaltung von Patient und Arzt beeinflusst wird.

Ob ein Patient mit der Prüfsubstanz oder mit der Vergleichssubstanz behandelt wird, entscheidet der Zufall (Randomisierung).

Vor der Prüfung wird festgelegt, wie viele Patienten mit welcher Dosis wie lange behandelt werden. Außerdem muss im Prüfungsprotokoll festgehalten werden, wie Wirksamkeit und Verträglichkeit «gemessen» (beurteilt) werden. In Abständen von wenigen Tagen (meistens eine Woche) werden die Patienten immer wieder vom Prüfarzt untersucht. Er trägt die Ausprägung der vorhandenen Symptome und Nebenwirkungen in die dafür ausgewählten Ratingskalen (Symptomlisten) ein.

Vor der Prüfung wird definiert, wie stark sich die Symptomatik in der mit der neuen Substanz behandelten Patientengruppe zurückbilden muss, damit die Substanz als wirksam beurteilt wird.

Nach Abschluss von Phase III können die Unterlagen bei der zuständigen Behörde eingereicht werden. Bei positiver Beurteilung von Wirksamkeit und Verträglichkeit kann die Substanz im entsprechenden Land verkauft werden. Anschließend wird die Kassenzulassung geprüft. Dabei geht es vor allem um die Wirtschaftlichkeit der Behandlung mit dem neuen Medikament.

Phase IV: Im Anschluss an die Marktzulassung eines Medikamentes beginnt die als Phase IV bezeichnete Postmarketing-Überwachung. Von allen Ärzten wird beobachtet, ob sich die empfohlene Dosis bewährt und ob vorher nicht bemerkte Nebenwirkungen auftreten. Diese Postmarketing-Überwachung ist zeitlich nicht begrenzt, sondern wird solange durchgeführt, wie das Medikament im Handel ist.

Diese Phase ist sehr wichtig, weil trotz der großen Anzahl von Patienten, die in die Prüfungen einbezogen werden, viele Fragen nach Abschluss der Prüfungsphasen noch nicht beantwortet werden können.

4.2 Wirksamkeit

Es wird natürlich nur ermittelt, ob die Prüfsubstanz gegen eine oder wenige «Diagnosen» wirksam ist. Zum Beispiel werden mit einer Substanz, die man als Antidepressivum prüft, zunächst Untersuchungen an depressiven Patienten durchgeführt. Erst wenn diese Indikation klar ist, können weitere Patienten mit anderen Diagnosen in Prüfungen einbezogen werden, um zu untersuchen, ob die Substanz auch gegen deren Symptomatik wirksam ist. Dabei bewegt man sich meist im diagnostischen Spektrum der zuerst untersuchten Diagnose. Bei einem

Antidepressivum könnte man zum Beispiel überprüfen, ob die Substanz auch gegen Angst oder Ess-Störungen wirkt.

Alle diese Prüfungen werden sehr genau geplant und müssen die heute gültigen Kriterien erfüllen. Die Entdeckung der Wirksamkeit von Imipramin/Tofranil als Antidepressivum wäre heute nicht mehr möglich. Professor Roland Kuhn hatte Imipramin als mögliches Neuroleptikum geprüft und bei seinen schizophrenen Patienten keine antipsychotische Wirksamkeit gefunden. Daraufhin hat er einige depressive Patienten behandelt und so die antidepressive Wirksamkeit des ersten Trizyklischen Antidepressivums entdeckt.

Da klinische Prüfungen sehr teuer sind, muss eine Firma sehr genau planen, an welchen diagnostischen Gruppen sie ihr neues Präparat prüfen lässt. Oft werden Prüfungen zur Erweiterung des Indikationsspektrums erst nach der Registrierung durchgeführt.

4.3 Wirksame Dosis

Bei der Einführung neuer Psychopharmaka wird in der Regel behauptet, dass eine höhere als die von der Firma auf Grund der vorliegenden Studien empfohlene Dosierung keine bessere Wirkung hat. Da ich seit 35 Jahren in diesem «Geschäft» arbeite, habe ich nun schon oft miterlebt, wie sich diese Behauptung nicht bewahrheitet hat. Das ist aus methodischen Gründen auch sehr gut verständlich. Bei der Prüfung neuer Medikamente werden viele Patienten nach dem gleichen Schema behandelt. Als Erfolgskriterium gilt, ob in einer Patientengruppe der Mittelwert eines Symptomscores (Summe der vorhandenen Symptome) signifikant abgenommen hat (bei Depressionen zum Beispiel 50 Prozent des Ausgangswertes der Hamiltonskala). Dieses Erfolgskriterium lässt sich natürlich mit viel kleineren Dosierungen erreichen als das völlige «Gesundwerden» individueller Patienten (Judd und Akiskal, 2000).

4.4 Nebenwirkungen

Bei der Prüfung von Medikamenten wird natürlich in erster Linie nach Nebenwirkungen gesucht, die bei ähnlichen Substanzen beobachtet wurden. Es ist ja nicht möglich, alle eventuell auftretenden Veränderungen (Nebenwirkungen) zu überprüfen. Selten – zum Beispiel bei weniger als ein Promille der Patienten – auftretende Nebenwirkungen können während der vorgeschriebenen Prüfungsphasen nicht belegt werden, weil die Zahlen der üblicherweise in den Prüfungen behandelten Patienten zu klein dazu sind.

Das trifft ebenfalls auf Nebenwirkungen zu, die nicht bei allen Menschen auftreten können, sondern zum Beispiel nur bei Patienten, die zu einer bestimmten

Rasse gehören. Wurden Angehörige dieser Rasse nicht in die Prüfungen einbezogen, lässt sich über mögliche Nebenwirkungen bei dieser Rasse nichts aussagen.

Gleiches gilt für spät auftretende Nebenwirkungen (zum Beispiel Abhängigkeit), weil die Prüfungsdauer in der Regel ein Jahr nicht überschreitet.

Für die Ausprägung von Nebenwirkungen ist auch die psychische Befindlichkeit der Patienten von großer Bedeutung. Zum Beispiel sind die Nebenwirkungen bei depressiven Patienten im Morgentief am ausgeprägtesten. Beim Switch/Umkippen von einer Manie in eine Depression sind bei gleicher Dosierung der Medikamente die Nebenwirkungen plötzlich sehr viel stärker ausgeprägt oder treten ganz neu auf.

4.5 Generalisierbarkeit von Prüfungsergebnissen

Bei den Prüfungen wird wie bei jeder experimentellen Arbeit überprüft, ob die Ergebnisse statistisch signifikant sind. Das bedeutet, dass die mathematische Wahrscheinlichkeit berechnet wird, dass ein Resultat nicht durch Zufall entstanden ist. Die statistische Signifikanz ist aber nicht identisch mit der klinischen Relevanz (Bedeutung).

Aus juristischen und methodischen Gründen werden die meisten Arzneimittelprüfungen an Männern im Alter von 18 bis 60 Jahren durchgeführt. Die Probanden müssen psychisch und körperlich gesund sein und dürfen keine Drogen und keinen Alkohol zu sich nehmen. – Wie viele solche Männer kennen Sie?

Die Prüfung an Frauen ist wegen der Möglichkeit einer Schwangerschaft und der Abhängigkeit der Medikamenten-Plasmaspiegel von den hormonellen Veränderungen während des Monatszyklus sehr stark eingeschränkt. Die Prüfung an Kindern wird nur ausnahmsweise vorgenommen. Auch die Prüfung an alten Patienten, Patienten mit körperlichen Erkrankungen und sehr schwer kranken Patienten ist in der Regel nicht möglich.

Die Generalisierbarkeit von Prüfungsergebnissen wird noch dadurch weiter eingeschränkt, dass Patienten, die bereit sind, in einer Prüfung mitzumachen, im Vergleich zu anderen Patienten eine größere Compliance aufweisen. Das bedeutet, dass diese Patienten die Medikamente sehr viel sorgfältiger einnehmen als Patienten, die nicht an einer Prüfung teilnehmen.

Zusammenfassend muss man sagen, dass die Generalisierbarkeit der Prüfungsergebnisse nicht sehr groß ist. Die meisten Menschen, die später mit einem Medikament behandelt werden, gehören zu Personengruppen, an denen man keine Prüfungen durchführen kann.

Außerdem sind Menschen biologisch und psychologisch äußerst komplexe Organismen. Aus den Untersuchungen der letzten Jahre bezüglich der individuellen Unterschiede im Abbau von Medikamenten lässt sich ableiten, dass die biologischen Unterschiede zwischen verschiedenen Menschen sehr viel größer sind, als wir ursprünglich vermutet haben. Viele Mechanismen, die für die Wirkung von Medikamenten wichtig sind, sind noch gar nicht bekannt.

Das bedeutet, dass man bei jeder medikamentösen Behandlung den Patienten sehr genau untersuchen und befragen muss, um mögliche Veränderungen nicht zu übersehen. Etwas drastisch formuliert könnte man sagen, dass jede medikamentöse Behandlung (nicht nur mit Psychopharmaka) ein individuelles Experiment darstellt. Das gilt natürlich auch für nicht-medikamentöse Behandlungen und stellt demnach eine wichtige Voraussetzung für jede Therapie dar.

5 Zugelassene Indikationen versus Therapiefreiheit

Bei der Zulassung eines Medikamentes werden die Indikationen genau beschrieben. Oft kristallisieren sich nach vielen Jahren neue Indikationen heraus, für die ein Medikament auch wirksam eingesetzt werden kann. Zum Beispiel wird das Anti-Epileptikum Valproinsäure/Depakine seit Jahren weltweit für die Prophylaxe des Manisch-Depressiven Krankseins und zur Behandlung von Manien verwendet; in der Schweiz ist es aber erst seit kurzer Zeit für diese Indikation registriert. Je mehr Ärzte eine solche Behandlung durchführen, umso mehr wird diese Indikation dann «üblich», man verlässt sich auf die Erfahrungen der vielen anderen Kollegen. Es gibt viele solche Beispiele. Besonders eindrücklich ist Ritalin. Es soll nach unserem Arzneimittelkompendium nicht bei schweren Depressionen angewendet werden. Meine jahrelange Erfahrung ist genau umgekehrt: Viele Patienten konnten wegen der Ritalin-Behandlung davor bewahrt werden, invalid zu werden. Wer Ritalin in dieser nicht registrierten Indikation verordnet, befindet sich also in einem experimentellen Bereich. Man muss als Arzt eine solche Behandlung gut begründen können.

Diese Diskrepanzen sind für den «Nicht-Eingeweihten» schwer verständlich, haben aber einen ganz einfachen Grund. Nach der Registrierung werden die Substanzen ins Arzneimittelkompendium aufgenommen. Zu diesem Zeitpunkt liegen noch keine breiten praktischen Erfahrungen vor, die Registrierung stützt sich auf die Ergebnisse der durchgeführten Prüfungen. Diese werden entsprechend den pharmakologisch voraussagbaren Wirkungen einer Substanz durchgeführt. Aus Kosten- und Zeitgründen (die Patentdauer ist nicht unbegrenzt) müssen die Firmen die Prüfungen möglichst «schlank» halten. Nach der Registrierung werden die Medikamente zunächst in diesem engen Rahmen angewendet. Mit zunehmender Erfahrung und auf Grund der Ähnlichkeit zu anderen Substanzen werden dann die Indikationen immer mehr ausgeweitet. Manchmal gibt es auch überraschende Beobachtungen neuer Effekte, die pharmakologisch vor der Einführung der Substanz gar nicht voraussehbar waren. Dafür ist das erste Antidepressivum ein eindrückliches Beispiel: Der klassische Monoaminooxydasehemmer Isoniazid/Rimifon wurde zur Behandlung von Tuberkulose eingesetzt. Dabei fiel auf, dass die schwer kranken Patienten ungewöhnlich gut gestimmt waren. Die Behandlung von depressiven Patienten bestätigte die antidepressive Wirkung der Substanz.

6 Von der Diagnose zur Behandlung

Betrachtet man die Symptome eines sorgfältigen psychopathologischen Befundes und die Liste der psychiatrisch wichtigen Diagnosen, so fällt sofort auf, dass es viel mehr Diagnosen als Symptome gibt.

Krankheitsdiagnosen basieren auf Symptomkombinationen (Syndromen), meistens ergänzt durch Verlaufsmerkmale und mögliche Ursachen für die Erkrankung. Dabei handelt es sich nicht um «natürliche» Entitäten. Deshalb gibt es in jeder neuen Fassung der international gebräuchlichen Klassifikationssysteme neue Diagnosen, zudem fallen immer wieder Diagnosen weg.

Auch die Häufigkeit der Diagnosen ändert sich, zum Teil allein dadurch bedingt, dass die für eine Diagnose notwendigen Symptome verändert werden. Auch daran zeigt sich, dass Diagnosen keine «natürlichen» Entitäten sind, sondern Konstrukte darstellen, die auf einer von Experten formulierten Definition beruhen. In Abhängigkeit von der jeweils gültigen Definition können Diagnosen verändert werden.

Es liest sich ja schon eigentümlich, wenn eine Diagnose zum Beispiel dann gestellt werden kann, wenn vier von sechs angegebenen Symptomen vorhanden sind. Und was ist mit dem Patienten, der nur drei Symptome hat? Ist er gesund? Hier öffnet sich in letzter Zeit ein weites Feld mit den so genannten «subsyndromalen Diagnosen». Je weiter man eine Diagnose fasst, umso mehr Patienten haben sie. Und das kann gut oder schlecht sein. Sehr positiv wirkt sich das für die Behandlung des Manisch-Depressiven Krankseins aus, dessen Häufigkeit (lifetime risk/Lebenszeitrisiko) bis vor kurzem immer mit einem Prozent angegeben wurde. Bezieht man subsyndromale Formen ein, steigt die Häufigkeit auf fünf Prozent. Dadurch können auch Patienten so diagnostiziert und entsprechend behandelt werden, die man früher als «nicht richtig krank» bezeichnet hat. Bei einer Erkrankung, deren Prognose mit zunehmender Krankheitsdauer immer schlechter wird, sind Früherkennung und -behandlung von größter Bedeutung!

Auf mich wirkt die Diskussion darüber, wie viele Symptome vorhanden sein müssen, um eine Diagnose zu stellen, immer etwas eigenartig, denn in meiner Sprechstunde zähle ich keine Symptome ab, sondern gewichte vor allem das durch die Symptome entstandene Leiden und die sozialen Konsequenzen.

Ein anderes Kriterium stellt die erforderliche Dauer der Symptomatik dar. Man muss zum Beispiel zwei Wochen lang Symptome haben. Und der Patient, der nur 13 Tage lang die gleichen Symptome hat? Ist er gesund?

6.1 Symptome versus gesunde Verhaltensweisen

Es ist oft recht schwierig zu entscheiden, ob Verhaltensweisen eines Menschen als krank oder gesund zu beurteilen sind. Dabei ist erschwerend, dass jedes Krankheitssymptom auch beim Gesunden vorkommen kann. Aus dem Vorhandensein eines einzigen Symptoms lässt sich keine Krankheit diagnostizieren. Es braucht jeweils noch andere Symptome, die gemeinsam bei einer Krankheit vorkommen.

Die Behandlungsbedürftigkeit psychiatrischer Erkrankungen richtet sich nach dem Schweregrad und den sozialen Konsequenzen. Soziale Konsequenzen sind in der Regel Beziehungsstörungen, Leistungsabfall und Suizidgefahr.

6.2 Symptome, Syndrome und Diagnosen

Die psychopharmakologische Behandlung hält sich nicht an diagnostische Einheiten, sondern wird symptom- und syndromgerichtet eingesetzt. Psychopharmaka wirken gegen Symptome, nicht gegen Krankheiten. Etwas prononciert ausgedrückt: Die Medikamente kennen unsere Diagnosen nicht (glücklicherweise!).

Für die Wahl eines Psychopharmakons zur Akutbehandlung sind die psychopathologische Ausgestaltung und der Schweregrad eines Zustandsbildes wichtiger als seine diagnostische Zuordnung. Diagnostische Überlegungen spielen dagegen für die Langzeitbehandlung oder Prophylaxe eine wichtige Rolle.

Unterschiedliche Syndrome wie zum Beispiel Panikattacken, Depressionen und Zwangssymptome können beim gleichen Patienten vorkommen, entweder abwechselnd im Verlauf oder auch gleichzeitig. Zum Beispiel haben viele depressive Patientinnen als junge Mädchen eine Ess-Störung gehabt, eine Anorexie (Magersucht) oder Bulimie (Fress-Sucht). Zwangssymptome gehen häufig der eigentlichen depressiven Verstimmung voraus, bleiben während der Depression bestehen und sind auch noch längere Zeit nach Abklingen der anderen Depressionssymptome vorhanden. Einige affektive Syndrome kommen so häufig gleichzeitig miteinander vor, dass es schwierig ist, überhaupt Patienten zu finden, die nur eine Störung haben, zum Beispiel Angst und/oder Depression.

Da die verschiedenen Krankheiten jeweils unterschiedliche Bezeichnungen haben, könnte der Eindruck entstehen, dass der gleiche Patient mehrere Krankheiten hat. Vor einiger Zeit sah ich einen Patienten, dessen Mutter mir erklärte, dass ihr Sohn eine Zwangskrankheit habe, eine Sozialphobie und ein Manisch-Depressives Kranksein. Sie war der Meinung, dass ihr Sohn ganz besonders schwer krank sei, weil er gleichzeitig an drei verschiedenen Krankheiten litt. Dieses Beispiel zeigt, wie schillernd sich eine Erkrankung entfalten und wie viele Gesichter sie haben kann. Für den Nichtexperten ergibt sich häufig ein unübersichtliches Gewirr von Symptomen und Krankheitsbezeichnungen.

Die zunehmende Tendenz, bei der psychiatrischen Diagnostik die detaillierte Beschreibung der vorhandenen Symptome und Syndrome in den Mittelpunkt zu stellen und nicht globale, von nicht nachgewiesenen nosologischen Vorstellungen geprägte Krankheitsbezeichnungen (z. B. neurotische Depression), ist sehr positiv zu beurteilen. Das wird jeweils besonders deutlich, wenn Diagnosen neu definiert werden. Die möglichst detaillierte Beschreibung der Symptomatik bleibt verständlich und kann vom Spezialisten mühelos in die jetzt gültigen Diagnosen «übersetzt» werden. Gerade das früher als neurotische Depression bezeichnete Krankheitsbild ist ein gutes Beispiel dafür: Liest man eine ausführliche psychopathologische Beschreibung davon, so ist sofort klar, dass es sich um eine Dysthymie handelt.

Für die therapeutische Arbeit ist es aber oft unerlässlich, anschließend an diesen deskriptiven diagnostischen Prozess eine integrative Diagnose (Lebenszeit-Diagnose) zu stellen. Das ist besonders wichtig für die Langzeitbehandlung, die Beurteilung der Prognose, den Vergleich mit anderen psychisch kranken Verwandten und die Familienplanung.

6.3 Mein Blütenmodell

Im Gespräch mit Patienten und Angehörigen verwende ich zur Veranschaulichung gern mein Blütenmodell. Als Beispiel möchte ich eine Gemütskrankheit beschreiben. Das Blütenzentrum zeichne ich im Verhältnis zu den Blütenblättern recht groß, die Blütenblätter überlappen sowohl einander als auch das Zentrum. Am ehesten sieht diese Skizze wie die Blüte einer Sonnenblume aus.

Dann erkläre ich dem Patienten das depressive Kernsyndrom, das im Zentrum der affektiven Störungen steht. Die Blütenblätter symbolisieren verschiedene affektive Symptommuster, zum Beispiel Ängste, Panikattacken, Zwangssymptome, Phobien, Aggressionszustände, Hypochondrie, funktionelle körperliche Beschwerden, Ess-Störungen, Sucht, Kleptomanie, Spielsucht, Manie und psychotische Zustände. Jedes Mal, wenn der Patient zustimmt, dass er aus der entsprechenden Symptomgruppe ein oder mehrere Symptome hat, markiere ich das Blütenblatt mit dem Anfangsbuchstaben des Syndroms. So entsteht ein Abbild der gesamten Symptomatik des Patienten im Querschnitt.

In eine zweite Blüte kann man die Symptome und Syndrome eintragen, die im Längsschnitt vorhanden waren. Damit hat man eine Darstellung des bisherigen Gesamtverlaufs der Erkrankung. Auch die Familienanamnese lässt sich auf diese Weise darstellen.

Mit diesen drei Blüten hat man einen guten Überblick über die Ausgangssituation. Man kann dann im Behandlungsverlauf zur Beurteilung der Wirksamkeit der Therapie jeweils in der ersten Blüte diejenigen Symptome farbig markieren, die bereits gebessert oder verschwunden sind.

6.4 Klassifikationssysteme

Diagnosen sind meiner Meinung nach Arbeitshypothesen. Beim gleichen Patienten können im Laufe seines Lebens mehrere psychiatrische Diagnosen gestellt werden. Das liegt einerseits daran, dass ein Mensch verschiedene Krankheiten haben kann, andererseits kann eine Krankheit im Verlauf wechselnde Symptommuster aufweisen. Außerdem gibt es auch eine vom Patienten unabhängige Veränderung in der Diagnostik. Die Krankheitslehre befindet sich in einem ständig fortschreitenden Entwicklungsprozess. In Europa gilt zurzeit die 10. Revision der Internationalen Klassifikation Psychiatrischer Störungen (ICD-10). Wer sich für dieses Diagnose-System interessiert, sollte das Buch von J. Schöpf lesen (2003).

Leider hat sich durch den internationalen Gebrauch von Klassifikationssystemen eine sehr unglückliche Sprachentwicklung eingestellt. Statt von Manisch-Depressivem Kranksein spricht man heute von einer Bipolaren Störung. Bevor der amerikanische Einfluss auf unsere Sprache das jetzt vorhandene Ausmaß angenommen hatte, wurde ein Manisch-Depressives Kranksein als Bipolare Affektpsychose bezeichnet. Endogene Depressionen wurden als Monopolare oder Unipolare Affektpsychosen bezeichnet, heute «heißen» sie Rezidivierende Depressionen.

Der Ersatz des Begriffes «Krankheit» durch «Störung» (deutsche Übersetzung des englischen Wortes «disorder») ist mir persönlich unsympathisch, weil «Störung» in unserer Sprache eigentlich nicht identisch mit «Krankheit» ist. Das zeigt sich gut an der Diagnose «Persönlichkeitsstörung». Hieße die «Persönlichkeitsstörung» «Erkrankung der Persönlichkeit», so würde damit implizit in unserer Sprache auf die Behandlungsmöglichkeit hingewiesen werden. Eine «Störung» würde auf Deutsch eher bedeuten, dass es sich um eine «Abweichung von der Norm» handelt, die nicht automatisch als Krankheit interpretiert wird und deren therapeutische Beeinflussung nicht unbedingt gegeben ist.

Der langen Rede kurzer Sinn: Ich möchte lieber krank als gestört sein! Deshalb verwende ich lieber die diagnostischen Begriffe unserer eigenen Sprache als die aus dem Englischen/Amerikanischen übersetzten Diagnosen.

Andererseits ist mir die «Rezidivierende Depression» sympathischer als die «Monopolare Affektpsychose», weil ja der größte Teil der Depressionen nicht die Kriterien einer Psychose erfüllt. Die «Rezidivierende Depression» ist mir auch angenehmer als die «Endogene Depression», weil sie eine weniger von nosologischen Vorstellungen geprägte, also deskriptive Diagnose ist.

6.5 Diagnosen, Zeitgeist und Kultur

Als ich 1970 in die Psychiatrie kam, wurde Homosexualität noch als Krankheit beurteilt. Das ist glücklicherweise vorbei! Gerade bei der Beurteilung sexueller Verhaltensweisen ist der Zeitgeist besonders einflussreich. Aus alten Krankengeschichten kann man entnehmen, dass zumindest im ersten Drittel des 20. Jahrhunderts Frauen als «haltlos» bezeichnet wurden, die Freude an der Sexualität hatten.

Der Zeitgeist oder die in einer Gesellschaft gültigen Normvorstellungen werden natürlich durch die jeweilige Kultur stark beeinflusst. Wir haben im Jahr 2000 eine persische Patientin in unsere Klinik aufgenommen, die während einer Manie Geschlechtsverkehr mit fremden Männern hatte. Ihr Ehemann hat sie zu uns gebracht, weil er zu Recht befürchtete, sie könnte gesteinigt werden.

Mehrmals habe ich von Patienten gehört, dass sie «wie gegen ihren Willen» ein Bordell aufsuchen mussten. Zunächst habe ich das als Alibi-Behauptung interpretiert. Als dieses Symptom unter der Behandlung mit einem Antidepressivum verschwunden ist, habe ich dann ausführlicher mit den Patienten darüber gesprochen. Dabei hat sich herausgestellt, dass es sich wirklich um eine Zwangshandlung gehandelt hat. In Amerika ist Sexsucht schon länger als Krankheit beschrieben worden, und es existieren dort auch Behandlungsprogramme.

6.6 Neue Diagnosen

Wenn man lange in der Medizin arbeitet, erlebt man immer wieder, dass es plötzlich neue Diagnosen gibt. Handelt es sich dabei immer um neue Krankheiten? Das ist selten der Fall. Meistens geht es darum, dass sich eine spezielle Verlaufsform einer Erkrankung, ein jahreszeitlich oder situationsabhängiges Auftreten oder ein besonderes Symptommuster herauskristallisiert hat. Das führt zur Differenzierung (Unterteilung) der übergreifenden Diagnose.

Am besten lässt sich das an folgenden Beispielen darstellen:

1. Kommen manische und/oder depressive Phasen beim Manisch-Depressiven Kranksein (MDK) sehr häufig vor (mindestens vier pro Jahr), so spricht man von Rapid Cycling bei MDK. Die übergreifende Diagnose einer Bipolaren Erkrankung bleibt bestehen, es wird aber eine besondere Verlaufsform hervorgehoben. Diese ist für die Behandlung wichtig, weil Rapid Cycling schwieriger zu behandeln ist als andere Verlaufsformen des Manisch-Depressiven Krankseins. Gleiches gilt für Rapid Cycling bei Rezidivierenden Depressionen und Schizoaffektiven Psychosen.
2. Treten Depressionen immer im Herbst oder in einer anderen Jahreszeit auf, so spricht man von Saisonalen Depressionen. Entwickelt sich eine Depression nach einer Geburt, so wird sie als Wochenbettdepression bezeichnet.
3. Insbesondere bei den Zwangs- und Impulsstörungen gibt es immer mehr spezielle Formen wie Spielsucht, Kaufsucht, Sexsucht und Internetsucht.
4. Es gibt auch Veränderungen von Diagnosen auf Grund besserer Kenntnisse über die Entstehungsweise und Behandlung von Krankheiten. Ein aktuelles

Beispiel dafür ist die Aufmerksamkeits-Defizit-Störung (ADS) oder Aufmerksamkeits-Defizit-Hyperaktivitäts-Störung (ADHS).

Früher wurde die Symptomatik als infantiles POS (Psychoorganisches Syndrom im Kindesalter) bezeichnet. Man stellte sich vor, dass es sich bei der Zappelphilipp-Symptomatik um die Folgen eines Sauerstoffmangels während der Geburt handelte. Dadurch sollte eine Reifungsstörung des Gehirns entstehen, die mit der Pubertät «ausreifte».

Heute weiß man, dass ADS familiär gehäuft vorkommt, dass sie auch bei Erwachsenen weiter bestehen kann und dass sich der ursächlich für die Erkrankung verantwortliche Dopaminmangel sehr gut mit Stimulanzien (zum Beispiel Methylphenidat/Ritalin) behandeln lässt.

5. Am 15. Juli 2004 war in der Schweizer Tageszeitung «Tages Anzeiger» zu lesen, dass es eine neue – mir noch nicht bekannte – Diagnose gibt: Orthorexia nervosa. Darunter versteht man die «Besessenheit», sich dauernd mit gesundem Essen zu beschäftigen. Diese Diagnose wurde offenbar 1997 vom US-Mediziner Steven Bratman formuliert. Sie geht auf das griechische Wort orthorexie (korrekt essen) zurück. Bisher wird sie nicht als eigenständige Krankheit angesehen, sondern als eine mögliche Vorstufe anderer Ess-Störungen.

6.7 Verlaufstypen

Der typische Verlauf des Manisch-Depressiven Krankseins und der Rezidivierenden Depression ist durch Phasen und symptomfreie Intervalle gekennzeichnet.

Es gibt aber auch lang anhaltende oder chronische Depressionen (länger als zwei Jahre), deren Schweregrad nicht sehr ausgeprägt ist, bei denen zum Beispiel keine ausgeprägte Suizidgefahr besteht, die aber die Lebensqualität der Patienten stark beeinträchtigen. Wegen der Verwechslungsmöglichkeit mit Persönlichkeitsstörungen werden solche Depressionen (Dysthymien) häufig nur psychotherapeutisch behandelt, oder die medikamentöse Therapie wird inkonsequent durchgeführt. Das ist sehr schade, denn man weiß auf Grund der Erfahrungen der letzten Jahre, dass sich diese Depressionsform sehr gut medikamentös behandeln lässt. Am besten mit einem Antidepressivum und/oder einem Mood Stabilizer wie Lithium.

Nicht nur für die integrative Lebenszeit-Diagnose, sondern auch zur Beurteilung der Wirksamkeit einer Langzeitbehandlung ist die graphische Darstellung des individuellen Krankheitsverlaufs sehr nützlich. Am besten geht man so vor, dass man den Patienten mit der Darstellung des letzten Jahres beginnen lässt. Eine Linie repräsentiert das Jahr. Dann werden die Monate eingetragen. Dann soll sich der Patient überlegen, welche besonderen Ereignisse im letzten Jahr vorgekommen sind (zum Beispiel Ferienreisen, Krankheiten der Kinder, Jubiläen). Diese werden mit einem Strich oder Kreuz im entsprechenden Monat markiert (Anker-

Erlebnisse). Dann soll der Patient überlegen, wie sein Befinden zur Zeit dieser Ereignisse war. Dabei kann man für verschiedene Befindlichkeiten verschiedene Farben verwenden. Anschließend wird das davor liegende Jahr bearbeitet. Und so geht es weiter zurück in die Vergangenheit. So entsteht in den meisten Fällen eine erstaunlich genaue Verlaufsdarstellung. Voraussetzung ist natürlich, dass man diese Aufgabe dem Patienten erst nach eingetretener Besserung gibt, sonst wird alles entsprechend der vorhandenen Stimmung «eingefärbt». Außerdem muss man sich für diese Arbeit sehr gut konzentrieren können. Häufig kann der Lebenspartner helfen oder die Mutter. Günstig ist es, wenn der Patient seine Jahreskalender aufgehoben hat.

6.8 Komorbidität

Häufig sieht man bei der Aufnahme der Krankheitsanamnese, dass schon lange vor der ersten Depression andere affektive Syndrome aufgetreten sind. Dabei habe ich oft den Eindruck, dass es für jedes Lebensalter «charakteristische» Syndrome gibt. So manifestiert sich eine affektive Erkrankung bei ganz jungen Kindern (Kindergarten- und erste Primarschuljahre) häufig erstmals in Form von Ängsten und/oder Zwangssymptomen. In der Pubertät/Vorpubertät entwickeln sich meistens Ess-Störungen, insbesondere bei Mädchen. Danach entwickeln sich verschiedene Suchtformen und erst anschließend die erste typische Depression oder Manie.

Wird ein Patient erst mit Mitte zwanzig krank, so steigt er in der Regel bereits mit einer Manie oder Depression in den Krankheitsverlauf ein. Die anderen Syndrome werden dann häufig gar nicht mehr durchlaufen. Dass Ängste/Angsterkrankungen sich vor Depressionen entwickeln, ist recht häufig (Alpert et al., 1994).

Die Zahl der Erkrankungen, die eine hohe Komorbidität mit Depressionen und anderen affektiven Störungen aufweisen, nimmt ständig zu. Es ist oft schwer zu entscheiden, ob es sich wirklich um verschiedene, aber gemeinsam beim einzelnen Patienten oder in Familien vorkommende Krankheiten handelt oder ob es sich um verschiedene Syndrome der gleichen Krankheit handelt. Beispiele: Attention Deficit Disorder, Migräne, Fibromyalgie, Chronic Fatigue Syndrome (CFS).

Bei schizophrenen Erkrankungen ist die Häufigkeit der einzelnen Unterformen je nach Alter auch unterschiedlich. Sehr junge, schon in der Pubertät erkrankende Patienten zeigen häufiger eine hebephrene Symptomatik. Je älter die Patienten bei der Ersterkrankung sind, umso häufiger entwickeln sie eine paranoid schizophrene Symptomatik.

6.9 Familienanamnese

Viele Psychiater und Psychotherapeuten legen zu wenig Gewicht auf die Familienanamnese. Vielleicht steht dahinter eine Ablehnung der Vererbung psychiatrischer Erkrankungen?

Ein besonders anschauliches Beispiel haben Akiskal et al. schon 1985 publiziert. Sie haben 68 Kinder und jüngere Geschwister von manisch-depressiven Patienten untersucht. Davon waren 44 vorher schon bei einem Kinderpsychiater, Psychologen, Sozialarbeiter oder Schulberater. Das Ersterkrankungsalter lag im Mittel bei 15,9 Jahren (die Bandbreite zwischen 6 und 24 Jahren). Bei keinem Kind/Jugendlichen war eine Gemütskrankheit diagnostiziert worden, aber bei sieben eine Schizophrenie.

Manchmal entwickelt sich die Familienanamnese «falsch lang». Ein Beispiel: Ich habe eine über 80 Jahre alte Patientin wegen erstmals aufgetretener Panikanfälle behandelt. Sie hat mir berichtet, dass ihre Tochter schon länger an einer Depression leidet und ihre Enkeltochter noch länger an Zwängen. Hier sind die Zeitabfolge und die Generationenabfolge vertauscht. Ich habe bei vielen Familien, bei denen ich drei Generationen behandle, den Eindruck gewonnen, dass häufig die «Wucht» der Erkrankung zunimmt, sodass die jüngere Generation früher im Leben erkrankt.

6.10 Diagnosen und Biologische Grundlagen

Bisher ist es nicht gelungen, biologische Krankheitsursachen zu finden. Eigentlich ist das nicht so erstaunlich, denn psychiatrische Krankheiten/Diagnosen stellen ja keine «natürlichen» Entitäten dar.

Stress ist bei verschiedenen Symptomen/Syndromen erhöht: Angst, Depression, Manie und Psychosen (auch Schizophrenie). Wenn eine Stress auslösende Erfahrung in der Großhirnrinde und im Limbischen System als emotional belastend registriert wird, werden Signale in andere Teile des endokrinen Systems geschickt, damit der Körper sich an die Situation anpassen und den Stress bewältigen kann. Die Zielorgane sind die Nebennieren, die Cortisol produzieren, das in der Regulation von Schlaf und Appetit, der Nierenfunktion, des Immunsystems und unserem allgemeinen Wohlbefinden eine wichtige Rolle spielt.

Auf dem Weg vom Großhirn und Limbischen System zu den Nebennieren passieren die ausgesendeten Signale noch zwei Zwischenstationen. Zunächst wird der Hypothalamus erreicht. Er gibt mit Hilfe des Corticotropin releasing factor (CRF) seine Weisung weiter an die Hypophyse. Diese schüttet Adrenocorticotropes Hormon (ACTH) aus, das als Botenstoff die Nebennieren erreicht, die die Cortisol-Produktion erhöhen. Der Hypothalamus kontrolliert das Ausmaß der Cortisol-Ausschüttung. Ist die Cortisol-Produktion ausreichend oder sogar zu hoch, gibt der Hypothalamus via Hypophyse den Nebennieren die Anweisung, die Cortisol-Produktion wieder zu vermindern.

Misst man während einer Depression oder Manie die Funktion des Stress-Response-Systems, so zeigt sich eine Störung des beim Gesunden autoregulatorischen Mechanismus für die Cortisol-Produktion. Der normale Tagesrhythmus der Cortisol-Ausschüttung ist verändert. Die Hypothalamus-Nebennieren-Achse ist dauernd überaktiv, und die Cortisol-Produktion ist dauernd zu groß. Die Reaktionen des Organismus zeigen, dass er permanent unter Stress steht.

Gleiches gilt für Angst und wird auch bei Psychosen untersucht. Stress-Erhöhung ist also bei verschiedener Symptomatik vorhanden. Eine Verminderung von Stress ist demnach therapeutisch bei verschiedenen Zustandsbildern wirksam. Ein gutes Beispiel dafür stellt die breite Wirksamkeit der Benzodiazepine dar.

Der Zusammenhang zwischen Stress, Depression und vererbter Anlage wurde in einer prospektiven Langzeitstudie an einer Geburts-Kohorte untersucht (Caspi et al., 2003): Personen mit einem Polymorphismus in der Promotor-Region des Serotonin-Transporter-Gens entwickelten bei Stress auslösenden «life events» mehr depressive Symptome und Suizidalität als Personen, die diesen Polymorphismus nicht aufwiesen.

7 Wie findet man das richtige Medikament?

Seit vielen Jahren suchen wir nach Möglichkeiten, für jeden Patienten das gerade jetzt für ihn «richtige» Medikament auszusuchen. Die entsprechende Literatur füllt Bände!

Es gibt kein Kriterium, mit dem man vor Behandlungsbeginn mit Sicherheit vorhersagen kann, ob ein Patient auf das verordnete Medikament ansprechen wird (Woggon, 1983). Jede Psychopharmaka-Behandlung muss zunächst als Experiment betrachtet werden. Der spätere Behandlungserfolg lässt sich erst durch die sorgfältige Beobachtung früh einsetzender Veränderungen der psychopathologischen Symptomatik während der Probetherapie «vorhersagen». Dazu ein Zitat von Professor Jules Angst: «Der Verlauf lässt sich am besten durch den Verlauf vorhersagen.»

Die Probetherapie ist vor allem bei Medikamenten wichtig, deren angestrebte Wirkung nicht kurz nach der Einnahme wahrgenommen werden kann, sondern sich erst nach einigen Tagen oder Wochen entwickelt. Zum Beispiel wird bei einem beruhigend wirkenden Antidepressivum zwar die sedierende Wirkung schon am gleichen Tag subjektiv und vielleicht auch objektiv deutlich, die antidepressive Wirkung lässt sich aber meistens erst nach ein bis zwei Wochen feststellen.

Dass eine Wirkungskomponente der Substanz beim Patienten vorhanden ist (in unserem Beispiel die beruhigende Wirkung), sagt nichts darüber aus, ob auch eine andere Wirkungskomponente (in unserem Beispiel die antidepressive Wirkung) vorhanden ist oder sein wird. Gleiches gilt für Nebenwirkungen. Wenn ein Patient eine oder mehrere Nebenwirkungen des eingenommenen Medikamentes hat, so heißt das noch lange nicht, dass sich auch die erwünschte Wirkung entwickeln wird.

Früh einsetzende Veränderungen sind solche, die während der ersten zehn Behandlungstage auftreten (Probetherapie). Damit sind vor allem Veränderungen der Symptomatik gemeint. Aber auch Nebenwirkungen sind wichtig, denn schon bei kleinen Dosierungen auftretende ausgeprägte Nebenwirkungen verhindern die Einnahme einer wirksamen Dosis, können also zu einem frühen Behandlungsabbruch führen.

Die Probetherapie ist von größter Wichtigkeit!

Zunächst wird auf Grund der anderen neun Kriterien, die sich für die Substanzauswahl eignen, ein Medikament ausgesucht, dann wird die Probetherapie begonnen.

Kriterien zur Substanzauswahl:
1. Symptomatik
2. Behandlungsanamnese
3. Pharmakologische Eigenschaften
4. Pharmakokinetische Eigenschaften
5. Wirkungsbeginn
6. Nebenwirkungen
7. Interaktionen
8. Wirkungsverlust
9. Absetzen und Umstellen

7.1 Symptomatik

Bei der Akutbehandlung wählt man zunächst auf Grund der vorhandenen Symptomatik eine Substanzgruppe aus, zum Beispiel Antidepressiva oder Antipsychotika. Ist eine vielfältige Symptomatik vorhanden, können gleichzeitig oder auch nacheinander Psychopharmaka aus mehreren Gruppen indiziert sein. Wahnhafte Depressionen werden beispielsweise häufig mit einem Antidepressivum und einem Antipsychotikum behandelt.

Bei der symptomgerichteten Auswahl von Psychopharmaka muss auch die Kontext-Symptomatik beachtet werden. Sind zum Beispiel Konzentrationsstörungen von depressiven Symptomen begleitet, wählt man ein aktivierendes Antidepressivum oder kombiniert ein Antidepressivum mit einem Stimulans. Sind Konzentrationsstörungen dagegen von manischen Symptomen begleitet, behandelt man sie mit einem Mood Stabilizer oder Antipsychotikum. Ein aktivierendes Antidepressivum oder Stimulans könnte die manische Begleitsymptomatik verschlechtern.

Es gibt andere Symptome, die bei vielen Erkrankungen vorkommen können, zum Beispiel Angstsymptome und depressive Symptome, deren Behandlung unabhängig von der Grundkrankheit immer gleich ist. Die sonst noch vorhandenen psychopathologischen Symptome werden gleichzeitig mit anderen Psychopharmaka behandelt.

Es gibt primäre und sekundäre Krankheitssymptome. Primäre Symptome sind direkt durch die Erkrankung bedingt, zum Beispiel Suizidalität, depressive Antriebsstörungen, Angst oder Sinnestäuschungen. Sekundäre Symptome stellen eine Folge der primären Symptome dar, häufig im Sinne eines Bewältigungs- oder Erklärungsversuches (für den Patienten nicht einsichtig). Als Beispiel möchte ich

Zwangssymptome herausgreifen, die einen Bewältigungsversuch von Ängsten darstellen.

Primäre Symptome sprechen rascher auf eine wirksame Behandlung an als sekundäre Symptome, die ja Folge einer zunächst sinnvoll scheinenden Strategie des Gehirns sind (coping strategy/Bewältigungsstrategie).

Gibt es eine aktuelle körperliche Ursache für die Symptomatik, so wird diese zuerst behandelt. Das kann eine körperliche Erkrankung des Gehirns sein, zum Beispiel eine vaskuläre Demenz oder eine Intoxikation mit einer Substanz, zum Beispiel ein Alkoholdelir.

Ist die Indikation für eine bestimmte Substanzgruppe klar, geht es um die Auswahl eines Medikamentes aus dieser Gruppe. Dabei werden zusätzlich zur Hauptwirkung noch andere Kriterien wichtig, zum Beispiel eine eher beruhigende oder eher aktivierende Wirkungskomponente.

Manche Patienten sind so unruhig oder haben so schwere Schlafstörungen, dass der Behandlungsbeginn unbedingt mit einer beruhigenden oder schlafanstoßenden Substanz erfolgen muss.

Die Lebenszeit-Diagnose spielt eine wichtige Rolle für die Wahl des Medikamentes für die Langzeitbehandlung oder Prophylaxe.

7.2 Behandlungsanamnese

Es gibt Patienten, die in jeder Krankheitsphase wieder auf das gleiche Medikament ansprechen, häufig sogar in der gleichen Dosierung. Es gibt auch Patienten, die auf das gleiche Medikament ansprechen, das einem oder mehreren anderen Familienmitgliedern (Verwandte ersten Grades) geholfen hat.

Sehr wichtig bei der Erhebung der Behandlungsanamnese ist die genaue Befragung bezüglich der Nebenwirkungen, die der Patient bei der Therapie mit verschiedenen Psychopharmaka erlebt hat. Wenn irgend möglich sollte auch erfragt werden, bei welcher Dosierung jeweils die Nebenwirkungen aufgetreten sind.

7.3 Pharmakologische Eigenschaften

Therapeutische Wirkungskomponenten und Nebenwirkungen von Medikamenten beruhen auf pharmakologischen Wirkungen. Bei den Psychopharmaka steht dabei die Wirkung auf Neurotransmitter (Botenstoffe) und Rezeptoren im Zentralnervensystem im Vordergrund (Kap. 3).

Für die Substanz-Auswahl ist vor allem das pharmakologische Profil von Bedeutung. Dabei muss beachtet werden, dass die verschiedenen Effekte unterschiedlich stark ausgeprägt sein können. Gleichgerichtete Effekte können sich gegenseitig verstärken, entgegengesetzte können sich gegenseitig vermindern.

Ein anschauliches Beispiel ist Maprotilin/Ludiomil: Auf Grund der Noradrenalin-Wiederaufnahmehemmung sollte es aktivierend wirken. Die durch seine starke Affinität zu Histaminrezeptoren bedingte sedierende Wirkung überwiegt aber, sodass Maprotilin bei den meisten Patienten beruhigend wirkt. Der Noradrenalin-Wiederaufnahmehemmer Reboxetin/Edronax hat im Unterschied zu Maprotilin keine Affinität zu Histaminrezeptoren und wirkt deshalb aktivierend, wie wir es auf Grund der Noradrenalin-Wiederaufnahmehemmung erwarten.

Da die pharmakologischen Profile verschiedener Psychopharmaka einander überlappen, kann man pharmakologische Synergien nützen. Durch geschickte Kombination verschiedener pharmakologischer Effekte sollte die Wirksamkeit größer sein als die Summe der Teilwirkungen.

Zur Vermeidung von Nebenwirkungen sollte man genau umgekehrt vorgehen: Durch die Kombination verschiedener Substanzen sollte sich die Verträglichkeit verbessern. Im Idealfall sollte die Kombination von zwei oder mehreren Substanzen nicht zu einer Vermehrung, sondern zu einer Verminderung der Nebenwirkungen führen. Ich habe noch gelernt, dass bei Kombination mehrerer Medikamente die Anzahl der Nebenwirkungen sicher größer wird. Bei einer detaillierten Kenntnis der pharmakologischen Profile der verordneten Medikamente muss das aber nicht so sein!

7.4 Pharmakokinetische Eigenschaften

Die Pharmakokinetik beschreibt die Beziehung zwischen der verabreichten Dosis und der im Blutplasma erreichten Konzentration eines Arzneimittels. Die Konzentration am eigentlichen Wirkort, die natürlich viel interessanter ist, lässt sich bei Psychopharmaka nicht messen.

Für systemisch wirkende Arzneimittel stellt das Blut das Transportmedium dar, das die Substanz zum Wirkort befördert. Systemisch wirkende Substanzen müssen also den systemischen Kreislauf erreichen, um ihre Wirkung entfalten zu können, im Gegensatz zu Topika, die am Ort der Applikation wirksam werden.

Die Konzentration im Transportmedium Blut bestimmt die «effektive Dosis», also die Menge des Arzneimittels, die den Wirkort nach einer Dosis erreicht. Im «steady state» ist das Verhältnis von Serumkonzentration zu Konzentration am Wirkort konstant.

Das Serumkonzentrationsprofil wird einerseits durch die Dosierung und andererseits durch pharmakokinetische Prozesse (Resorption, Distribution und Elimination) bestimmt.

Bei einer medikamentösen Behandlung muss sich der Arzt fragen: Welches Dosierungsschema (Initialdosis, Erhaltungsdosis, Dosierungsintervall) ist in Abhängigkeit von den pharmakokinetischen Grundprozessen zu wählen, damit der pharmakologische Effekt im gewünschten Ausmaß eintritt?

Ausführliche Informationen finden sich in «Grundlagen der Arzneimitteltherapie» (Schweizerische Gesellschaft für Pharmakologie und Toxikologie, 2001).

Bioverfügbarkeit: Psychopharmaka werden in der Regel oral eingenommen (geschluckt), im Magen-Darm-Trakt resorbiert, in der Leber biotransformiert und dann ins Blut aufgenommen. Der Prozentsatz der verabreichten Dosis, der als intakter Wirkstoff ins Blut gelangt, wird als Bioverfügbarkeit bezeichnet.

Die Bioverfügbarkeit wird durch verschiedene Faktoren beeinflusst. Erstens durch Physikochemische Eigenschaften der Substanz: Kleine und fettlösliche Moleküle können besser durch die Darmwand aufgenommen werden. Zweitens: Nach Durchtritt durch die Darmwand muss das Medikament die Leber passieren, bevor es in den systemischen Blutkreislauf aufgenommen werden kann. Wird die Substanz durch die Darmwand und/oder die Leber während dieser ersten Passage sehr stark biotransformiert (first pass effect), kann nur ein kleiner Teil den Blutkreislauf erreichen. Medikamente mit einem großen first pass effect haben deshalb eine kleine Bioverfügbarkeit. Diese kann außerdem durch Leberkrankheiten und Interaktionen (Enzyminhibitoren oder -induktoren) beeinflusst werden.

Clearance: Damit ist die Geschwindigkeit gemeint, mit der eine Substanz aus dem Organismus ausgeschieden wird. Ist die Clearance konstant (bei linearer Kinetik), so ist die Serumkonzentration (Plasmaspiegel) unter Dauerbehandlung (steady state) direkt proportional zur Dosisrate (Dosis pro Dosisintervall). Eine Verdoppelung der Erhaltungsdosis bewirkt dann eine Verdoppelung der Serumkonzentration. Bei nicht linearer Kinetik gilt diese einfache Beziehung nicht.

Die Clearance kann verändert werden durch Niereninsuffizienz, Lebererkrankungen, Alter, Schwangerschaft und durch Induktion oder Hemmung des Stoffwechsels einer Substanz.

Halbwertszeit: Gibt die Zeit an, in der die Serumkonzentration auf die Hälfte abfällt. Es dauert in der Regel etwa vier Halbwertszeiten, bis der steady state erreicht wird.

Steady state: Zustand unter Dauertherapie, in dem Dosisrate und Eliminationsgeschwindigkeit miteinander im Gleichgewicht stehen. Die Serumkonzentration bleibt bei gleicher Dosierung unverändert.

Pharmakogenetik: Der Abbau von Substanzen kann auf Grund von vererbten Stoffwechsel-Besonderheiten qualitativ und quantitativ verändert sein. Das bekannteste Beispiel ist die Alkoholunverträglichkeit bei etwa 50 Prozent der Japaner. Sie beruht auf einem vererbten Mangel an Acetaldehyd-Dehydrogenase, einem Enzym, das für den Alkoholmetabolismus verantwortlich ist.

Mit zunehmender Forschung in diesem Bereich nimmt die Anzahl der bekannten vererbten Varianten im Arzneimittel-Stoffwechsel zu.

Um die Bedeutung solcher Stoffwechsel-Besonderheiten für die Behandlung abschätzen zu können, ist es wichtig zu wissen, ob eine Substanz nur über ein Enzym oder über mehrere Enzyme abgebaut wird.

7.5 Wirkungsbeginn

Eigentlich wirken die Substanzen einer Gruppe gleich schnell oder besser gesagt gleich langsam. Muss man eine Substanz aber sehr langsam aufdosieren, zum Beispiel wegen einer unerwünschten ausgeprägten sedierenden Wirkungskomponente oder einer anderen Nebenwirkung, verzögert sich natürlich der Wirkungsbeginn. Für einen anderen Patienten kann eine starke Sedierung erwünscht sein, und deshalb muss man weniger langsam aufdosieren, sodass die Wirkung schneller einsetzen kann.

Es ist sehr wichtig, vor Behandlungsbeginn mit dem Patienten zusammen die Kriterien zu definieren, die zur «Messung» der Wirksamkeit der Behandlung verwendet werden sollen. Je individueller man diese auf Grund der bisherigen Erfahrungen des Patienten und seiner Angehörigen bestimmen kann, umso leichter ist es, die einsetzende Wirkung zu erkennen.

7.6 Nebenwirkungen

Kontraindikationen sind bei Psychopharmaka selten. Das bekannteste Beispiel ist die Myasthenia gravis, deren Hauptsymptom (Muskelschwäche) durch Psychopharmaka mit muskelrelaxierender Wirkung verstärkt wird, vor allem Benzodiazepine, aber auch Clozapin/Leponex.

Andere Kontraindikationen beziehen sich auf die Anwendung von Psychopharmaka in der Schwangerschaft wegen der Gefahr von Missbildungen des Kindes, zum Beispiel Carbamazepin/Tegretol und Valproat/Depakine wegen der Gefahr einer Spina bifida (angeborene Spaltbildung der Wirbelsäule).

Nebenwirkungen: Je nach Situation eines Patienten können Nebenwirkungen mehr oder weniger wichtig sein. Zum Beispiel ist es für manche Patienten vorteilhaft, wenn sie an Gewicht zunehmen können, während diese Möglichkeit für andere Patienten gar nicht in Frage kommt. Tremor (Zittern) der Finger ist oft relativ unbedeutend, kann aber manchen Patienten die Berufsausübung verunmöglichen, zum Beispiel einem Chirurgen. Ein Musiker, der ein Blasinstrument spielt, kann durch Mundtrockenheit schwer beeinträchtigt werden, während sie für einen Pianisten vermutlich relativ unwichtig ist.

Eine Vermehrung oder Verminderung der Muskelspannung kann für die Koordination von Bewegungen eine große Rolle spielen, zum Beispiel beim Skifahren, beim Golf oder Tennis oder beim Schießen.

Für solche Überlegungen spielen die pharmakologischen Eigenschaften eine wichtige Rolle. Mehr als 30 Prozent der Bevölkerung haben gegenüber häufig verordneten Medikamenten eine signifikant reduzierte Entgiftungsfunktion, die auf einem Polymorphismus des P-450-Enzymsystems beruht. Es gibt inzwischen eine Diagnostik, welche angepasste Dosierungen ermöglichen und das Risiko von Nebenwirkungen massiv reduzieren könnte (Bauer, 2003).

In Deutschland wird die Zahl medikamentenbedingter Todesfälle auf 16 000, die ernster Nebenwirkungen auf jährlich über 120 000 Fälle geschätzt. Therapien mit Betablockern, Statinen oder Antidepressiva sind bei 20 bis 50 Prozent der Patienten entweder unwirksam oder müssen aufgrund von Nebenwirkungen abgebrochen werden.

Die Hauptursachen sind Nichtbeachtung pharmakologischer Interaktionen und die fehlende Berücksichtigung der individuellen Medikamenten-Verträglichkeit. Eine Diagnostik, die auf der Erkennung von Polymorphismen basiert, muss jene Enzyme des P-450-Systems erfassen, bei denen Polymorphismen bekannt sind, welche die metabolische Funktion verändern, und die tatsächlich maßgebliche Medikamente metabolisieren.

Nach dem jetzt vorhandenen Wissen betrifft das CYP 2C9, 2C19 und 2D6. Bei jedem dieser drei Enzyme gibt es mehrere Mutationen, welche die Funktion des exprimierten Enzyms massiv reduzieren. Ob phänotypisch eine stark verminderte Funktion (im Sinne eines «schwachen Entgifter»- oder «poor metabolizer»-Status) oder eine mittelschwach verminderte Funktion (im Sinne eines «mittelschwachen Entgifter»- oder «intermediate metabolizer»-Status) vorliegt, hängt davon ab, ob ein oder zwei Defekt-Allele – ob also Hetero- oder Homozygotie – vorliegen.

P450 2C9: Die Prävalenz von Polymorphismen sieht folgendermaßen aus: 1 bis 3 Prozent homozygote «poor metabolizer» und 35 Prozent heterozygote «intermediate metabolizer».

Beispiele für Medikamente, die von dieser verminderten Entgiftungsfunktion betroffen sind: Vitamin-K-Antagonisten (Phenprocoumon/Marcoumar), der Angiotensin-Antagonist Losartan/Cosaar, das Antiepileptikum Phenytoin/Epanutin, nicht-steroidale Entzündungshemmer (NSAR) wie Celecoxib/Celebrex, Diclofenac/Voltaren, Ibuprofen/Brufen, Naproxen/Aleve). Homozygote und heterozygote Träger eines 2C9-Defekt-Allels haben bei medikamentöser Einstellung auf Antikoagulanzien ein erhöhtes Risiko schwerer Blutungen.

P450 2C19: Prävalenz von Polymorphismen: 2 bis 5 Prozent homozygote «poor metabolizer», 25 Prozent heterozygote «intermediate metabolizer». Bei Asiaten höhere Prävalenzen.

Beispiele für Medikamente, die von dieser verminderten Entgiftungsfunktion betroffen sind: der Protonenpumpenblocker Omeprazol/Antra, Diazepam/Valium und Moclobemid/Aurorix.

P 450 2D6: Prävalenz von Polymorphismen: 5 bis 10 Prozent «poor metabolizer» (ohne Expression), 10 Prozent «intermediate metabolizer» (verminderte Expression), 2 bis 3 Prozent «ultra-rapid metabolizer» (extreme Überexpression).

«Ultra-rapid metabolizer» bauen bei 2D6-pflichtigen Medikamenten keine wirksamen Plasmaspiegel auf.

Beispiele für Medikamente, die von dieser verminderten Entgiftungsfunktion betroffen sind: Neuroleptika, Antidepressiva, Antiarrythmika der Klasse I, Betablocker, HT3-Rezeptor-Antagonisten, Cholesterase-Inhibitoren (Donepezil/Aricept, Galantamin/Reminyl), Amphetamin und Derivate (Exstasy), Opioide.

Antiarrhythmika Klasse I und die meisten Psychopharmaka (Neuroleptika und Antidepressiva) unterliegen einer Metabolisierung durch 2D6. Bei schwachen und mittelschwachen 2D6-Entgiftern besteht ein erhöhtes Risiko schwerer kardialer und zentraler Nebenwirkungen.

Für das Antidepressivum Nortriptylin/Nortrilen wurde gezeigt, dass sich abhängig vom Entgifterstatus Dosierungsunterschiede zwischen 10 mg und 500 mg täglich ergeben, um eine adäquate therapeutische Einstellung zu erzielen.

Bisher konnte man eine P-450-Diagnostik nur mittels Gabe von Testsubstanzen und anschließender Dünnschicht-Chromatographie der im Urin ausgeschiedenen Metaboliten durchführen. Seit einiger Zeit besteht aber zumindest für Forschungsprojekte die Möglichkeit, beim einzelnen Patienten die maßgeblichen Mutationen zu identifizieren. Sie bedeutet für den Patienten nur eine Blutentnahme (EDTA). Die Erkennung der in Frage kommenden Mutationen erfolgt durch Amplifikation und Hybridisierung der aus Blutzellen extrahierten DNA mit spezifischen Sequenzen. Die Entwicklung der Biochip-Technologie macht es möglich, in einem einzigen Untersuchungsgang die Normalvarianten der betreffenden Sequenzabschnitte («Wildtyp») und sämtliche Mutationen zu identifizieren, die eine Minderexpression beziehungsweise Minderfunktion von P-450-Enzymen bewirken können.

Diagnostische P-450-Biochips tragen auf ihren Mikrofeldern Sequenzabschnitte der Normalform der maßgeblichen P-450-Gene («Wildtyp») sowie – jeweils auf getrennten Feldern – sämtlicher vorkommender Mutanten. Nach Eingabe einer Patientenprobe (bestehend aus amplifizierten P-450-Sequenzen des Patienten) kommt es auf den Feldern, auf denen sich zueinander «passende» Sequenzen begegnen, zur so genannten Hybridisierungsreaktion. Mit einem Laser-optischen Lesegerät wird der Biochip «abgelesen» – das heißt, Felder mit Hybridisierungsreaktionen werden identifiziert. In Zukunft wird es (hoffentlich bald!) möglich sein, die individuelle Medikamentenverträglichkeit in einen dafür bestimmten Verträglichkeitspass einzutragen.

Laborkontrollen: In Spitälern und Ambulatorien werden vor Behandlungsbeginn Routineuntersuchungen durchgeführt. Das ist vor allem nötig, weil die Patienten in diesen Institutionen ja von Anfängern behandelt werden. In der eigenen Praxis tätige Ärzte sind in der Regel älter und beruflich erfahrener, sodass die Gefahr kleiner sein sollte, dass eine körperliche Erkrankung übersehen wird. Eigentlich ist es sinnvoller, nur bei klinischen Hinweisen Laboruntersuchungen durchzuführen.

Ausnahmen: Voruntersuchungen sind erforderlich bei Clozapin/Leponex, Lithium, Carbamazepin/Tegretol und Valproat/Depakine.

Bei Dauerbehandlung mit einem Psychopharmakon lasse ich beim Hausarzt einmal jährlich eine Kontrolle von rotem und weißem Blutbild durchführen, von Na, K, GPT, GOT, gamma-GT, Kreatinin, fT4, TSH, Blutdruck, Puls und Gewicht.

EKG-Ableitungen lasse ich bei hohen Dosierungen von trizyklischen Neuroleptika und Antidepressiva (entsprechend >300 mg Tofranil pro Tag) durchführen, vor allem bei Patienten mit entsprechender Anamnese oder bei Patienten, die älter sind als 50 Jahre.

7.7 Interaktionen

Arzneimittel können sich bei gleichzeitiger Einnahme gegenseitig bezüglich Wirksamkeit und Verträglichkeit beeinflussen. Dabei gibt es verschiedene Formen von Interaktionen: pharmakodynamische und pharmakokinetische.

Pharmakodynamische Interaktionen: Die Wirkmechanismen des einen Arzneimittels verstärken oder vermindern die Wirkung, die durch die Wirkmechanismen der anderen Substanz ausgelöst wird.

Pharmakokinetische Interaktionen: Die Wirkung des einen Arzneimittels verändert die Pharmakokinetik eines anderen, wodurch dessen effektive Konzentration an seinem Wirkort (seinen Wirkorten) verändert wird.

Nicht alle relevanten Interaktionen sind bekannt. Während der klinischen Prüfungen ist es nicht möglich, alle Interaktionen zu untersuchen.

Nicht alle bekannten Interaktionen sind klinisch relevant.

Für Interaktionen zwischen verschiedenen Psychopharmaka ist besonders das Cytochrom- P-450-System wichtig (s. Kap. 7.6), insbesondere die Enzyme 2D6, 3A4 und 1A2 (Schöpf und Honegger, 2000).

Mögliche Interaktionen spielen vor allem eine große Rolle bei der Behandlung von Alterspatienten und Patienten mit somatischen Erkrankungen.

Die Anzahl möglicher Interaktionen nimmt natürlich zu, je mehr Substanzen gleichzeitig vom Patienten eingenommen werden. Deshalb spielen Interaktionen vor allem bei der Behandlung von multimorbiden Patienten eine Rolle, die oft gleichzeitig von mehreren Ärzten mit ganz verschiedenen Medikamenten behandelt werden. Selbst wenn der Patient die Namen aller Medikamente weiß und man die Information im Arzneimittelkompendium für jede Substanz nachliest, kann

7 Wie findet man das richtige Medikament?

Tabelle 1: Interaktionen im Cytochrom-P-450-System

CYP-P-450-Enzym	Hemmer	Induktoren	Substrate
CYP 1A2	Cimetidin Ciprofloxacin Erythromycin Fluvoxamin Grapefruitsaft Mirtazapin* Ritonavir Tacrin	Omeprazol Rauchen Phenobarbital Phenytoin	Clozapin** Coffein Diazepam Fluvoxamin Haloperidol Methadon Mexiletin* Mirtazepin Olanzapin Ondansetron Paracetamol Propafenon Propanolol Riluzol Ritonavir Tacrin Tamoxifen TCA Testosteron Theophyllin Verapamil Warfarin Zolpidem
CYP 2C9	Amiodaron Cimetidin Diclofenac Disulfiram Fluconazol Fluoxetin Fluvoxamin Omeprazol Ritonavir Sertralin Sulfonamide	Carbamazepin Ethanol Phenytoin Rifampicin	Barbiturate Carvedilol Diclofenac Fluoxetin Ibuprofen Losartan Mirtazepin Ritonavir TCA Tetrahydrocannabinol Warfarin
CYP 2C19	Escitalopram* Felbamat Fluoxetin? Fluvoxamin? Ketokonazol Omeprazol Paroxetin? Sertralin?	Rifampicin	Citalopram Escitalopram Desmethyldiazepam Diazepam Lanosprazol Olanzapin Omeprazol Phenytoin Propanolol Ritonavir TCA Tolbutamid? Valproat Warfarin?

? fraglich; * schwach; ** stark

7 Wie findet man das richtige Medikament?

Tabelle 1: Interaktionen im Cytochrom-P-450-System

CYP-P-450-Enzym	Hemmer	Induktoren	Substrate
CYP 2D6	Chinidin Citalopram* Escitalopram Fluoxetin Fluphenazin Fluvoxamin Haloperidol Levopromazin Methadon Mirtazepin* Norfluoxetin Paroxetin Sertralin* Valproat Venlafaxin*	Barbiturate Carbamazepin Dexamethason Phenytoin Rifampicin	Antiarrhythmika Aripiprazol Betablocker Carvedilol Chlorpromazin Clozapin Codein Donezepil Escitalopram Fluoxetin Fluphenazin Haloperidol Levopromazin Mianserin Mirtazepin Morphin Neuroleptika Odansetron Olanzapin* Omeprazol Paroxetin Quetiapin Reboxetin Risperidon Sertralin SSRI TCA Trazodon Venlafaxin Zolpidem
CYP 2E1	Disulfiram Ritonavir	Ethanol Isoniazid Rifampicin	Enfluran Ethanol Halothan Isofluran Isoniazid Ondansetron Ritonavir Tamoxifen Theophyllin
CYP 3A4	Cimetidin Clarithromycin Diltiazem Erythromycin Fluoxetin Fluvoxamin* Grapefruitsaft Itrakonazol Ketoconazol Metronidazol Mirtazepin*	Barbiturate Carbamazepin Dexamethason Macrolid-Antibiotika Phenytoin Prednisolon Rifampicin	Alfentanil Aripiprazol Astemizol Benzodiazepine Bromocriptin Carbamazepin Chinidin Ciclosporin Citalopram Clarithromycin Clindamycin

? fraglich; * schwach; ** stark

Tabelle 1: Interaktionen im Cytochrom-P-450-System

CYP-P-450-Enzym	Hemmer	Induktoren	Substrate
CYP 3A4 (Fortsetzung)	Norfluoxetin Paroxetin Propanolol Ranitidin Ritonavir Sertralin*		Clozapin Donezepil Erythromycin Escitalopram Haloperidol Lidocain Nifedipin Östradiol Omeprazol Parcetamol Progesteron Quetiapin Reboxetin Ritonavir Sertralin Simvastatin Sufentanil Tacrolismus Tamoxifen TCA Terfenadin Testosteron Venlafaxin Verapamil Vinblastin Vincristin Warfarin Yohimbin Zolpidem

? fraglich; * schwach; ** stark

nicht mit Sicherheit ausgeschlossen werden, dass sich eine vorher nicht bekannte Interaktion entwickelt. Also gehe ich bei solchen Patienten so vor, dass ich ein Medikament verschreibe, von dem ich weiß, dass es in der Regel keine klinisch relevanten (!) Interaktionen verursacht. In dieser Situation vermeide ich neue Substanzen, weil seltene Interaktionen oft erst nach Jahren bekannt werden.

In vielen Apotheken werden Computer-Programme verwendet, die für die verordneten Arzneimittel angeben, ob Interaktionen möglich sind. Aus solchen Tabellen kann man zwar die Möglichkeit von Interaktionen ablesen, aber nicht deren klinische Relevanz. Dafür ist es zum Beispiel wichtig, ob eine Substanz nur über ein Enzym oder mehrere Enzyme abgebaut wird. Insgesamt sind gefährliche Interaktionen erstaunlich selten. Ein bekanntes Beispiel ist die ausgeprägte Zunahme des Plasmaspiegels von Clozapin/Leponex nach Kombination mit Fluvoxamin/Floxyfral.

Außer dem Cytochrom-P-450-System gibt es noch viele andere Mechanismen, die zu Interaktionen zwischen verschiedenen Medikamenten führen können.

Außerdem ist es sehr wichtig, an die individuell sehr verschiedenen Stoffwechselvarianten und die unterschiedliche Ausprägung ihrer klinischen Bedeutung zu denken.

Wichtig ist auch die Beachtung der Addition ähnlicher Effekte verschiedener Medikamente, zum Beispiel die muskelrelaxierende/muskelentspannende Wirkung von Benzodiazepinen wie Valium mit der entsprechenden Wirkung von Clozapin/Leponex. Umgekehrt kann man aber auch entgegengesetzte Wirkungskomponenten nutzen, zum Beispiel die muskelrelaxierende Wirkung von Valium und die Vermehrung des Muskeltonus/der Muskelspannung durch Serotonin-Wiederaufnahmehemmer, zum Beispiel Citalopram/Seropram.

Praktisch geht man mit Interaktionen am besten so um, dass man bei jeder Kombination damit rechnet, dass bisher unbekannte Interaktionen auftreten können. Das bedeutet, dass das neu hinzugefügte Medikament zunächst niedriger dosiert werden sollte, als wenn man es allein anwendet. Leider weiß man oft nicht, welche Medikamente der Patient sonst noch einnimmt, also ist ein vorsichtiges/sanftes Aufdosieren bei Behandlungsbeginn immer sicherer.

7.8 Wirkungsverlust

Manche Medikamente aktivieren das Enzym, über das sie selbst abgebaut werden, was bei gleichbleibender Dosierung zu einem Wirkungsverlust führen kann, zum Beispiel Carbamazepin/Tegretol (3A4). Andere Medikamente hemmen das Enzym, das für ihren Abbau verantwortlich ist, was bei gleichbleibender Dosierung zum Auftreten von Nebenwirkungen führen kann, zum Beispiel Trizyklische Antidepressiva (2D6).

Häufig ist die unregelmäßige Einnahme nach eingetretener Wirkung die Ursache für einen scheinbaren Wirkungsverlust im Behandlungsverlauf.

Eine Substanz kann in der Akutbehandlung wirksam, aber für die Langzeitbehandlung nicht geeignet sein. Das wichtigste Beispiel ist der scheinbare Wirkungsverlust eines Antidepressivums in der Langzeitbehandlung eines Manisch-Depressiven Kranken.

Auch wenn ein wirksames Medikament gegeben wird, kann die verordnete Dosis falsch sein. Wichtige Beispiele sind zu niedrige Lithiumspiegel bei der Prophylaxe des MDK und eine zu niedrige Erhaltungsdosis von Neuroleptika bei der Langzeitbehandlung von Schizophrenien.

Ein anderer Grund für einen scheinbaren Wirkungsverlust ist das «Durchdrücken» des Krankheitsverlaufs, zum Beispiel die Veränderung einer vorher als monopolar beurteilten Depression hin zu einer bipolaren Erkrankung.

7.9 Absetzen und Umstellen

Das Absetzen einer Substanz und die Umstellung auf ein anderes Präparat können aus theoretischen Überlegungen heraus einfach oder kompliziert sein. Besonders schwierig sind diesbezüglich klassische MAO-Hemmer.

Klaffen die erwünschte und die tatsächliche Wirkungsdauer auseinander, kann der verfrühte Wirkungsabbruch für die Patienten unangenehm sein, zum Beispiel beim Abbruch der Schlafmittelwirkung. Umgekehrt kann auch eine verlängerte Schlafmittelwirkung unerfreulich sein.

Eine zu kurze Wirkung ist vor allem unangenehm bei Substanzen, deren aktuelle Wirkung subjektiv wahrgenommen werden kann, wie beispielsweise eine angstlösende, antiaggressive, schmerzlindernde oder muskelentspannende Wirkung. Dieser Effekt ist weniger relevant bei Substanzen, deren Wirkung sich erst langsam entwickelt, zum Beispiel die angstverhindernde Wirkung der Antidepressiva.

Die unterschiedlich lang anhaltende Wirkung von zwei in Kombination gegebenen Substanzen kann ebenfalls unangenehm sein. Ein bekanntes Beispiel ist das gemeinsame Absetzen eines Neuroleptikums und eines Antiparkinsonmittels. Die kürzere Wirkungsdauer des Antiparkinsonmittels führt dazu, dass nun nach Absetzen der Kombination das Neuroleptikum extrapyramidale Nebenwirkungen hervorrufen kann. Um das zu vermeiden, setzt man das Antiparkinsonmittel eben nicht gleichzeitig mit dem Neuroleptikum ab, sondern erst später, meistens nach einer Woche (Halbwertszeit beachten!). Länger muss man beim Absetzen eines Depotneuroleptikums warten.

Setzt man ein Medikament mit einer langen Halbwertszeit ab, so muss man entweder auf eine Substanz umstellen, die sich mit dem abgesetzten Präparat gut verträgt, oder man muss eine längere Pause bis zur Einstellung auf die neue Substanz einschalten. Als Beispiel kann hier Fluoxetin/Fluctine dienen. Es kann gut direkt auf Substanzen wie Mianserin/Tolvon oder Trazodon/Trittico umgestellt werden. Will man auf Clomipramin/Anafranil umstellen, ist es zumindest nach Absetzen von höheren Dosierungen von Fluctine vorsichtiger, erst nach Verstreichen einer Halbwertszeit von Fluctine und seinem ersten Metaboliten (etwa zwei Wochen) mit der Gabe von Anafranil zu beginnen.

Beim Absetzen von Substanzen mit längerer Halbwertszeit kommen seltener Absetzeffekte vor als nach Absetzen von Präparaten mit kürzerer Halbwertszeit, zum Beispiel Venlafaxin/Efexor. Bei nur kurz wirksamen Substanzen empfiehlt sich deshalb eine schrittweise Dosisreduktion («ausschleichen»).

8 Probetherapie

Hat man auf Grund der bisher beschriebenen neun Kriterien eine Substanz ausgewählt, so beginnt man mit der Probetherapie. Während dieser Zeit auftretende Veränderungen entscheiden über die Weiterführung der Behandlung mit dem gleichen Medikament.

Bei Substanzen, deren Wirkung direkt wahrgenommen wird, zum Beispiel Beruhigung, schlafanstoßende Wirkung, angstlösende Wirkung, antiaggressive Wirkung, Veränderung des Muskeltonus, ist die Probezeit nur sehr kurz, sicher nicht länger als fünf Tage. Bei Medikamenten, deren Wirkung sich erst langsam entfaltet, braucht man in der Regel mindestens zehn Tage, zum Beispiel bei der antidepressiven und antipsychotischen Wirkung.

Bei der Langzeitbehandlung, deren Wirkung sich erst nach Monaten oder Jahren feststellen lässt, spricht man nicht von einer Probezeit. Man informiert den Patienten über die mittlere Dauer bis zum Einsetzen der Langzeitwirkung, zum Beispiel sechs Monate (im Mittel) bei Lithium.

9 Wie findet man die richtige Dosis?

Der wichtigste Prädiktor für eine wirksame medikamentöse Behandlung ist die Einnahme einer wirksamen Dosis. Diese ist allerdings individuell sehr verschieden und muss für jeden Patienten erst ermittelt werden.

Außerdem ist bekannt, dass die bei verschiedenen Patienten wirksamen Dosen sehr große Unterschiede aufweisen. Dafür sind unter anderem individuell unterschiedliche Stoffwechsel-Eigenschaften verantwortlich.

Auch beim gleichen Patienten kann eine früher wirksame Dosis bei der nächsten Anwendung unwirksam oder nicht verträglich sein.

Ein Grund für diese Unterschiede liegt sicher im Metabolismus der Medikamente. Viele Psychopharmaka (und andere Medikamente) werden über Cytochrom-P-450-Enzyme in der Leber und im Darm abgebaut (s. Kap. 7.6 und 7.7). Etwa 15 bis 20 Isoenzyme dieser Familie sind wichtig für den oxydativen Abbau. Deren Funktionsweise wird zum Teil vererbt, zum Teil durch Umwelteinflüsse beeinflusst. Für den Abbau von Psychopharmaka sind am wichtigsten: 2D6, 3A4, 1A2.

Das Enzym 2D6 ist für den Abbau vieler Psychopharmaka von entscheidender Bedeutung. Wie schon in Kapitel 7.6 beschrieben, sind etwa sieben Prozent (5 bis 10) der weißen Bevölkerung poor metabolizer, das heißt, sie bauen die entsprechenden Medikamente sehr langsam ab. Etwa zehn Prozent der Weißen sind intermediate metabolizer, das heißt, sie bauen die betroffenen Medikamente auch langsamer ab als üblich. Diese beiden Gruppen von Menschen, im Mittel 17 Prozent, haben das Risiko, bei der üblichen Dosis stärkere Nebenwirkungen zu zeigen.

Zwei bis drei Prozent (bis zu 7 %) der Weißen sind ultra-rapid metabolizer. Sie bauen Stoffe über dieses Enzym enorm schnell ab. Dadurch können sie keine wirksamen Plasmaspiegel aufbauen.

Fasst man diese drei Gruppen zusammen, so können etwa 20 Prozent der weißen Bevölkerung über das Enzymsystem 2D6 abgebaute Medikamente entweder schlechter vertragen, oder sie können mit der üblichen Dosis nicht wirksam behandelt werden. Durch Plasmaspiegel-Bestimmungen kann man schnell herausfinden, ob ein Patient zu einer der oben genannten Gruppen gehört.

Zur Veranschaulichung möchte ich einige Psychopharmaka aufzählen, die ganz oder teilweise über 2D6 abgebaut werden: Citalopram/Seropram, Fluoxetin/Fluctine, Flurazepam/Dalmadorm, Haloperidol/Haldol, Imipramin/Tofranil (und andere TCA), Levomepromazin/Nozinan, Maprotilin/Ludiomil, Methadon, Mianserin/Tolvon, Mirtazepin/Remeron, Moclobemid/Aurorix, Nortriptylin/Nortrilen, Olanzapin/Zyprexa, Paroxetin/Deroxat, Perphenazin/Trilafon, Quetiapin/Seroquel, Risperidon/Risperdal, Sertralin/Zoloft/Gladem, Trimipramin/Surmontil, Venlafaxin/Efexor, Zuclopenthixol/Clopixol.

Nahrung und Genussmittel können die Enzymaktivität beeinflussen. So kann Rauchen (Teerstoffe) die Aktivität von 1A2 erhöhen. Medikamente, die über dieses Enzym abgebaut werden, müssen dann eventuell höher dosiert werden, zum Beispiel Clozapin/Leponex, Diazepam/Valium, Fluvoxamin/Floxyfral, Haloperidol/Haldol, Imipramin/Tofranil (und andere TCA), Maprotilin/Ludiomil, Methadon, Olanzapin/Zyprexa, Thioridazin/Melleril.

Grapefruitsaft hemmt das Enzym 3A4. Dadurch kann der Abbau von Medikamenten, die über 3A4 verstoffwechselt werden, verzögert werden. Der Anstieg der Plasmaspiegel kann zu einer verbesserten Wirksamkeit oder einer schlechteren Verträglichkeit führen. Das kann auf folgende Psychopharmaka zutreffen: Alprazolam/Xanax, Bromazepam/Lexotanil, Buspiron/Buspar, Carbamazepin/Tegretol, Clonazepam/Rivotril, Clozapin/Leponex, Diazepam/Valium, Donepezil/Aricept, Flunitrazepam/Rohypnol, Imipramin/Tofranil (und andere TCA), Methadon, Midazolam/Dormicum, Mianserin/Tolvon, Mirtazepin/Remeron, Quetiapin/Seroquel, Reboxetin/Edronax, Rivastigmin/Exelon, Sertralin/Zoloft, Thioridazin/Melleril, Valproat/Depakine, Venlafaxin/Efexor, Zopiclon/Imovane.

Auch körperliche Erkrankungen können eine Veränderung bewirken, wie zum Beispiel Leberinsuffizienz (globale Aktivitäts-Verminderung der CYP-450-Enzyme).

Während der Schwangerschaft kommt es zu Veränderungen der Clearance.

10 Plasmaspiegel

Basierend auf den in den Kapiteln 7.6, 7.7 und 9 aufgeführten Befunden sollten Plasmaspiegel insbesondere bei der Behandlung mit Antidepressiva und Neuroleptika eine große Rolle spielen.

Bei der Behandlung mit Antidepressiva setzen sich Plasmaspiegel-Bestimmungen sehr langsam durch, bei der Behandlung mit Neuroleptika werden sie höchst selten durchgeführt (s. Kap. 21.3, Dosis und Kinetik von Neuroleptika). Nähere Einzelheiten über Plasmaspiegel von Antidepressiva werden in Kapitel 17.3 (Dosis und Kinetik von Antidepressiva) und in Kapitel 31 (Antidepressiva-Resistenz) beschrieben.

Mood Stabilizer: Nur bei Lithium korreliert der Plasmaspiegel mit der Wirksamkeit. Außerdem zeigt sich, dass der Lithiumspiegel bei vielen Patienten mit dem Befinden variiert: Bei gleicher Dosis ist der Spiegel bei der Depression höher als bei Symptomfreiheit und in der Manie niedriger als bei Symptomfreiheit. Nähere Einzelheiten werden im Kapitel über die Behandlung des Rapid Cycling beschrieben (Kap. 36).

Für die Messung des Lithiumspiegels dürfen keine Röhrchen verwendet werden, die mit Lithium-Heparinat behandelt wurden.

Plasmaspiegel von anderen Mood Stabilizern werden nur zur Vermeidung von Nebenwirkungen angewendet.

Bei der Behandlung mit anderen Psychopharmaka spielen Plasmaspiegelbestimmungen nur ausnahmsweise eine Rolle.

11 Wie stellt man die Wirkung fest?

Obwohl die erwünschte Wirkung der verschiedenen Psychopharmaka verschieden ist, gibt es doch allgemeine Kriterien zur Beurteilung der Wirksamkeit.

Bei der Behandlung von Patienten ist es natürlich am besten, wenn wir aus dem früheren Verlauf herauskristallisieren können, welche Symptome sich jeweils zuerst zurückgebildet haben. Ist das nicht möglich, so verwendet man diejenigen Symptome, von denen wir aus Erfahrung wissen, dass sie sich beim entsprechenden Syndrom zuerst zurückbilden.

Das Festlegen der «Wirkungskriterien» vor Behandlungsbeginn ist sehr wichtig, damit der Patient und seine Angehörigen und die anderen an der Behandlung beteiligten Therapeuten wissen, worauf sie achten sollten. Es hat ja wenig Sinn, bei einer Depression den ersten Orgasmus als Wirkungskriterium zu definieren, weil das meistens ein sehr spät eintretendes Ereignis ist. Hingegen eignet sich eine leichte abendliche Aufhellung gut, um den Wirkungsbeginn zu kennzeichnen.

11.1 Wirkungsbeginn

Die Dauer bis zum Wirkungsbeginn ist bei den verschiedenen Substanzgruppen und Wirkungskomponenten nicht gleich.

Nehmen wir als Beispiel die Wirkung eines sedierenden Antipsychotikums. Die sedierende Wirkungskomponente lässt sich bei wirksamer Dosis schon nach der ersten Einnahme feststellen, die antipsychotische Wirkungskomponente lässt sich frühestens nach einigen Tagen beobachten.

Zusätzlich zur Komplexität der Zielsymptomatik ist zu berücksichtigen, ob es um eine akute Wirkung oder um eine Langzeitwirkung geht. Als Beispiel möchte ich Lithium herausgreifen. Die antimanische, die antisuizidale und die antiaggressive Wirkung sowie die Wirkungsverbesserung von Antidepressiva und Neuroleptika lassen sich innerhalb von wenigen Tagen beurteilen, die prophylaktische Wirkung dagegen braucht durchschnittlich sechs Monate.

Um nicht zu viel Zeit zu verschwenden, sollte die Dosis eines Medikamentes so schnell wie möglich gesteigert werden, um rasch die wirksame Dosis zu finden oder entscheiden zu können, dass die Substanz wegen Nebenwirkungen gar nicht hoch genug dosiert werden kann, um die Wirksamkeit zu beurteilen (s. Kap. 8, Probetherapie).

Es ist wichtig, den Wirkungsbeginn nicht mit der endgültigen Wirkung zu verwechseln. Es braucht in der Regel noch mehrere Dosissteigerungen, bis sich eine stabile Besserung mit Belastbarkeit entwickelt.

11.2 Besserungstypen

Es gibt Verläufe, bei denen die Besserung ganz abrupt einsetzt, so als wenn ein Schalter betätigt würde. Das kommt meist bei Phasen vor, die sich auch ganz rasch entwickelt haben und nur kurz (vielleicht bis zu einem halben Jahr) gedauert haben. Ein besonders eindrückliches Beispiel sind rasche Besserungen bei akut aufgebrochenen Katatonien. Der typische phasenhafte Verlauf des Manisch-Depressiven Krankseins kann auch so aussehen: rasches Aufbrechen und rasches Abklingen von Depressionen und Manien.

Bei langsamer Entwicklung der Symptomatik entwickelt sich die Besserung in der Regel auch langsamer. Sie folgt häufig einem Zackenverlauf mit Besserung und Verschlechterung im Tagesverlauf oder mit guten und schlechten Tagen. Trotz Auf und Ab zeigt sich bei wirksamer Behandlung im Verlauf eine Besserungstendenz.

11.3 Symptomfreiheit

Symptomfreiheit meint, dass die Krankheitsphase vorbei ist, keine Symptome mehr vorhanden sind. Anfänglich ist meist noch keine Belastbarkeit da, das heißt, unter Belastung können die Symptome noch auftreten, verschwinden aber unter Entlastung. Deshalb ist es sehr wichtig, den Patienten in dieser Situation nicht zu überfordern. Oft muss man die Patienten sogar daran hindern, sich zu viel aufzuladen, zum Beispiel zu viel zu arbeiten.

Ein gutes Zeichen für die erreichte Besserung ist es, wenn der Ehepartner «vergisst», dass der Patient krank ist, und wieder mit ihm streitet.

Nach lang anhaltenden Krankheitsphasen haben manche Patienten noch lange nach Erreichen einer Besserung das Gefühl, sie könnten wieder «in den Abgrund stürzen». Es ist ein Gefühl, als ob man nicht schwindelfrei ist.

Leider wird nicht bei allen Patienten Symptomfreiheit erreicht. Man sollte aber unbedingt versuchen, persistierende leicht ausgeprägte Symptome erfolgreich zu behandeln, weil sie einerseits die Lebensqualität verschlechtern und andererseits die Rückfallgefahr erhöhen.

12 Behandlungsdauer

Die Behandlung besteht aus drei Abschnitten: Akutbehandlung, Stabilisierungsphase, Langzeit- oder Dauerbehandlung. Die ersten beiden Teile sollten immer durchgeführt werden, der dritte nur bei Bedarf.

Die Dauer von der ersten Konsultation bis hin zur völligen Symptomfreiheit ist oft recht lang und richtet sich ganz wesentlich danach, wie lange die Symptome vor Behandlungsbeginn vorhanden waren. Außerdem kommt es darauf an, wie rasch sich die Besserung entwickeln konnte und wie schnell Symptomfreiheit erreicht wurde. Die Gesamtbehandlungsdauer schließt natürlich auch die Stabilisierungsphase (sechs Monate bei Depressionen, zwölf Monate bei Schizophrenien) und das anschließende langsame Absetzen des Medikamentes ein. Daraus ergibt sich zusammenfassend, dass wir mindestens mit einer etwa einjährigen Behandlungsdauer rechnen müssen. Oft dauert sie aber auch viel länger.

Leider lässt sich bei Behandlungsbeginn keine genaue Zeitangabe machen. In dieser schwierigen Situation ist es wichtig, die Patienten nicht durch zu optimistische Angaben zu täuschen, sondern lieber offen zu sagen, wie eine solche Behandlung normalerweise verläuft. Entscheidend ist die Aussage, dass in der Regel eine Besserung möglich ist und dass es äußerst selten ist, dass man kein wirksames Medikament findet.

Häufig muss man auch nach erreichter Symptomfreiheit die vorher vom Patienten über seinen Verlauf gemachten Angaben revidieren. Das liegt daran, dass die Patienten erst bei Symptomfreiheit zuverlässig beurteilen können, wann sie früher wie lange krank waren.

13 Psychopharmaka und Geschlecht

Häufigkeit psychiatrischer Erkrankungen: Zwangsstörungen, Schizophrenie und Manisch-Depressives Kranksein sind bei Frauen und Männern gleich häufig. Bei Männern sind alkoholbedingte Störungen und asoziale Verhaltensstörungen häufiger. Obwohl die meisten affektiven Erkrankungen häufiger bei Frauen vorkommen, ist die Anzahl der Suizide bei Männern dreimal so groß wie bei Frauen.

Östrogen: Bei größeren Veränderungen der Östrogenspiegel ist das Risiko für den Ausbruch affektiver Erkrankungen bei Frauen erhöht: Menarche, prämenstruell, Schwangerschaft, Wochenbett, Perimenopause.

Östrogen kann bei manchen Frauen Depressionen hervorrufen. Andererseits kann eine Östrogensubstitution in der Perimenopause gegen Stimmungsschwankungen wirksam sein.

Testosteron: Bei Männern findet sich keine klare Korrelation zwischen Depression und Testosteronspiegeln. Die Inzidenz von Depressionen bleibt nach der Pubertät gleich, obwohl die Testosteronspiegel stetig nach dem 25. Lebensjahr abnehmen.

Progesteron wird innerhalb der Glia-Zellen zu Alopregnolonon metabolisiert, das über den GABA-Rezeptor einen starken psychotropen Effekt entfaltet. Dieser Metabolisierungsschritt kann in der Adoleszenz, nach der Entbindung, aber auch in der Peri- und Postmenopause gestört werden. Es kann therapeutisch in Zäpfchenform vaginal oder auch rektal appliziert werden.

Menarche: Nach der ersten Monatsblutung kommt es zunehmend zu einem Überwiegen affektiver Erkrankungen bei Frauen gegenüber Männern. Ausgenommen ist das Manisch-Depressive Kranksein, das bei beiden Geschlechtern gleich häufig vorkommt. Manische Phasen sind häufiger bei Männern, Rapid Cycling bei Frauen.

Menstruationszyklus: Er setzt sich zusammen aus fünf Tagen Menstruation, neun Tagen Follikelphase und elf Tagen Lutealphase. Nach dem Anstieg des luteinisierenden Hormons (LH) am 14. Zyklustag erfolgt die Ovulation. Nach Abfall von Östradiol und vor allem Progesteron beginnt die Menstruationsblutung.

Prämenstruelle Beschwerden: Drei bis acht Prozent der Frauen leiden unter schweren psychischen Beschwerden, einem prämenstruellen dysphorischen Syndrom (PMDD), und 30 Prozent haben mäßig ausgeprägte Beschwerden, ein prämenstruelles Syndrom (PMS). 90 Prozent haben mindestens ein Symptom. Nur zehn Prozent der Frauen haben keine prämenstruellen Beschwerden.

Prämenstruelles dysphorisches Syndrom: Das PMDD tritt in der letzten Woche der Lutealphase auf und kann bis einige Tage nach Einsetzen der Menstruation bestehen bleiben. Risikofaktoren sind affektive Erkrankungen in der eigenen und in der Familienanamnese, Postpartum-Depressionen und depressive Verstimmungen unter oralen Kontrazeptiva.

Prämenstruelle Verschlechterung: Viele psychische und somatische Erkrankungen zeigen prämenstruelle Exazerbationen. Auch bei sonst unter Medikation stabilem Befinden können prämenstruelle Verschlechterungen auftreten. Ich bezeichne das als «eingebauten Belastungstest» und erhöhe dann die Dosis so lange, bis die Patientin auch prämenstruell stabil bleibt.

13.1 Schwangerschaft, Stillzeit und Wochenbett

In der Schwangerschaft haben 10 Prozent der Frauen relevante depressive Symptome. Risikofaktoren sind Depressionen in der eigenen Anamnese, affektive Erkrankungen in der Familienanamnese und schwere aktuelle Belastungen. Zwangsstörungen werden häufig in der Schwangerschaft erstmals manifest.

In den USA werden von 90 Prozent der werdenden Mütter irgendwelche Medikamente eingenommen, 35 Prozent nehmen Psychopharmaka.

Clearance-Veränderungen: Spontan möchte man natürlich in der Schwangerschaft möglichst niedrig dosieren. Im zweiten Trimenon nimmt die Clearance aber zu, sodass häufig höhere Dosierungen nötig sind als vor der Schwangerschaft. Bei der Geburt nimmt die Clearance wieder ab, deshalb sollte die Dosierung vorsichtshalber zwei Wochen vor dem Geburtstermin reduziert werden.

Plasmaspiegel-Kontrollen sind sehr wichtig, um die Dosis richtig einzustellen, auch wenn man die vor der Schwangerschaft wirksame Dosis beibehält. Erst einmal habe ich während einer Schwangerschaft keinen stabilen Plasmaspiegel des Antidepressivums einstellen und die Patientin nicht wirksam behandeln können.

Missbildungen: Toxische Einwirkungen in den ersten beiden Wochen nach der Konzeption (Blastogenese) haben entweder keine Folgen oder führen zum Absterben der Frucht. Die Zeit der größten Empfindlichkeit gegenüber teratogenen Noxen beginnt in der 3. Woche und dauert bis zum Abschluss der Organbildung nach 10 bis 12 Wochen (Embryonalphase). Danach (Fetalphase) kann vor allem das Wachstum des Kindes vermindert werden.

Das Zentralnervensystem bleibt bis zur Ausreifung der Großhirnrinde nach der Geburt beeinflussbar.

In der 11. bis 12. Woche ist nicht nur das Zentralnervensystem noch nicht «fertig», sondern auch Zähne, Augen, Ohren und äußere Genitalien.

Die meisten Schwangerschaften werden erst zwischen der 5. und der 8. Woche bemerkt. Dann können mögliche teratogene Schäden schon passiert sein.

Psychopharmaka sind von der 3. Woche an plazentagängig.

Neue Psychopharmaka dürfen nicht während Schwangerschaft und Stillzeit geprüft werden. Man wartet auf so genannte «natürliche» Experimente. Da Missbildungen von Neugeborenen selten sind (< 5 %), braucht man sehr große Zahlen, um das Risiko einigermaßen beurteilen zu können. Deshalb alte Substanzen verordnen!

Substanzauswahl für Schwangerschaft und Stillzeit: Am sichersten ist die Behandlung bezüglich Vermeidung von Missbildungen mit alten Psychopharmaka, die häufig verwendet werden, insbesondere bei der Behandlung junger Frauen.

Dies trifft für die Antidepressiva vor allem auf Clomipramin/Anafranil zu, weil es schon lange vor der Entdeckung der SSRI bei Erkrankungen/Symptomen verwendet wurde, die heute als Domäne der SSRI gelten: Ängste, Zwänge und Ess-Störungen. Das sind Erkrankungen/Syndrome, die besonders häufig bei jungen Frauen vorhanden sind. Insbesondere in den USA liegen viele Erfahrungen mit Anafranil vor, weil dort die SSRI später eingeführt wurden als in Europa.

Bei den Neuroleptika ist Haloperidol/Haldol sicher die Substanz, für die am meisten Erfahrungen während der Schwangerschaft vorliegen.

Benzodiazepine galten lange als Ursache von Lippen- und Gaumenspalten. Es hat sich aber gezeigt, dass diese Ergebnisse immer von der gleichen Forschungsgruppe veröffentlicht wurden, eine Reproduzierung in anderen Zentren ist nicht erfolgt. Benzodiazepine gelten heute als sicher bezüglich Anwendung in der Schwangerschaft. Wegen der muskelrelaxierenden Wirkung kann das Kind bei der Geburt einen verminderten Muskeltonus haben (floppy infant), was aber keine Missbildung darstellt, sondern eine Nebenwirkung, die ohne Weitergabe des Benzodiazepins abklingt (Halbwertszeit beachten).

Keine Missbildungen nachgewiesen bei Neuroleptika, Antidepressiva und Benzodiazepinen. Dies ist die einzige Indikation, in der ich Haldol empfehle, weil damit wegen der früher häufigen Therapie der Hyperemesis gravidarum viele Erfahrungen vorliegen, auch bei gesunden Frauen.

Carbamazepin, Valproat: Möglichst im ersten Drittel der Gravidität nicht geben (Spina bifida 1 %).

Lithium: Im ersten Drittel wegen Gefahr kardiovaskulärer Missbildungen (Morbus Ebstein: Hypoplasie des rechten Ventrikels, offener Ductus arteriosus, Trikuspidalinsuffizienz) möglichst nicht geben. Das Risiko ist viel kleiner als ursprünglich angenommen. Bei Patientinnen mit sehr schweren bipolaren/schizoaffektiven Erkrankungen setzt man heute auch im ersten Trimenon die Lithiumgabe fort. Man kann auch das so genannte Lithiumfenster einhalten: 4 bis 12 Wochen nach der letzten Monatsblutung. In der 16. bis 18. Schwangerschaftswoche sollte eine sonographische und echokardiographische Untersuchung erfolgen.

Hat man im ersten Trimenon kein Lithium gegeben, so sollte man bei schweren bipolaren Erkrankungen im zweiten Trimenon wieder mit Lithium beginnen. Auf jeden Fall sollte wegen der Gefahr einer Postpartum-Depression oder -Manie schon vor der Geburt Lithium wieder angesetzt werden. Dabei ist zu bedenken, dass bei bipolaren Erkrankungen das Risiko für eine Postpartum-Episode höher ist (40 %) als bei unipolaren (17 %). Bei anamnestisch bekannter Postpartum-Depression beträgt das Risiko 50 bis 100 Prozent.

Schutzfaktor: Es gibt Frauen, die während der Schwangerschaft (und Stillzeit) gegen Depressionen und Manien geschützt sind. Dieser Schutz ist allerdings sehr selten, lässt sich nicht vorhersagen und kann in der nächsten Schwangerschaft fehlen. Ich habe in 34 Jahren erst drei Schwangerschaften ohne die vorher vorhandenen depressiven oder manischen Symptome miterlebt, «Die Frau mit den vielen Krisen» (Woggon, 1999; S. 98).

Nebenwirkungen: Nach der Geburt kann das Neugeborene noch Nebenwirkungen zeigen, ebenso wie beim Stillen. Darüber muss die Mutter gut informiert werden.

Absetzsymptome: Nach SSRI im dritten Trimenon wurden postpartal bis zu einem Monat nach der Geburt Unruhe, anhaltendes Schreien, Zittern, erhöhter Muskeltonus und Muskelkrämpfe beobachtet (Nordeng et al., 2001). Sind das wirklich Absetzsymptome? Es könnten auch Nebenwirkungen durch das noch nicht ausgeschiedene Antidepressivum sein. Der erste Metabolit von Fluctine hat eine Halbwertszeit von etwa zwei Wochen bei Erwachsenen.

Bei Behandlung der Mütter mit Citalopram/Seropram und Fluoxetin/Fluctine während der späten Schwangerschaft haben die Kinder im Vergleich zu den Kindern unbehandelter Mütter vermehrt serotonerge Symptome gezeigt, am häufigsten Tremor, Unruhe und erhöhten Muskeltonus, aber auch Shivering, Hyperreflexie und Myoklonus (Laine et al., 2003).

Absetzen von Psychopharmaka vor der Geburt: Wegen möglicher Sedation des Kindes während der Geburt und Nebenwirkungen nach der Geburt sollten Psychopharmaka vor der Geburt eigentlich abgesetzt werden. Wegen erhöhten Rückfallrisikos in der Postpartumperiode möglichst rasch nach Geburt wieder geben! Es gibt auch Frauen, bei denen das Risiko für eine Postpartumdepression oder -psychose so groß ist, dass man nicht absetzen darf! In solchen Fällen stellt sich die Frage, ob man vor der Geburt das Psychopharmakon absetzen und dann die Geburt einleiten soll.

Stillen: Alle untersuchten Psychopharmaka gehen in die Muttermilch; nach der Geburt ist der unreife kindliche Organismus ohne metabolische Unterstützung durch die Mutter, d. h. möglichst abstillen! Falls nicht machbar: Über mögliche Nebenwirkungen beim Säugling informieren (gleich wie bei Erwachsenen). Keine neuen Substanzen geben. Valproat ist kontraindiziert. Bei den Neuroleptika liegen am meisten Erfahrungen mit Haloperidol vor.

Fraktionierte Dosierung: Während Schwangerschaft und Stillzeit die Tagesdosis auf mehrere Gaben verteilen, um hohe Plasmaspiegel-Spitzen zu vermeiden. Während der Stillzeit kann man sich nach dem Stillrhythmus richten und das Medikament immer nach dem Stillen geben.

Postpartumperiode: Hohes Rezidivrisiko für alle affektiven Erkrankungen. Dieses Risiko ist besonders ausgeprägt für Zwänge und Angsterkrankungen.

Nach ein bis zwei von 1000 Entbindungen kommt eine Postpartumpsychose vor. In den ersten vier Wochen post partum ist die Häufigkeit von Psychosen 20- bis 35fach erhöht. Bei der Behandlung sollten Antipsychotika, die den Prolaktinspiegel erhöhen, möglichst nicht gegeben werden (typische Neuroleptika, Solian, Risperdal).

13.2 Perimenopause

Die Menopause beginnt mit der letzten Menstruation. In westlichen Ländern ist dies zurzeit durchschnittlich mit 51 Jahren der Fall (48 bis 58 Jahre).
80 Prozent der Frauen geben körperliche Beschwerden in der Perimenopause an. 20 bis 30 Prozent haben Verstimmungszustände. Dabei unterscheidet man das perimenopausale dysphorische Syndrom von Rezidiven oder der Erstmanifestation einer depressiven Erkrankung.

14 Psychopharmaka und Kinder

Bei Kindern dürfen keine neuen Substanzen (nicht nur Psychopharmaka) geprüft werden. Trotzdem brauchen Kinder oft eine medikamentöse Behandlung. Das ist für den behandelnden Arzt eine schwierige Situation. Ich erkläre das jeweils den Eltern vor der Auswahl eines Medikamentes für ihr Kind. Dieses Dilemma besteht in der ganzen Medizin!

Das häufigste Beispiel in meiner Sprechstunde ist die Behandlung mit einem Antidepressivum. Am meisten Erfahrungen liegen mit Clomipramin/Anafranil vor. Das liegt daran, dass die SSRI in den USA viel später eingeführt wurden als in Europa. Kinder mit Depressionen, Angsterkrankungen, Zwängen und Ess-Störungen wurden also weiter mit Anafranil behandelt. Für die Anwendung von SSRI spricht, dass sie in der Regel weniger Nebenwirkungen haben als das Trizyklikum Anafranil. Meistens entscheiden sich die Eltern trotzdem für eine Behandlung mit Anafranil. Wir legen dann aber auch fest, dass bei ausgeprägten Nebenwirkungen ein Wechsel auf ein SSRI vorgenommen werden soll.

Der natürliche Impuls, Kinder vor möglichen medikamentösen Schäden zu schützen, wirkt sich oft negativ aus. Das wurde an den fast religiös anmutenden Auseinandersetzungen um die Behandlung des Attention deficit disorder (ADD) mit Stimulanzien deutlich! Wie immer, wenn fundamentalistische Argumente vorgebracht werden, geht es aber auch um Geld! Kinder, deren ADD-Symptomatik durch ein Stimulans verschwindet, müssen nicht in eine Sonderschule gehen, sondern können eine normale Schule besuchen. Sie müssen nicht dauernd heilpädagogisch betreut werden, sondern können ein normales Leben führen.

Häufig höre ich das Argument, dass eine medikamentöse Behandlung im Kindesalter nicht nötig ist, weil durch die Reifung des Kindes die Symptome von allein weggehen. Das ist leider falsch. Ein niedriges Ersterkrankungsalter spricht für eine besonders schwerwiegende Erkrankung. Je früher sich eine Krankheit manifestiert, umso schlechter ist die Prognose! Das kann man leider oft in Familien sehen, bei denen eine affektive Erkrankung in jeder Generation auftritt. Die Angehörigen späterer Generationen erkranken meistens früher und schwerer.

Bei Kindern und Jugendlichen beginne ich eine Behandlung mit einem Drittel der bei Erwachsenen üblichen Anfangsdosis. Dann wird die wirksame Dosis genauso durch Steigerung ermittelt wie bei Erwachsenen. Es gilt das gleiche Prinzip wie bei der Behandlung im höheren Lebensalter: anfänglich niedriger dosieren, dann aber richtig.

15 Psychopharmaka im Alter

Auf Grund einer im Alter veränderten Organsensitivität und Pharmakodynamik können vermehrt Nebenwirkungen auftreten. Zur Veranschaulichung möchte ich zwei Beispiele beschreiben:

Erstens: An der Harnblase kommt es zu einer verminderten Detrusorfunktion, und deshalb kann sich leichter eine Harnretention entwickeln. Zweitens: Benzodiazepine können eine verstärkte Sedation bewirken, aber auch Agitiertheit im Sinne einer paradoxen Reaktion.

Im Alter ändert sich die Pharmakokinetik vieler Substanzen. Dafür gibt es verschiedene Gründe. Der Wirkungseintritt kann auf Grund einer verlangsamten Absorbtion oder einer verminderten Serumalbuminkonzentration verzögert erfolgen. Die Halbwertszeit kann zunehmen, weil der Fettgehalt vermehrt und die Leberfunktion vermindert ist (verminderte Clearance). Die Verminderung der Nierenfunktion ist vor allem für Substanzen wichtig, die nur durch die Nieren ausgeschieden werden, zum Beispiel Lithium und Gabapentin/Neurontin: Durch die verminderte Clearance kann der Plasmaspiegel bei gleicher Dosierung ansteigen und die Verträglichkeit abnehmen.

Im Alter beginnt man mit kleineren Dosierungen, zum Beispiel mit der Hälfte oder einem Drittel der sonst üblichen Testdosis. Bezogen auf Trizyklische Antidepressiva wählt man 10 statt 25 Milligramm. Gleiches gilt für die Dosissteigerung. Die wirksame Dosis ist in der Regel genauso hoch wie bei jüngeren Patienten. Es gilt also: Psychopharmaka im Alter initial niedriger dosieren, dann aber richtig.

16 Einteilung der Psychopharmaka

Substanzen, die psychische Funktionen beeinflussen können, werden als psychotrope Substanzen bezeichnet. Dazu gehören therapeutisch nützliche Medikamente, die Psychopharmaka, und auch Rauschmittel oder Drogen wie Alkohol, Cocain, LSD und Haschisch.

Wie alle Einteilungen ist auch diese nicht immer eindeutig. Es gibt zum Beispiel Substanzen, die einerseits therapeutisch verwendet werden, andererseits aber auch missbräuchlich eingenommen werden, also ohne medizinische Indikation. Dazu gehören vor allem Schlafmittel, Stimulanzien und Anxiolytika. Eigentlich kann jedes Medikament auch missbräuchlich eingenommen werden. Daraus lässt sich ableiten, dass nicht nur die allgemein bekannte Substanzwirkung, sondern auch die vom Anwender gewünschte Wirkung eine Substanz zum Medikament oder zur Droge machen kann.

Es gibt in ICD-10 eine entsprechende Diagnose-Gruppe «Missbrauch von nicht abhängigkeitserzeugenden Substanzen». Besonders interessant scheint mir die Diagnose «Missbrauch von Vitaminen».

Ein Beispiel: Vor vielen Jahren hatte ich eine Patientin, die steigende Dosen von Clozapin/Leponex einnahm. Die Patientin war nicht psychotisch. Neuroleptika haben kein Abhängigkeitspotenzial. Mit viel Geduld konnte ich herausfinden, dass die Patientin das Antipsychotikum an Stelle eines Schlafmittels einnahm. Da sie mit ihrer Freizeit unzufrieden war, ging sie abends möglichst früh zu Bett und nahm dann das Neuroleptikum ein. Die schlafanstoßende Wirkung nahm während der jahrelangen Einnahmedauer ab, und so musste die Patientin immer höhere Dosen einnehmen.

Es gibt auch Medikamente, die nicht als Psychopharmaka bezeichnet werden, die bei psychiatrischen Symptomen oder Erkrankungen oder gegen Nebenwirkungen von Psychopharmaka mit Erfolg eingesetzt werden, zum Beispiel Xenical gegen Gewichtszunahme oder Viagra gegen sexuelle Funktionsstörungen.

Medikamente, die gegen Demenz eingesetzt werden, sind im strengen Sinne keine Psychopharmaka nach der jetzt geltenden Definition, weil sie nicht gegen die psychopathologische Symptomatik wirksam sind, sondern versuchen, die möglichen Ursachen der Demenz zu beseitigen oder zumindest den Krankheitsverlauf zu verzögern. Man würde sie nicht zur Behandlung von Symptomen verwenden, die zwar bei Demenz vorkommen können, aber beim entsprechenden

Patienten nicht auf einer Demenz beruhen, zum Beispiel Orientierungsstörungen bei einer akut aufbrechenden Schizophrenie. Umgekehrt werden zur Behandlung einer depressiven Symptomatik bei Demenz Antidepressiva verwendet, obwohl sie gegen den dementiellen Krankheitsprozess nicht wirksam sind.

Die häufigste Einteilung der Psychopharmaka erfolgt nach der therapeutisch erwünschten Hauptwirkung: Antidepressiva, Anxiolytika, Hypnotika, Stimulanzien, Antipsychotika und Stimmungsstabilisatoren.

Zusätzlich zu ihrer therapeutischen Hauptwirkung haben Psychopharmaka noch andere klinische Wirkungskomponenten, sie wirken also gegen mehrere Symptome/Syndrome. Zum Beispiel wirken Benzodiazepine anxiolytisch/angstlösend, sedierend/beruhigend, hypnotisch/schlafanstoßend, antikonvulsiv/gegen epileptische Krämpfe und muskelrelaxierend/muskelentspannend. Auf der Basis dieser fünf Wirkungskomponenten können Benzodiazepine verschiedene Indikationen haben, also für die Behandlung unterschiedlicher Beschwerden verwendet werden. Gleiches gilt auch für andere Psychopharmaka. Lithium wirkt zum Beispiel antidepressiv, antimanisch, antiaggressiv und als Mood Stabilizer; außerdem wirkt es augmentierend auf Antidepressiva und Antipsychotika. Die Klassifikation einer Substanz als Mitglied einer bestimmten Substanzgruppe ist also nicht eindeutig, sondern folgt der einmal getroffenen Zuordnung. Das bleibt in der Regel auch dann so, wenn sich nach längerem Gebrauch der Substanz neue Indikationen ergeben. Ein gutes Beispiel dafür ist Bupropion/Zyban, das seit vielen Jahren in den USA als Antidepressivum verwendet wird und in der Schweiz zur Behandlung von Rauchern registriert worden ist.

Umgekehrt gilt aber auch, dass die Wirkprofile/Wirkungskomponenten verschiedener Psychopharmaka sich überschneiden. Als Beispiel möchte ich die Substanzen aufzählen, die antiaggressiv wirken, also für die Behandlung von Aggressivität verwendet werden können: die Mood Stabilizer Lithium, Carbamazepin/Tegretol, Valproinsäure/Depakine, Gabapentin/Neurontin sowie Neuroleptika, Antidepressiva, Anxiolytika und Hypnotika.

Diese beiden Grundvoraussetzungen für die Arbeit mit Psychopharmaka basieren auf den in Kapitel 3 (Wie wirken Psychopharmaka?) beschriebenen Wirkungen auf Neurotransmitter und Rezeptoren.

Für die Darstellung der Substanzgruppen habe ich folgende Struktur gewählt:

1. Indikationen
2. Substanzen und ihre pharmakologischen Profile
3. Dosierung und Pharmakokinetik
4. Nebenwirkungen
5. Interaktionen
6. Wirkungsverlust
7. Absetzen und Umstellen
8. Substanzauswahl

Die Substanzauswahl wird jeweils zum Schluss dargestellt, weil sie ja auf den in den vorangegangenen Abschnitten beschriebenen Kriterien beruht.

Das Ansprechen auf ein Medikament ist diagnostisch nicht verwertbar! Ich betone das so, weil ich oft höre: «Er hat auf ein Neuroleptikum gut reagiert, also ist er wohl doch schizophren.»

In den Tabellen werden in der Regel der Generic name und ein Markenname, unter dem das Präparat in der Schweiz im Handel ist, aufgeführt. Im Anhang sind alle Substanzen nach Generic names alphabetisch geordnet aufgeführt, und dort stehen auch die Markennamen, unter denen das Medikament in Deutschland und in Österreich im Handel ist.

17 Antidepressiva

Die für die Entwicklung von Antidepressiva wichtige Monoamin-Hypothese beinhaltet, dass bei Depressionen Serotonin und/oder Noradrenalin im synaptischen Spalt vermindert sind. Antidepressiva gleichen diesen Mangel aus und normalisieren so die Kommunikation zwischen den Nervenzellen.

Das Serotonin- und das Noradrenalin-System haben ihre wichtigsten Zellkörper im Hirnstamm. Von dort projizieren ihre Bahnen zu vielen Arealen des Gehirns. Sie beeinflussen Stimmung, Gefühle, Essen, Sexualtrieb, Vergnügen, Kognition, Aufmerksamkeit, Bewegungen und den Schlaf-Wach-Rhythmus.

Zusätzlich zur Monoamin-Hypothese rückt die Bedeutung von Second-Messenger-Systemen, Signaltransduktionskaskaden und Genexpressionsmechanismen für die Entstehung und Aufrechterhaltung affektiver Erkrankungen in den Mittelpunkt wissenschaftlichen Interesses.

Bei Patienten mit langfristig unbehandelten Depressionen konnte man mit Hilfe hochauflösender Magnetresonanz-Technik zeigen, dass das Volumen der grauen Substanz des Hippokampus vermindert war (Sheline et al., 2003). Tierexperimentell kann man die Neurogenese im Hippokampus durch chronische Behandlung mit Antidepressiva vermehren. Vielleicht beruht die Wirksamkeit einer Langzeitbehandlung mit Antidepressiva auf der Stimulation der Neurogenese im Hippokampus?

17.1 Indikationen

Zielsymptome: Antidepressiva wirken gegen Konzentrationsstörungen, Lernstörungen, Denkverarmung, Schuldgedanken, Insuffizienzgefühle, Verarmungsideen und hypochondrische Gedanken, Zwangsgedanken, Zwangshandlungen, Zwangsimpulse, Traurigkeit, Bedrücktheit, Pessimismus und Hoffnungslosigkeit, Freudlosigkeit, Angst, Gereiztheit, Affektarmut und Energiemangel, Müdigkeit, Ermüdbarkeit, Verlangsamung, Stupor, Schlafstörungen, Appetit- und Gewichtsveränderungen, Suizidalität, Selbst- und Fremdaggression, Kaufsucht, Spielsucht, Sexsucht, Kleptomanie und Schmerzen.

Für die Wirkung der Antidepressiva bei den verschiedenen Symptomen ist die Grundkrankheit nicht entscheidend. Leidet ein schizophrener Patient mit produktiver psychotischer Symptomatik zum Beispiel außerdem an depressiven Symptomen, wird zusätzlich zum Antipsychotikum ein Antidepressivum verordnet. Umgekehrt wird ein depressiver Patient, der an einem Wahn leidet, zusätzlich zum Antidepressivum mit einem Antipsychotikum behandelt.

Da Antidepressiva gegen sehr viele Symptome wirksam sind, muss bei jeder Behandlung festgelegt werden, welches die Zielsymptome sind, damit man ihre Besserung als Kriterium für die Wirksamkeit der Behandlung verwenden kann. Für die Auswahl der Zielsymptome ist es hilfreich, wenn der Patient und seine Angehörigen sagen können, welche Symptome bei ihm in früheren Phasen zuerst besser geworden sind und welche besonders lange vorhanden waren. Kann der Patient darüber keine Auskunft geben, hält man sich am besten an den üblichen Besserungsverlauf. Dabei ist der vorhandene Schweregrad zu berücksichtigen. Angehörige bemerken eine beginnende Besserung meistens früher als der Patient selbst.

Depressionsbehandlung: Die Stimmung bessert sich in der Regel schneller als der Antrieb, vor allem am Abend. Das Morgentief geht zuletzt weg. Die Stimmungsaufhellung kann der Patient am besten daran merken, ob er wieder Interesse an der Umwelt hat, zum Beispiel Zeitung lesen oder fernsehen kann.

Symptome, die besonders hartnäckig sind und sich deshalb nicht für die Feststellung des Wirkungsbeginns eignen, sind Antriebsmangel, kognitive Symptome, sexuelle Symptome und Schlafstörungen. Bei den Schlafstörungen geht es vor allem um die subjektive Schlafqualität. In der Depression erfrischt der Schlaf nicht. Wenn ein Patient sagen kann, dass er morgens erfrischt aufwacht, ist die Depression vorbei.

Depressionsbehandlung bei unipolaren und bipolaren Verläufen: Je nach Definition ist die Häufigkeit (Lebenszeit-Risiko) verschieden. Bisher hat man Manisch-Depressives Kranksein bei einem Prozent der Bevölkerung diagnostiziert, heute tut man dies bei fünf Prozent (Akiskal et al., 2000).

Bipolare Affektpsychosen (Manien und Depressionen) haben eine schlechtere Prognose als Monopolare (nur Depressionen), vor allem bedingt durch die größere Phasenfrequenz. Man unterscheidet heute vor allem zwischen zwei Verlaufstypen: bipolar I (mindestens eine Manie) und II (mindestens eine Hypomanie). Die mittlere Anzahl depressiver Phasen ist bei den verschiedenen Verlaufsformen unterschiedlich, monopolar < bipolar II < bipolar I. Depressive Episoden sind also bei den bipolaren Verlaufstypen häufiger als bei der monopolaren Verlaufsform.

Sowohl ohne Behandlung als auch mit antidepressiver Behandlung (nicht nur Medikamente, zum Beispiel auch Schlafentzug) kann eine Depression in eine Hypomanie oder Manie umschlagen (Switch). Bei 5 bis 20 Prozent der mit einem Antidepressivum behandelten Depressionen tritt ein Switch auf, fast ausschließlich bei Patienten, die an einer bipolaren Verlaufsform leiden. Kein Antidepressivum zeigt eine größere Häufigkeit von Umschlägen in Hypomanie oder Manie (in Europa).

Tritt ein Switch in die Manie nur unter Antidepressiva auf, so wird die Diagnose bipolar III disorder gestellt (Akiskal et al., 1989). Tritt eine Manie nur nach ECT auf, so spricht man von bipolar IV disorder (Kellner, 1999).

Interessant ist die seltene Provokation einer Manie/Hypomanie durch Absetzen von Antidepressiva.

Der wichtigste Unterschied in der Behandlung monopolarer und bipolarer Verlaufsformen ist sicher der schnellere Beginn mit einer Lithium-Prophylaxe, am besten bereits bei der ersten manischen Phase. Der Spiegel sollte bei bipolaren Verlaufsformen höher eingestellt werden, möglichst >1,0 mmol/l. Es gibt aber auch Patienten, die noch höhere Lithiumspiegel brauchen. Der höchste Lithiumspiegel bei meinen Patienten beträgt momentan 1,4 mmol/l.

Die Behandlungsmöglichkeiten für therapieresistente Depressionen können auch bei bipolaren Verläufen uneingeschränkt angewendet werden, am besten in Kombination mit einem Mood Stabilizer. Das gilt auch für Stimulanzien. Ich habe erst einmal einen Switch unter Ritalin miterlebt, der aber beim gleichen Patienten nicht reproduzierbar war.

Im Unterschied zur Behandlung Monopolarer Depressionen gibt es bei Bipolaren Erkrankungen keine allgemein gültige Regel bezüglich Dauer der Stabilisierungsbehandlung. Der individuelle Verlauf ist entscheidend! Bei Patienten, die häufiger an Depressionen als an Manien leiden, verwende ich die gleiche Dauer von sechs Monaten für die Stabilisierungsphase. Bei Patienten, die ganz plötzlich (als wenn ein Schalter gedrückt würde) aus der Depression herauskommen oder sogar hypomanisch werden, ist in der Regel keine Stabilisierungsphase nötig.

Die Behauptung, Antidepressiva würden die gefürchtete Verlaufsform Rapid Cycling auslösen, ist nicht bewiesen (in Europa) und entspricht überhaupt nicht meiner klinischen Erfahrung. Gehen die Phasen oder Stimmungsschwankungen sehr schnell ineinander über (Tage bis Wochen, selten Stunden) oder entwickelt sich ein Mischzustand, ist es nötig, zusätzlich zur Prophylaxe depressive und manische (vielleicht auch psychotische) Symptome gleichzeitig mit einem Antipsychotikum und einem Antidepressivum zu behandeln.

Es gibt Patienten, bei denen die Depression so im Vordergrund steht, dass ich auch während einer leichten Manie das Antidepressivum weitergebe.

Mischzustände: Bei Mischzuständen sind depressive und manische Symptome gleichzeitig vorhanden. Sie sind häufiger, als man ursprünglich angenommen hat: bei 40 Prozent der manisch-depressiven Patienten.

Sind verschiedene Symptome gleichzeitig vorhanden, so müssen die gegen jede Symptomgruppe wirksamen Psychopharmaka gleichzeitig appliziert werden. Das gilt auch bei sehr raschem Symptomwechsel (zum Beispiel Rapid Cycling), bei

Dominanz einer Symptomatik im Langzeitverlauf (zum Beispiel bei Manisch-Depressivem Kranksein, bei dem die depressiven Phasen bezüglich Intensität und Dauer im Vordergrund stehen) oder bei Angst vor der Exazerbation anderer Symptome (zum Beispiel bei einer Bipolaren schizoaffektiven Psychose).

Depressionsbehandlung im Alter: Die Depression ist die häufigste psychiatrische Erkrankung im Alter. Die Behandlung mit Antidepressiva ist im Alter komplizierter auf Grund physiologischer Veränderungen, Komorbidität, Komedikation und der daraus resultierenden zunehmenden Häufigkeit von Interaktionen zwischen verschiedenen Medikamenten.

17.2 Substanzen und ihre pharmakologischen Profile

Man kann Antidepressiva nach chemischen und nach pharmakologischen Kriterien verschiedenen Gruppen zuordnen. Einige Substanzen passen weder chemisch noch pharmakologisch zu einer Gruppe und stehen deshalb allein da.

Die Substanzen einer Gruppe sind beim gleichen Patienten nicht austauschbar. Bei Unwirksamkeit eines Trizyklikums oder eines Serotonin-Wiederaufnahmehemmers ist es deshalb durchaus sinnvoll, eine andere Substanz aus der gleichen Gruppe zu verordnen. Gleiches gilt auch bezüglich Verträglichkeit.

Nefazodon/Nefadar wird in Europa nicht mehr verkauft.

Trizyklische Antidepressiva (tricyclic antidepressants, TCA) können nach der Ausprägung ihrer Wirkung auf die Serotonin- oder Noradrenalin-Wiederaufnahmehemmung in vier Untergruppen eingeteilt werden (s. **Tab. 2**). Die Klassifikation als Serotonin-Wiederaufnahmehemmer bedeutet dabei nicht, dass ausschließlich die Wiederaufnahme von Serotonin gehemmt wird, sondern dass diese Wirkung gegenüber der Wiederaufnahmehemmung von Noradrenalin stärker ausgeprägt ist, also im Vordergrund steht. Gleiches gilt umgekehrt für die Noradrenalin-Wiederaufnahmehemmer unter den TCA. Die als Serotonin- und Noradrenalin-Wiederaufnahmehemmer bezeichnete Untergruppe hat eine etwa gleich starke Wirkung bezüglich dieser beiden Wirkungsmechanismen, vergleichbar mit Venlafaxin/Efexor.

TCA haben aber zusätzlich zu ihrer Wirkung auf Serotonin und Noradrenalin noch andere pharmakologische Wirkungskomponenten, die in den **Tabellen 3 und 4** aufgeführt sind. Diese anderen Wirkungskomponenten sind vor allem für die eher sedierende oder aktivierende Wirkung eines TCA wichtig, aber auch für Nebenwirkungen wie Gewichtszunahme oder Tachykardie.

Die Unverträglichkeit der TCA wird heute sehr übertrieben dargestellt. Als ich 1970 mit meiner psychiatrischen Ausbildung anfing, wurden depressive Patienten fast ausschließlich mit TCA behandelt. Die Überlebensrate betrug 100 Prozent.

17 Antidepressiva

Tabelle 2: Antidepressiva (Handelsname in Klammern)

1. Trizyklische Antidepressiva, TCA

a) **Serotonin-Wiederaufnahmehemmer (präferentiell)**
Clomipramin (Anafranil)

b) **Noradrenalin-Wiederaufnahmehemmer (präferentiell)**
Desipramin (Pertofran)*   Maprotilin (Ludiomil)
Lofepramin (Gamonil)   Nortriptylin (Nortrilen)

c) **Serotonin- und Noradrenalin-Wiederaufnahmehemmer**
Amitriptylin (Saroten retard, Tryptizol)
Dibenzepin (Noveril)   Doxepin (Sinquan)   Imipramin (Tofranil)

d) **Unsicherer Wirkungsmechanismus**
Trimipramin (Surmontil)

2. Selektive Serotonin-Wiederaufnahmehemmer, SSRI

Citalopram (Seropram)**   Fluvoxamin (Floxyfral)   Sertralin (Zoloft, Gladem)
Fluoxetin (Fluctine)   Paroxetin (Deroxat)

3. Selektiver Noradrenalin-Wiederaufnahmehemmer, sNARI

Reboxetin (Edronax)

4. Selektiver Noradrenalin- und Dopamin-Wiederaufnahmehemmer, NDRI

Bupropion (Zyban)

5. Selektiver Serotonin- und Noradrenalin-Wiederaufnahmehemmer, SNRI

Venlafaxin (Efexor)

6. Noradrenerges Antidepressivum mit Hemmung präsynaptischer Alpha-2-Rezeptoren

Mianserin (Tolvon)

7. Noradrenerges und spezifisches serotoninerges Antidepressivum, NaSSA

Mirtazepin (Remeron)

8. Hemmer der Serotonin-Wiederaufnahme in die präsynaptischen Speicher der Nervenzellen. Serotonin (5-HT2)-Antagonist und -Wiederaufnahmehemmer, SARI

Trazodon (Trittico)

9. Monoaminooxydasehemmer, MAOI

Tranylcypromin (Jatrosom N)***

10. Reversibler selektiver Monoaminooxydase A-Hemmer, RIMA

Moclobemid (Aurorix)

11. Johanniskraut

Hypericum (Jarsin 300, Rebalance)

* leider in der Schweiz nicht mehr im Handel; ** neu ist das aktive Isomer von Citalopram/Seropram als Escitalopram/Cipralex im Handel, soll mit halber Dosis wirksam sein; *** in der Schweiz nicht im Handel

Tabelle 3: Pharmakologische Profile von Antidepressiva, Wiederaufnahme-Hemmung von Noradrenalin (NA), Serotonin (5-HT) und Dopamin (DA)

Handelsname	NA	5-HT	DA
Anafranil	+++	++++	+
Deroxat	+++	+++++	+
Edronax	++	+–	–
Efexor	++	+++	+
Floxyfral	++	++++	+–
Fluctine	++	++++	+
Ludiomil	++++	+	+
Nortrilen	++++	++	+
Remeron	+	+	–
Seropram	+	++++	–
Sinquan	+++	++	–
Surmontil	++	+	+
Tofranil	+++	+++	+
Tolvon	+	+	–
Trittico	+	++	+–
Zoloft	++	++++	++

Die Trizyklischen Antidepressiva stehen auch heute noch im Mittelpunkt bei der Behandlung schwer ausgeprägter Depressionen. Bei Patienten, die wegen therapieresistenter affektiver Störungen in meine Spezialsprechstunde kommen, setze ich TCA erfolgreich ein, häufig in sehr hohen Dosierungen (s. Kap. 31).

Selektive Serotonin-Wiederaufnahmehemmer (selective serotonine reuptake inhibitors, SSRI) hemmen vor allem die Wiederaufnahme von Serotonin in die präsynaptische Nervenzelle. Durch das im Vergleich zu den Trizyklika günstigere Nebenwirkungsprofil der SSRI wurde es möglich, auch leichter ausgeprägte Depressionen und andere affektive Störungen medikamentös zu behandeln. Dabei hat natürlich auch eine geschickte Berichterstattung in den Medien mitgeholfen.

Die Verträglichkeit dieser Substanzen ist nicht so gut, wie von den Herstellerfirmen behauptet. Aber ihre Wirksamkeit ist besser, als ursprünglich angenommen. Unter Plasmaspiegelkontrolle durchgeführte hochdosierte Behandlungen sind oft auch bei sehr schwer ausgeprägten Depressionen wirksam (s. Kap. 31).

Fluoxetin/Fluctine entwickelt eine direkte agonistische/verstärkende Wirkung auf 5-HT2C-Rezeptoren zusätzlich zur Wiederaufnahmehemmung von Serotonin. Dadurch bewirkt es eine Reduktion der Nahrungsaufnahme.

17 Antidepressiva

Tabelle 4: Pharmakologische Profile von Antidepressiva, Blockade verschiedener Rezeptoren

Handelsname	5-HT1	5-HT2	ACh	H1	Alpha1	Alpha2	D2
Anafranil	+	+++	+++	+++	+++	+	++
Deroxat	+−	+−	++	+−	+	+	+−
Edronax	−	−	−	−	−	−	−
Efexor	+−	+−	−	−	−	+−	−
Floxyfral	+−	+	+−	−	+	+	++
Fluctine	+−	++	+	+	+	+−	+
Ludiomil	+−	++	++	++	+++	+	++
Nortrilen	++	+++	++	++	+++	+	+
Remeron	−	++++	++	+++++	++	+++	+
Seropram	+−	+	−	++	+	+−	+−
Sinquan	++	+++	+++	+++++	+++	+	+
Surmontil	+	+++	+++	+++	+++	+	++
Tofranil	+	+++	+++	+++	+++	+	+
Tolvon	−	−	−	+++	−	+++	−
Trittico	+++	++++	−	++	+++	++	+
Tryptizol	++	+++	+++	++++	+++	++	+
Zoloft	+−	+	++	+−	++	+	+−

Reboxetin/Edronax ist bisher der einzige selektive Noradrenalin-Wiederaufnahmehemmer (selective noradrenaline reuptake inhibitor, sNARI). Es hat nur eine schwache Wirkung auf die Serotonin-Wiederaufnahme und keinen Einfluss auf die Dopamin-Wiederaufnahme. Es wirkt bei den meisten Patienten ausgesprochen aktivierend.

Bupropion/Zyban: Diese Substanz ist der einzige selektive Noradrenalin- und Dopamin-Wiederaufnahmehemmer (noradrenaline and dopamine reuptake inhibitor, NDRI). In den USA wird diese Substanz schon seit 1989 erfolgreich als Antidepressivum verwendet. Wegen der positiven Wirkung auf sexuelle Nebenwirkungen wird Bupropion häufig in Kombination mit SSRI verordnet.

In der Schweiz ist die aktivierende Substanz seit 2000 als Antirauchmittel registriert. Die Krankenkassen müssen deshalb Zyban zur Depressionsbehandlung nicht bezahlen, übernehmen aber in vielen Fällen die Kosten für eine gut begründete Behandlung.

Venlafaxin/Efexor ist bisher der einzige selektive Serotonin- und Noradrenalin-Wiederaufnahmehemmer (specific serotonine and noradrenaline reuptake inhibitor, SNRI), der in der Schweiz im Handel ist. Wegen der kombinierten Wirkung auf Serotonin und Noradrenalin hat es am ehesten Ähnlichkeit mit dem Wirkungsspektrum der Trizyklika, allerdings ohne deren Nebenwirkungen.

Mehrere vergleichende Untersuchungen von Venlafaxin/Efexor mit einem SSRI haben gezeigt, dass Efexor wirksamer ist, was auch durch Metaanalysen bestätigt wurde.

Mianserin/Tolvon: An präsynaptischen Rezeptoren werden Alpha-2-Autorezeptoren blockiert, dadurch kommt es zu einer verminderten Hemmwirkung auf die Noradrenalinausschüttung und dadurch zu einer erhöhten Noradrenalinkonzentration im Synaptischen Spalt. Nur geringe Serotonin- und Noradrenalin-Wiederaufnahmehemmung.

Tolvon wirkt wegen der starken Affinität zu Histaminrezeptoren ausgeprägt sedierend und schlafanstoßend.

Mirtazepin/Remeron ist ein noradrenerges und selektives serotonerges Antidepressivum (noradrenergic and specific serotoninergic antidepressant, NaSSA).

Präsynaptischer Alpha-2-Antagonist, der die zentrale noradrenerge und serotonerge Übertragung erhöht. Die Steigerung des Serotoninumsatzes wird spezifisch über 5-HT-1-Rezeptoren vermittelt, während die 5-HT-2- und 5-HT-3-Rezeptoren blockiert werden.

Remeron wirkt ebenso wie Tolvon stark sedierend und schlafanstoßend.

Trazodon/Trittico hemmt die Serotonin-Wiederaufnahme in die präsynaptischen Speicher der Nervenzellen. Postsynaptisch ist es ein 5-HT2-Antagonist. Durch die Blockade von Alpha1-adrenergen Rezeptoren kann es orthostatische Hypotension bewirken. Durch Blockade von Alpha2-adrenergen Rezeptoren kann es Priapismus (s. Kap. 24.4) auslösen.

Seine wichtigste pharmakologische Eigenschaft ist die antagonistische Blockade von 5-HT2A-Rezeptoren, die eng mit einem Antagonismus der 5-HT2C-Rezeptoren verknüpft ist.

Außerordentlich gut verträgliches, sedierendes Antidepressivum.

Monoaminooxydasehemmer: Klassische MAOI (monoaminooxidase inhibitors) hemmen MAO-A und MAO-B irreversibel. Die Enzymhemmung bleibt nach Absetzen des MAOI bis zwei Wochen lang erhalten. In dieser Zeit bildet sich das Enzym neu.

MAO-A baut Serotonin, Noradrenalin, Tyramin und nur wenig Dopamin im Synaptischen Spalt ab. MAO-B baut Dopamin, Phenethylamin, Tyramin und Histamin ab. Daraus geht hervor, dass vor allem MAO-A für die antidepressive Wirkung verantwortlich ist.

Moclobemid/Aurorix hemmt selektiv MAO-A und ist als Antidepressivum wirksam. Selegilin/Jumexal hemmt selektiv MAO-B und ist ein Antiparkinsonmittel. Die Selektivität ist allerdings dosisabhängig. Bei höheren Dosen von Selegilin bleibt sie nicht erhalten! Bei Aurorix ist nicht bekannt, bei welcher Dosis oder ob überhaupt die Selektivität aufhört. Ich gehe so vor, als ob die Selektivität bei Tagesdosen von mehr als 1200 Milligramm Aurorix aufhört.

Moclobemid/Aurorix: Moclobemid ist ein reversibler selektiver Hemmer der Monoaminooxidase A (reversible selective inhibitor of monoaminooxidase A, RIMA). Weil im Unterschied zu den klassischen MAOI die Bindung von Moclobemid an das Enzym reversibel ist, braucht man beim Wechsel auf ein anderes Antidepressivum nicht zwei Wochen zu warten, bis das Enzym sich neu gebildet hat. Wegen der Selektivität ist nur in Ausnahmefällen der so genannte «Cheese effect» zu erwarten.

Johanniskraut ist in verschiedenen Präparaten im Handel, die sich in ihrer Zusammensetzung der verschiedenen Inhaltsstoffe unterscheiden.

Gegen leichte Depressionen ist es wirksam. Die pharmakologischen Veränderungen, die Johanniskraut hervorruft, sind die gleichen wie bei den «richtigen» Antidepressiva.

Antidepressiva können auf ganz verschiedene Neurotransmitter und Rezeptoren einwirken (s. Tab. 3 und 4). Dadurch entsteht ein recht weit gespanntes Spektrum von Wirkungen und Nebenwirkungen. Am wichtigsten für die antidepressive Wirkung ist sicher die Wiederaufnahmehemmung von Serotonin und Noradrenalin im Synaptischen Spalt. Interessant ist die D2-Rezeptoren-blockierende Wirkung der meisten Antidepressiva (Tab. 4). Vielleicht ist darauf die manchmal bei hohen Dosierungen zu beobachtende «Wurstigkeit» zurückzuführen.

Die Abkürzungen in den Tabellen 3 und 4 sind in Kapitel 3 erklärt (Wie wirken Psychopharmaka?).

Aus dem pharmakologischen Profil einer Substanz kann man ihre möglichen Wirkungskomponenten und Nebenwirkungen vorhersagen/ablesen.

Die Wirkung von Antidepressiva kann durch die bisher geltenden einfachen Neurotransmitter-Hypothesen allein nicht ausreichend erklärt werden. Molekularpharmakologische Studien zeigen, dass antidepressive Therapiemaßnahmen nach initialer Modulation der Neurotransmitter-Rezeptor-Interaktion postsynaptisch auch Signaltransduktionskaskaden und Gentranskriptionsmechanismen beeinflussen und eine veränderte Expression bestimmter Zielgene auslösen. Diese Gene kodieren häufig für Moleküle, die eine wichtige Rolle in der Aufrechterhaltung neuronaler und synaptischer Plastizität spielen. Antidepressive Langzeitbehandlung beeinflusst zum Beispiel das cAMP-second-messenger-System und erhöht die Expression von neurotrophen Faktoren. Außerdem kann durch Antidepressiva die Neuroneogenese im Hippokampus gesteigert werden. Stress als wichtiger Risikofaktor für psychische Störungen führt häufig zu entgegengesetzten Effekten. Ein besseres Verständnis der molekularen und zellulären Effekte von Stress und Psychopharmakotherapie wird hoffentlich zur Entwicklung innovativer Behandlungsstrategien führen (Thome, Duman und Henn, 2002).

17.3 Dosis und Kinetik

Probetherapie: Wie in Kapitel 8 beschrieben, ist die Probetherapie die Zeit nach dem Behandlungsbeginn, in der Regel beträgt sie bei Akutbehandlungen 10 bis 14 Tage. In dieser Zeit muss der Patient möglichst häufig und genau untersucht und befragt werden, um eine beginnende Wirkung feststellen zu können. Das ist natürlich vor allem für die Beurteilung von Wirkungskomponenten wichtig, die nicht nach wenigen Stunden für den Patienten subjektiv wahrnehmbar sind, anders als zum Beispiel Sedierung, Aktivierung oder Anxiolyse.

Die antidepressive Wirkung ist nicht sofort subjektiv spürbar, und da wir keine Merkmale kennen, die vor Behandlungsbeginn voraussagen lassen, ob ein Patient auf das ausgewählte Medikament ansprechen wird, ist die Probetherapie so wichtig. In dieser Zeit muss nicht die kleine Anfangsdosis weiter gegeben werden, sondern es soll möglichst die Dosis gesteigert werden, damit überhaupt eine Chance für eine beginnende Wirkung besteht.

Die Dosierungen von Antidepressiva sind in **Tabelle 5** aufgelistet. Bei der Testdosis entspricht die kleinere Zahl derjenigen für Alterspatienten (und andere empfindliche Patienten) und die größere der üblichen Testdosis. Manche Tabletten lassen sich nicht exakt in so kleine Stückchen teilen, aber das macht nichts, es geht ja nur um die Prüfung der Verträglichkeit. Bei der Dosierung stehen meistens drei Zahlen: initiale Tagesdosis und übliche Maximaldosis, die bei guter Verträglichkeit und mangelnder Wirksamkeit auch überschritten werden kann (meine Empfehlung in Klammern).

Je früher man sich zu einer richtig dosierten Antidepressiva-Behandlung entschließt, umso eher kann eine Besserung erzielt werden.

Tagesdosen entsprechend 150 mg Imipramin/Tofranil gelten als mittlere Dosierung und genügen häufig nicht, um eine Depression erfolgreich zu behandeln. Die Steigerung auf Dosierungen von 150 bis 300 mg/Tag bewirkt bei der Hälfte vorher therapieresistenter Depressionen einen guten Behandlungserfolg (Woggon, 1992).

Aufdosierung: Wegen der individuell sehr unterschiedlichen Verträglichkeit (s. Kap. 7.6) ist es am besten, nicht gleich eine Tagesdosis zu verordnen, sondern eine erste Einzeldosis, die so genannte Testdosis. Bei ambulanten Patienten empfiehlt sich einige Stunden nach Einnahme der Testdosis eine telefonische Besprechung der beobachteten Nebenwirkungen. Erst dann sollte die erste Tagesdosis festgelegt werden.

Tabelle 5: Dosierung von Antidepressiva

Handelsname	Testdosis	Tagesdosis
Anafranil	10–25 mg	75–250 (300) mg
Aurorix	75–150 mg	300–600 (900) mg
Deroxat	5–10 mg	20–40 (120) mg
Edronax	4–8 mg	8–16 (32) mg
Efexor	18,75–37,5 mg	75–375 (600) mg
Floxyfral	12,5–25 mg	50–300 (500) mg
Fluctine	5–10 mg	10–80 (120) mg
Gamonil	35–70 mg	70–210 (420) mg
Jatrosom N	10–20 mg	10–60 (120) mg
Ludiomil	10–25 mg	75–150 (300) mg
Nortrilen	10–25 mg	25–225 (300) mg
Noveril	120–240 mg	240–720 (960) mg
Remeron	7,5–15 mg	30–60 (120) mg
Saroten	10–25 mg	75–150 (300) mg
Seropram	5–10 mg	10–60 (140) mg
Sinquan	10–25 mg	75–300 mg
Surmontil	12,5–25 mg	75–150 (400) mg
Tofranil	10–25 mg	75–300 mg
Tolvon	7,5–15 mg	30–90 (300) mg
Trittico	12,5–25 mg	100–400 (600) mg
Zoloft	12,5–25 mg	50–200 (400) mg
Zyban	75–150 mg	150–300 (600) mg

Bei stark sedierenden Antidepressiva muss man anfänglich sehr niedrig dosieren, damit die Patienten tagsüber nicht noch müder sind. Es empfiehlt sich, die kleinere Testdosis aus Tabelle 5 anzuwenden.

Es gibt auch nicht-sedierende Antidepressiva, die sehr gut verträglich sind, die man aber anfänglich sehr langsam aufdosieren sollte, zum Beispiel Venlafaxin/Efexor. Wenn man zu rasch aufdosiert, kommt es zu unangenehmem Schwitzen. Deshalb beginne ich in der Regel mit der kleinen Testdosis von einer halben Tablette à 37,5 mg, also 18,75 mg. Um diese kleine Menge wird dann täglich gesteigert bis zur ersten Zieldosis von 225 mg. Die zweite Zieldosis beträgt 450 Milligramm, die dritte 600 Milligramm. Bei dieser Tagesdosis wird bei Nichtansprechen der erste Plasmaspiegel bestimmt (12 Stunden nach der letzten Einnahme).

Die neue 37,5 mg Venlafaxin enthaltende ER-Kapsel kann man öffnen, und so kann man nur einen Teil der etwa 120 Kügelchen nehmen, von denen jedes eine Retardwirkung hat. So wird das Aufdosieren noch einfacher werden, weil die langsamere Resorption eine bessere Verträglichkeit zur Folge hat.

Bupropion/Zyban steht nur in Retardtabletten zur Verfügung. Als Testdosis kann man trotzdem eine halbe Tablette geben, denn hier geht es ja nur um die Verträglichkeit. Bei Überschreiten von 300 mg/Tag sollte ein antiepileptischer Schutz gegeben werden.

Bei Patienten, die bei früheren Behandlungen schon bei kleinen Dosen Nebenwirkungen entwickelt haben, kann anfänglich die Gabe in Tropfen mit langsamem Aufdosieren günstig sein. Folgende Antidepressiva stehen in flüssiger Form zur Verfügung: Deroxat, Fluctine, Seropram, Surmontil und Zoloft. Fluctine gibt es auch als schnell lösliche Tablette. Remeron gibt es als Tablette, die auf der Zunge zergeht.

Dann sollte die Dosierung nach einem festen Zeitplan so rasch wie möglich so weit gesteigert werden, dass entweder eine Wirkung sichtbar wird oder bis sich zeigt, dass das Präparat nicht vertragen wird. Sollten bei Dosissteigerung starke Nebenwirkungen auftreten, kann man immer wieder eine Stufe zurückgehen. Die Nebenwirkungen werden in der Regel durch Gewöhnung ausgeglichen.

Hat man die Dosis gefunden, bei der die Wirkung beginnt, so zeigt sich das nach etwa einer Woche. Umgekehrt heißt das: Wenn nach einer Woche mit der gleichen Dosis keine Besserung sichtbar wird, muss die Dosis weiter gesteigert werden.

Die Dosis, bei der die Wirkung beginnt, und die Dosis, bei der sich Symptomfreiheit entwickelt, sind meistens nicht identisch. Das bedeutet, dass bis zum Erreichen der wirksamen Dosis meistens noch mehrere Dosis-Steigerungen vorgenommen werden müssen.

Die meisten TCA haben eine lineare Kinetik. Das bedeutet, dass Dosisveränderungen zu proportionalen Veränderungen der Plasmaspiegel führen. Plasmaspiegel im steady state sollten zwischen 200 und 300 ng/ml liegen.

Bei weiblichen Patienten kann der Plasmaspiegel prämenstruell absinken.

Leider wird von der Möglichkeit von Plasmaspiegelbestimmungen viel zu wenig Gebrauch gemacht. Es gibt doch immer wieder Patienten, die entweder weniger vom Antidepressivum aufnehmen oder sehr rasch metabolisieren (s. Kap. 7.6), sodass höhere Dosierungen nötig sind, um eine wirksame Behandlung durchführen zu können. Dann gibt es auch Patienten, die trotz «Super-Spiegel» nicht auf das verordnete Präparat ansprechen. Bei diesen Patienten ist der Wechsel auf eine andere Substanz indiziert.

Bei mehr als 400 ng/ml TCA-Spiegel steigt das Risiko für EEG-Veränderungen, bei mehr als 500 mg das Risiko für ein Medikamentendelir, kognitive Veränderungen und EKG-Veränderungen. Bei mehr als 1000 ng/ml können epileptische Anfälle, Koma und Tod auftreten.

Manche Patienten haben bei gutem Behandlungserfolg und guter Verträglichkeit Trizyklika-Spiegel > 400 ng/ml. Bei Dosisreduktion tritt eine Verschlechterung auf, die bei erneuter Dosissteigerung reversibel ist.

17 Antidepressiva

Tabelle 6: Plasmaspiegel von Antidepressiva (Rentsch, 2004)

Substanz	Handelsname	Neuer Referenzbereich*	in ng/ml	Evidenzniveau**
Amitriptylin und Nortriptylin	Tryptizol	0,62–1,47 µmol/l	172–407	a)
Citalopram	Seropram	100–500 µmol/l	32–162	b)
Clomipramin und Desmethylclomipramin	Anafranil	550–1430 nmol/l	173–450	a)
Doxepin und Nordoxepin	Sinquan	180–540 nmol/l	50–151	b)
Escitalopram	Cipralex	20–125 nmol/l	7–41	b)
Fluoxetin und Norfluoxetin	Fluctine	0,41–1,02 µmol/l	127–315	b)
Fluvoxamin	Floxyfral	0,47–0,94 µmol/l	149–299	b)
Imipramin und Desipramin	Tofranil	0,56–1,11 µmol/l	157–311	a)
Maprotilin	Ludiomil	0,45–0,72 µmol/l	125–199	b)
Mianserin	Tolvon	0,06–0,27 µmol/l	16–71	b)
Mirtazepin	Remeron	150–300 nmol/l	40–80	b)
Moclobemid	Aurorix	1,12–3,72 µmol/l	301–1001	b)
Nortriptylin	Nortrilen	0,19–0,57 µmol/l	50–150	a)
Opipramol	Insidon	0,14–0,56 µmol/l	37–148	b)
Paroxetin	Deroxat	200–365 nmol/l	66–120	b)
Reboxetin	Edronax	32–320 nmol/l	10–100	b)
Sertralin	Zoloft	0,03–0,16 µmol/l	9–49	b)
Trazodon	Trittico	1,75–4,00 µmol/l	651–1488	b)
Trimipramin	Surmontil	0,50–1,20 µmol/l	147–353	b)
Venlafaxin und Desmethylvenlafaxin	Efexor	0,70–1,44 µmol/l	194–399	a)

* nach Baumann et al., in press

** a) Therateutischer Bereich: Mit sehr großer Wahrscheinlichkeit sprechen Patienten mit einer subtherapeutischen Serumkonzentration schlecht auf die Therapie an. Bei Patienten mit einer supratherapeutischen Konzentration werden vermehrt unerwünschte Arzneimittelwirkungen erwartet.

b) Empfohlener Bereich: Das Therapeutic Drug Monitoring kann zur Kontrolle benützt werden, ob eine Serumkonzentration der verabreichten Dosis entspricht; bei tiefen Konzentrationen kann durch eine Dosiserhöhung allenfalls eine klinische Response bei bisherigem Nichtansprechen der Therapie erreicht werden.

Leider werden Medikamenten-Plasmaspiegel von den verschiedenen Laboratorien in unterschiedlichen Einheiten angegeben, zum Beispiel in ng/ml = µg/l oder in nmol/l, µmol/l oder in mmol/l. Der Umrechnungsfaktor ist für jede Substanz verschieden. Frau Dr. K. Rentsch vom Institut für Klinische Chemie am Universitätsspital Zürich hat eine Tabelle (Auszug der Antidepressiva in **Tab. 7**) zusammengestellt, die dafür enorm nützlich ist (2002). Man kann sie im Institut für Klinische Chemie am Kantonsspital Zürich bestellen.

Die Laboratorien geben jeweils einen Referenzbereich oder therapeutischen Bereich an. Diese Zahlen bedeuten, dass sich bei einer häufig verwendeten Dosierung

Tabelle 7: Umrechnungsfaktoren für Antidepressiva-Plasmaspiegel (Rentsch, 2002)

Handelsname	konv. E	x	Faktor	=	SI-Unit	x	Faktor	=	konv. E
Anafranil	µg/l		3.175		nmol/l		0.315		µg/l
Metabolit	µg/l		3.323		nmol/l		0.301		µg/l
Aurorix	µg/l		0.004		µmol/l		269		µg/l
Deroxat	µg/l		3.036		nmol/l		0.329		µg/l
Edronax	µg/l		3.195		nmol/l		0.313		µg/l
Efexor	µg/l		0.004		µmol/l		277		µg/l
Metabolit	µg/l		3.797		nmol/l		0.263		µg/l
Floxyfral	µg/l		0.003		µmol/l		318		µg/l
Fluctine	µg/l		0.003		µmol/l		309		µg/l
Metabolit	µg/l		0.003		µmol/l		295		µg/l
Ludiomil	µg/l		0.004		µmol/l		277		µg/l
Nortrilen	µg/l		0.004		µmol/l		263		µg/l
Noveril	µg/l		0.003		µmol/l		295		µg/l
Remeron	µg/l		0.004		µmol/l		265		µg/l
Metabolit	µg/l		0.004		µmol/l		251		µg/l
Saroten	µg/l		0.004		µmol/l		277		µg/l
Metabolit	µg/l		0.004		µmol/l		263		µg/l
Seropram	µg/l		3.083		nmol/l		0.324		µg/l
Sinquan	µg/l		3.579		nmol/l		0.279		µg/l
Metabolit	µg/l		3.768		nmol/l		0.265		µg/l
Surmontil	µg/l		0.003		µmol/l		294		µg/l
Tofranil	µg/l		0.004		µmol/l		280		µg/l
Metabolit	µg/l		0.004		µmol/l		266		µg/l
Tolvon	µg/l		0.004		µmol/l		264		µg/l
Trittico	µg/l		0.003		µmol/l		372		µg/l
Surmontil	µg/l		0.003		µmol/l		294		µg/l
Zoloft	µg/l		0.003		µmol/l		306		µg/l
Metabolit	µg/l		0.003		µmol/l		292		µg/l

die Messwerte in diesem Bereich befinden. Zum Beispiel gibt ein Labor an, dass bei einer Tagesdosis von 20 mg Fluctine die Konzentration von Fluctine im Plasma 50 bis 150 µg/l beträgt. Das bedeutet aber nicht, dass ein Plasmaspiegel in dieser Höhe therapeutisch wirksam ist. Viele Kollegen meinen das aber und denken, dass bei ihren Patienten der Plasmaspiegel im vom Labor angegebenen therapeutischen Bereich liegen soll. Deshalb reagieren sie falsch: Bei Spiegeln, die höher sind als dieser Bereich, reduzieren sie die Dosis.

Erschwerend für die Interpretation der Plasmaspiegelwerte kommt hinzu, dass verschiedene Laboratorien unterschiedliche «Normwerte» haben. Deshalb ist es am besten, wenn man möglichst immer mit dem gleichen Labor zusammenarbeitet.

Der individuelle therapeutisch wirksame Bereich kann nur durch klinische Erprobung/Erfahrung ermittelt werden.

Es gibt keine allgemein relevante Beziehung zwischen Plasmaspiegel und Wirksamkeit. Bei der Behandlung von therapieresistenten Patienten zeigt sich jedoch, dass viele bei höheren Plasmaspiegeln einer vorher unwirksamen Substanz eine deutliche Besserung, oft bis hin zu völliger Symptomfreiheit entwickeln (s. Kap. 7.6 und 31).

Die Beziehung zwischen Dosierung, Plasmaspiegel und Wirksamkeit von Antidepressiva ist am besten bei den Trizyklika Imipramin/Tofranil, Desimipramin/Pertofran und Nortriptylin/Nortrilen untersucht.

Für Imipramin/Tofranil und Desipramin/Pertofran wurde eine sigmoide Beziehung zwischen Dosis und Plasmaspiegel gefunden. Bei Tofranil ist der Anteil von Respondern sehr viel größer, sobald der Plasmaspiegel 200 ng/ml überschreitet. Für Pertofran gibt es auch eine sigmoide Beziehung, der Schwellenwert liegt hier aber bei 125 ng/ml.

Nortrilen ist das einzige Antidepressivum, für das ein so genanntes therapeutisches Fenster beschrieben werden konnte: Bei Plasmaspiegeln unter 50 ng/ml und über 150 ng/ml soll die Wirksamkeit schlechter sein als innerhalb des Fensters. Meine klinische Erfahrung entspricht nicht diesem Befund.

Bei den «jüngeren» Antidepressiva ist die Beziehung zwischen Wirksamkeit und Plasmaspiegeln noch weniger gut untersucht. Aber bei der individuellen Behandlung sind Plasmaspiegel hilfreich, um abzuschätzen, ob eine höhere Dosierung erfolgreich sein könnte. Näheres findet sich im Kapitel über die Behandlung bei Antidepressiva-Resistenz.

Für die Frage, wann und wie oft man eine Substanz am Tage gibt, spielt neben der Ausprägung der sedierenden oder aktivierenden Wirkungskomponente auch die Dauer bis zum Erreichen der maximalen Plasmakonzentration eine Rolle. Die Eliminationshalbwertszeit ist vor allem wichtig für die Frage, wie oft die Substanz pro Tag gegeben werden muss und wann man nach Absetzen eine andere Substanz

Tabelle 8: Pharmakokinetische Eigenschaften von Antidepressiva

Handelsname	max. Plasmakonz. nach Stunden	Halbwertszeit in Stunden (Metabolite)
Anafranil	3–4	21–25
Aurorix	1	1–3
Deroxat	3–7	10–21 (6–71)
Edronax	2	13 (13)
Efexor	2,4	4–5 (9–13)
Floxyfral	3–8	15–22 (17–22)
Fluctine	6	4–6 (4–16) Tage
Gamonil	1–2	16 (22)
Jatrosom N	?	2,5
Ludiomil	9–16	40–51
Nortrilen	4–9	31–47
Noveril	1–6	3–9 (10)
Remeron	2	20–40
Saroten	2–6	16–23 (30–31)
Seropram	2–4	33 (19–45)
Sinquan	?	13–22 (40)
Surmontil	2	23
Tofranil	1–4	7–29 (15–18)
Tolvon	3	21–33 (31–61)
Zoloft	4–8	26 (62–104)
Zyban	6	8 (33)

geben darf, die sich mit der abgesetzten nicht verträgt. Diese Angaben sind in **Tabelle 8** enthalten.

Bei MAO-Hemmern (auch bei RIMA) findet sich keine Beziehung zum Plasmaspiegel. An Stelle des Plasmaspiegels könnte theoretisch das Ausmaß der Hemmung der Monoaminooxydase in den Thrombozyten/Blutplättchen bestimmt werden. Dieses Vorgehen wird aber praktisch nicht verwendet.

17.4 Nebenwirkungen

Kurz nach Behandlungsbeginn mit einem Antidepressivum kann vorübergehend Angst, manchmal verknüpft mit vermehrter Suizidalität, auftreten. Besonders häufig ist das über SSRI berichtet worden. Bei Patienten, die bei Aufnahme der Behandlungsanamnese darüber berichten, sollte der Beginn der neuen Behandlung unter Benzodiazepinschutz erfolgen.

Selten können Antidepressiva epileptische Anfälle auslösen, vor allem TCA. Deshalb sollte man bei letzteren bei Überschreiten von 150 Milligramm täglich ein Benzodiazepin oder anderes Antiepileptikum hinzufügen.

Ebenfalls selten ist eine Hyponatriämie mit Verlangsamung, Müdigkeit und Apathie. Sie kann mit Verschlechterung der Depression oder mit hartnäckiger Antriebsarmut bei chronischen Depressionen verwechselt werden. Gleiches gilt für nicht durch die Antidepressiva verursachten Eisenmangel.

Agranulozytosen sind so selten, dass keine routinemäßigen Blutbildkontrollen vorgenommen werden.

Bei Patienten, die älter sind als 50 Jahre, oder bei Patienten mit entsprechender Anamnese kann es sinnvoll sein, vor Behandlungsbeginn ein EKG ableiten zu lassen. Im Behandlungsverlauf lasse ich vor allem bei Trizyklika in hohen Dosierungen (mehr als 300 mg täglich) eine EKG-Kontrolle durchführen.

Vor allem bei den alten Antidepressiva können sich nach Einnahme einer Überdosis gefährliche Intoxikationen (Vergiftungen) entwickeln.

Ich habe erst einmal erlebt, dass eine Patientin in suizidaler Absicht eine sehr hohe Tofranil-Dosis eingenommen hat. Glücklicherweise hat sie überlebt.

Trizyklische Antidepressiva

Anticholinerge Nebenwirkungen: Akkommodationsstörungen (verschwommenes Sehen), trockene Schleimhäute, Tachykardie (schnellerer Puls), Obstipation (Verstopfung, bis hin zum Ileus/Darmverschluss), erhöhter Augeninnendruck bis hin zu Glaukomanfällen (grüner Star) und Harnretention (Urinstau)

Adrenolytische Nebenwirkungen: Orthostatische Hypotonie (Blutdruckabfall bei Lagewechsel)

Chinidinartige Nebenwirkungen: Störung der Reizleitung am Herzen, Arrhythmien (unregelmäßiger Herzschlag)

Sexuelle Störungen: Libido und Funktionsfähigkeit werden vermindert.

Überdosis: Delir

Außerdem: Schwitzen, Tremor, Sedation oder Agitiertheit, Schlafstörungen, Gewichtszunahme, allergische Hautreaktionen (harmlos, gehen meist bei Weitereinnahme der gleichen Dosis weg)

Erhöhte gamma-GT (und andere isoliert erhöhte «Leberwerte» wie alkalische Phosphatase und Bilirubin) können unter Trizyklika vorkommen. Andere Ursachen: Alkohol, Antikonvulsiva, Paracetamol, Barbiturate, orale Antikonzeptiva, Antikoagulanzien, Lipidsenker, Anorexia nervosa, Übergewicht, Fettsucht, Hyperlipidämie, Diabetes mellitus, Hyperthyreose, Porphyria cutanea tarda, Pankreatitis, Pankreastumoren, Dystrophia myotonica, Guillain-Barré-Syndrom, akuter

Myokardinfarkt, chronische Rechtsherzinsuffizienz, Malignome, idiopathisch (bis 1000 U/l)

Unterschiede zwischen Trizyklika

Nortriptylin/Nortrilen wirkt nur wenig anticholinerg und adrenolytisch.

Maprotilin/Ludiomil hat nur geringe anticholinerge Effekte, ruft aber am häufigsten epileptische Anfälle hervor.

Lofepramin/Gamonil ist sehr gut verträglich für das Herz und auch bei Überdosis kaum gefährlich.

Selektive Serotonin-Wiederaufnahmehemmer

SSRI werden besonders in der ambulanten Behandlung gern gegeben, weil sie ein im Vergleich zu TCA günstigeres Nebenwirkungsprofil und eine geringere Toxizität bei Überdosierung haben.

Anticholinerge Nebenwirkungen kommen bei mehr als zehn Prozent der Behandlungen vor, vor allem Schwitzen und Tremor.

Gastrointestinale Nebenwirkungen: Die Magen-Darm-Verträglichkeit (Übelkeit, Diarrhoe, Obstipation) ist bei manchen Patienten ausgesprochen schlecht. Kann durch sehr kleine Anfangsdosierung vermieden werden, zum Beispiel 5 mg Fluctine täglich. Erbrechen bessert sich bei gleichzeitiger Nahrungsaufnahme.

Sexuelle Nebenwirkungen: Häufig Libidoverminderung und sexuelle Funktionsstörungen

Galaktorrhoe: Milchfluss und Vergrößerung der Brüste durch Hyperprolaktinämie (auch bei Männern) sind häufiger als bei anderen Antidepressiva. Ausbleiben der Monatsblutung. Nach Absetzen reversibel

Herz und Kreislauf: Tachykardie (schnellerer Puls) und Palpitationen (Herzklopfen), Vorhofflimmern (Einzelfälle), Vasokonstriktion (Verkrampfung von Blutgefäßen am Herzen, Einzelfälle)

Schwindel und Gleichgewichtsstörungen: vor allem bei älteren Patienten

Sedation oder Aktivierung: Nervosität, Unruhe und Schlafstörungen (vor allem bei älteren Patienten), aber auch vermehrte Müdigkeit (vor allem bei höheren Dosierungen)

Erhöhter Muskeltonus: Muskelzuckungen (vor allem bei Abnahme der Wachheit). Die vermehrte Muskelspannung tritt häufig zuerst im Unterkiefer auf. Es kommt zu Bruxismus (nächtlichem Zähneknirschen). Besteht oft schon vor der medikamentösen Behandlung, kann aber durch die erhöhte Muskelspannung verstärkt werden. Gelenkschmerzen. Erhöhter Muskeltonus spricht gut auf Zugabe von Benzodiazepinen an. Muss vor allem bei Behandlung von Patienten mit neurologischen Erkrankungen beachtet werden, die ohnehin schon einen erhöhten Muskeltonus haben.

Extrapyramidale Nebenwirkungen: Bewegungsstörungen, die vor allem unter Neuroleptika vorkommen: Akathisie (restless legs), akute Dystonien, orolinguale Dyskinesien, Parkinsonsydrom, vereinzelt Spätdyskinesien (Gefahr bei Langzeitbehandlungen noch nicht abzuschätzen). Grund zum Absetzen!

Emotionale Indifferenz: «Wurstigkeit», so wie unter Neuroleptika, bildet sich bei Dosisreduktion zurück. Dieser Effekt ist auch bei Lithium bekannt (selten!), beruht dort aber nicht auf einer Blockade von D2-Rezeptoren. Nach einiger Zeit kann meist mit Erfolg die Dosis wieder erhöht werden.

Appetit und Gewicht: Verminderung vor allem bei Kurzzeitbehandlung. Hypoglykämie (verminderter Blutzucker)

Photosensitivität: Lichtempfindlichkeit unter Fluvoxamin/Floxyfral und Fluoxetin/Fluctine sind eine Rarität.

Vermehrte Blutungsneigung: Vor allem bei älteren Patienten können Blutungen im oberen Magen-Darm-Trakt ausgelöst werden. SSRI vermindern den Serotoningehalt der Thrombozyten (Blutplättchen), sodass bei Blutungen die serotoninbedingte Vasokonstriktion (Zusammenziehen der Gefäßwände) ausbleibt. Die Blutungsneigung wird verstärkt durch gleichzeitige Gabe von nicht-steroidalen Entzündungshemmern.

Hämatome: Standard-Gerinnungstests sind normal. Keine therapeutischen Maßnahmen nötig

Tinnitus wird unter vielen Antidepressiva beschrieben. Oft handelt es sich um einen vorbestehenden Tinnitus, der sich während der Depression verstärkt hat, und zwar schon vor der medikamentösen Behandlung.

Missempfindungen: Parästhesien (Kribbeln oder taubes, schmerzhaft brennendes Gefühl) sind oft auch ein depressives Symptom.

Ikterus: Gelbsucht ist eine Rarität.

Haut: allergische Hautausschläge

Ödeme: Wasseransammlungen, vor allem um die Fußknöchel

Haarausfall wird unter allen Antidepressiva und Mood Stabilizern beschrieben, ist häufig ein Depressionssymptom.

Blase: Harndrang bis zur Stressinkontinenz, aber auch Harnretention

Blutbild: selten Neutropenie und aplastische Anämie

Hyponatriämie: verminderte Natriumkonzentration im Blut, eher bei älteren Patienten, bedingt durch inadäquate ADH-Sekretion. Bei leichter Ausprägung helfen Flüssigkeitsrestriktion (cave Lithium) und Schleifendiuretika wie Furosemid/Lasix. Bei schwerer Ausprägung sind Kochsalzinfusionen nötig.

Unterschiede zwischen den SSRI

Citalopram/Seropram: häufiger Obstipation, am seltensten Interaktionen

Deroxat/Paroxetin hat als einziger SSRI eine leichte anticholinerge Komponente mit entsprechenden Nebenwirkungen. Seltener innere Unruhe. Soll häufiger Absetzsymptome bewirken.

Fluoxetin/Fluctine: Allergische Ausschläge bei Fluoxetin sind weniger harmlos als bei anderen Antidepressiva, können Zeichen einer systemischen Erkrankung mit Vaskulitis sein, deshalb Indikation zum Absetzen. Fehlende Tendenz zur Gewichtszunahme, häufiger Interaktionen

Fluvoxamin/Floxyfral: häufiger Nausea

Sertralin/Zoloft: häufiger Diarrhoe, selten Interaktionen

Reboxetin/Edronax

Aktivierung: Schlafstörungen können in der Regel dadurch vermieden werden, dass die Substanz nur morgens und mittags oder auch nur morgens eingenommen wird.

Mundtrockenheit tritt trotz fehlender anticholinerger Effekte auch bei modernen Antidepressiva auf, insbesondere bei noradrenerger Wirkungskomponente (pseudo-anticholinerger Mechanismus). Vermehrtes Kariesrisiko. Mehrmals tägliche Mundspülungen mit Emoform-F sind empfehlenswert.

Verdauung: Obstipation

Blase: Miktionsbeschwerden bis Harnverhalten, meist nicht vollständig, keine Beziehung zur Prostatavergrößerung. Bedingt durch noradrenerg bedingte Erhöhung des Sphinktertonus, gut behandelbar mit Tamsulosin/Pradif.

Herz und Kreislauf: Tachykardie, Hypotonie, Schwindel. Hypertonie/erhöhter Blutdruck wurde bisher nicht beschrieben, ich habe aber schon bei einem Patienten einen erhöhten Blutdruck beobachtet. Ich lasse deshalb jetzt bei Patienten mit bereits vorher erhöhtem Blutdruck Kontrollen durchführen.

Krampfschwelle: selten Krampfanfälle

Sexuelle Nebenwirkungen: seltener als bei SSRI

Erhöhter Augeninnendruck: möglich, Kontrollen bei Glaukompatienten nötig

Bupropion/Zyban

Aktivierung: innere Unruhe, Schlafstörungen

Mundtrockenheit: obwohl nicht anticholinerg, siehe Reboxetin

Schmerzen: Muskelschmerzen, Bauchschmerzen

Magen-Darm-Beschwerden: Übelkeit

Krampfschwelle: Bei Tagesdosis > 450 mg epileptische Anfälle > 4 Prozent, Einzeldosis sollte nicht mehr als 150 mg betragen. Ich gebe bei mehr als 300 mg täglich einen antiepileptischen Schutz.

Außerdem: Ohrensausen, Schwitzen, Herzklopfen, Pollakisurie (häufiges Wasserlassen), allergische Hautausschläge

Venlafaxin/Efexor

Toxizität: auch bei sehr hohen Plasmaspiegeln nicht toxisch

Schwitzen: vor allem bei rascher Dosissteigerung, kann durch sanfte Dosissteigerung vermieden werden (täglich eine halbe Tablette à 37,5 mg mehr)

Herz und Kreislauf: bei > 200 mg/Tag Möglichkeit leichter Blutdrucksteigerung

SSRI-Nebenwirkungen: Übelkeit etwas häufiger. Selten erhöhte Blutungsneigung, selten Hyponatriämie, selten Hyperprolaktinämie

Mianserin/Tolvon

Sedierung: ausgeprägt, gute schlafanstoßende Wirkung

Gewicht: rasche Gewichtszunahme, zum Beispiel drei Kilogramm in der ersten Behandlungswoche, «Hefe-Effekt»

Herz und Kreislauf: Orthostatische Hypotonie

Anticholinerge Nebenwirkungen: kaum anticholinerg, deshalb unter Augendruck-Kontrolle sogar bei Engwinkelglaukom und auch bei Prostatahypertrophie anwendbar. Sehr selten Delirien, eigentlich nur bei Alterspatienten

Restless legs können verstärkt werden, aber auch neu auftreten. Bei anderen Patienten hilft Tolvon gegen restless legs.

Mirtazepin/Remeron

Sedation: ausgeprägt, gute schlafanstoßende Wirkung. Sedierung nimmt bei Dosierungen über 60 mg/Tag eher wieder ab.

Verdauung: Obstipation

Restless legs können verstärkt werden, aber auch neu auftreten, sind aber auch mit Remeron behandelbar.

Erhöhter Augeninnendruck: möglich, Kontrollen bei Glaukom

Hepatotoxizität: vereinzelte Berichte

Pankreatitis: vereinzelte Berichte

Sexuelle Nebenwirkungen sind seltener als bei anderen Antidepressiva.

Gewichtszunahme: wie bei Mianserin/Tolvon «Hefe-Effekt»

Trazodon/Trittico

Anticholinerge Nebenwirkungen: fast keine anticholinerge Wirkung, deshalb wie Mianserin gut bei Engwinkelglaukom und Prostatahypertrophie anwendbar. Mundtrockenheit durch Blockade von adrenergen Alpha1-Rezeptoren (Speichelproduktion wird von cholinergen und adrenergen Systemen kontrolliert).

Herz und Kreislauf: orthostatische Blutdruckabfälle möglich, seltener bei Einnahme mit dem Essen

Priapismus: Männliche Patienten sollten darauf aufmerksam gemacht werden, dass sich ein Priapismus (schmerzhafte Dauererektion ohne sexuelle Erregung) entwickeln kann (s. Kap. 24.4). Ich verwende die Substanz sehr häufig, noch kein Patient hat einen Priapismus entwickelt.

Zwei Patienten haben mir berichtet, dass sie unter Trittico vermehrte nächtliche Spontanerektionen hatten. Es besteht eigentlich kein Zusammenhang mit einem Priapismus. Trotzdem habe ich bei diesen beiden Patienten Trittico abgesetzt, weil sie Angst davor hatten.

Überdosis: Es ist kaum möglich, sich mit Trazodon zu suizidieren. Sogar Dosierungen bis 9200 mg wurden überlebt. Die höchsten publizierten Plasmaspiegel von 15 000 und 19 000 ng/ml verursachten nur Schläfrigkeit und Ataxie.

Monoaminooxydasehemmer

Herz und Kreislauf: orthostatischer Blutdruckabfall (behandelbar mit Fludrocortison/Florinef 0,1 bis 0,5 mg täglich). Hypertensive Krise auf Grund von Interaktionen: plötzliche, starke, okzipital und temporal betonte, hämmernde Kopfschmerzen, Blässe, Übelkeit, Erbrechen, Nackensteifigkeit, Schwitzen. Herzklopfen, Engegefühl in der Brust, Angst. Blutdruckerhöhung auf systolisch > 300 mm Hg. Behandlung mit Phentolamin/Regitin 2 bis 5 mg i. m. (oder sehr langsam i. v.) oder mit Nifedipin/Adalat: 10 mg zerbeißen und schlucken. Eventuell nach 30 bis 60 Minuten wiederholen. Eventuell plus Furosemid/Lasix 40 mg per os oder i. v.; nicht liegen, sondern stehen oder gehen

Aktivierung: Unruhe und Schlafstörungen (behandelbar mit Trazodon/Trittico 50 mg zur Nacht)

Sexuelle Nebenwirkungen scheinen seltener zu sein als unter TCA.

Myoklonische Zuckungen: behandelbar mit Clonazepam/Rivotril, Valproat/Depakine

Außerdem: Ödeme, Polyneuropathien, Leberschäden

Moclobemid/Aurorix

Insgesamt sehr gut verträglich! In der Regel keine sexuellen Nebenwirkungen! Keine Gewichtszunahme!

Aktivierung: Unruhe, Schlafstörungen. Vermeidbar durch Gabe morgens und mittags oder auch nur morgens

Magen-Darm-Nebenwirkungen: Übelkeit, Völlegefühl, Diarrhoe und Obstipation

Herz und Kreislauf: geringe orthostatische Wirkung

Tyramin-bedingte Nebenwirkungen: Durch Einnahme nach den Mahlzeiten werden durch Tyramin hervorgerufene Nebenwirkungen (z. B. Kopfschmerzen) vermindert.

Außerdem: Mundtrockenheit, Akkommodationsstörungen, Schwindel

Johanniskraut

Sehr gut verträglich!

Lichtempfindlichkeit: Unter der üblichen Tagesdosierung von 3×300 mg Hypericum-Extrakt soll die bei Weidetieren bekannte Photosensibilisierung bei Patienten nicht auftreten. Als ich das Präparat zum ersten Mal auf dringenden Wunsch einer Patientin verordnet habe, hat sie eine deutliche Photosensibilisierung erlebt.

17.5 Interaktionen

Serotonin-Syndrom: Unruhe, Myoklonien (Muskelzuckungen) und Hyperreflexie, Schwitzen, Schüttelfrost, Tremor, Verwirrung, Krampfanfälle und Exitus (Sternbach, 1991)

Kann auftreten bei Überdosierung von Substanzen, die zu einer Vermehrung von Serotonin führen, zum Beispiel SSRI, oder Kombinationen von solchen Substanzen, zum Beispiel SSRI und Lithium, SSRI oder Anafranil und MAOI oder Aurorix.

Es handelt sich um eine sehr seltene Komplikation, ich habe in 34 Jahren erst zwei gesehen. Beide sind ohne spezielle Behandlung abgeklungen.

Am besten vermeidet man ein Serotonin-Syndrom durch genaue Information der Patienten, wenn man entsprechende Kombinationen oder hochdosierte Behandlungen durchführt. Ich erkläre den Patienten, dass sie auf die erhöhte Muskelspannung achten müssen, die sich meistens zuerst in der besonders empfindlichen Kaumuskulatur bemerkbar macht. Am Morgen haben die Patienten das Gefühl, dass sie die Nacht mit dauerndem Kauen verbracht haben. Aufpassen: nicht mit schon vorbestehendem nächtlichem Zähneknirschen verwechseln!

Die Behandlung beginnt mit dem Absetzen der Medikamente. Dann wird eine Symptombehandlung durchgeführt: Hyperthermie (kühlen), Krampfanfälle (Antikonvulsiva), Myoklonus (Clonazepam/Rivotril), Hypertonus (Nifedipin). Nur im Notfall Gabe antiserotonerger Substanzen: Propanolol/Inderal.

Am besten weist man Patienten bei Verdacht auf ein Serotonin-Syndrom in eine internistische Klinik ein.

Trizyklische Antidepressiva

ACE-Hemmer/Hemmer des Angiotensin converting enzyme (Enalapril/Reniten) können den Clomipramin-Plasmaspiegel durch verminderten Abbau erhöhen.

Alkohol reduziert bei akutem Konsum den First-Pass-Metabolismus und erhöht so die Plasmaspiegel. Bei chronischem Konsum kommt es wegen Enzyminduktion zum beschleunigten Abbau der Antidepressiva und damit zu einer Erniedrigung ihrer Plasmaspiegel.

Antiarrhythmika (Propafenon/Rytmonorm, Chinidin/Kinidin-Duriles) können in Kombination mit TCA zu einer Verlängerung der Überleitungszeiten führen. Der Plasmaspiegel von Imipramin kann um bis zu 30 Prozent erhöht werden.

Anticholinerge Substanzen (Antiparkinsonmittel, Antihistaminika, Neuroleptika) können die anticholinerge Wirkung der TCA verstärken. Dadurch erhöhtes Risiko von Hyperthermie, Verwirrtheit, Harnretention und anderer anticholinerger Nebenwirkungen.

Antihistaminika: Abbauhemmung durch Nortriptylin (QT-Verlängerung oder Torsade de pointes). Spiegel von Loratadin/Claritine und Cetirizin/Zyrtec steigen an (ungefährlich).

Antihypertensiva (Clonidin/Catapresan, Methyldopa/Aldomet, Reserpin/Brinerdin, Acetazolamid/Diamox, Thiazid-Diuretika): antihypertensive Wirkung durch Hemmung von Alpha-adrenergen Rezeptoren abgeschwächt. Plasmaspiegelanstieg von Imipramin um etwa 50 Prozent möglich.

Antikonvulsiva (Carbamazepin/Tegretol, Barbiturate, Phenytoin/Epanutin): TCA-Spiegel durch Enzyminduktion erniedrigt

Antimykotika (Ketoconazol/Nizoral) erhöhen TCA-Spiegel.

Cannabis/Marihuana: kardiale Nebenwirkungen, zum Beispiel Tachykardie. Verwirrtheitszustände, Stimmungslabilität. Delirante Zustände bei Kombination mit Nortriptylin

Cimetidin erhöht TCA-Plasmaspiegel.

Insulin: Insulinsensitivität wird durch Amitriptylin herabgesetzt (Hyperglykämie).

Kalziumantagonisten (Nifedipin/Adalat, Diltiazem/Dilzem, Verapamil/Isoptin): Blutdrucksenkender Effekt kann antagonisiert werden. Plasmaspiegel von Imipramin kann durch Diltiazem (30 %) und Verapamil (15 %) erhöht werden. Trimipramin-Spiegel kann zunehmen.

Lithium kann die TCA-Wirkung verstärken (Augmentierungsverfahren).

MAOI (Tranylcypromin/Jatrosom N): Serotonin-Syndrom. Wurde vor einem TCA ein irreversibler MAOI gegeben, muss eine Pause von 10 bis 14 Tagen eingehalten werden.

MAO-B-Hemmer (Selegilin/Jumexal): serotonerge Reaktion möglich

Methylphenidat/Ritalin: Plasmaspiegel von Imipramin und Clomipramin steigen an, dadurch verstärkte antidepressive Wirkung, ein erfolgreiches Augmentationsverfahren.

Opioide (Methadon, Morphin): verstärkte analgetische Wirkung

Orale Kontrazeptiva (Östrogene/Progesteron) können durch Abbauhemmung die TCA-Spiegel erhöhen.

Phenobarbital/Luminal hat in Kombination mit Clomipramin/Anafranil einen erhöhten Plasmaspiegel.

Protonenpumpenhemmer (Omeprazol/Antra): TCA-Spiegel steigen durch Abbauhemmung.

Rauchen kann durch Enzyminduktion im CYP 1A2-System den Abbau der TCA beschleunigen, dadurch Spiegel-Senkung.

RIMA (Moclobemid/Aurorix): stärkere antidepressive Wirkung

Schilddrüsenhormone (T3, T4) können die antidepressive Wirkung verstärken, eine häufig verwendete Augmentationsmethode.

SSRI erhöhen die Plasmaspiegel der TCA durch Verdrängung aus der Proteineiweißbindung und Hemmung des oxydativen Metabolismus, dadurch kann eine verstärkte antidepressive Wirkung entstehen.

Sumatriptan/Imigran: bei Kombination mit Clomipramin Risiko für Serotonin-Syndrom

Sympathomimetika (Adrenalin, Noradrenalin): Blutdruckanstieg möglich

Tuberkulostatikum (Rifampicin/Rimactan) kann durch Enzyminduktion die TCA-Spiegel senken.

Valproat/Valproinsäure/Depakine: Erhöhung der TCA-Spiegel

ZNS-dämpfende Substanzen (Hypnotika, Antihistaminika, Benzodiazepine): verstärkte Sedierung, Atemdepression, Reaktionszeitverlängerung

Leberinsuffizienz: Dosisreduktion

Selektive Serotonin-Wiederaufnahmehemmer

Alkohol: Fluvoxamin-Resorption wird durch Alkohol erhöht.

Antiarrhythmika (Propafenon/Rytmonorm, Flecainid/Tambocor): Plasmaspiegel können ansteigen, weil Fluoxetin und Paroxetin den Abbau via CYP 2D6 hemmen.

Antibiotika (Erythromycin/Erythrocin, Clarithromycin/Klacid): Anstieg des Citalopram-Spiegels (CYP 3A4-Hemmung) möglich. Ein Fallbericht über ein Serotonin-Syndrom bei Kombination mit Citalopram. In Einzelfällen erhöhter Fluoxetin-Spiegel mit deliranten Symptomen.

Antidiabetika (Glibenclamid/Daonil): verstärkte Hypoglykämie-Neigung bei diabetischen Patienten mit SSRI

Antikonvulsiva (Carbamazepin/Tegretol, Phenytoin/Epanutin): Durch Abbauhemmung können Fluoxetin und Fluvoxamin deren Plasmaspiegel erhöhen. Durch Sertralin kann der Phenytoinspiegel steigen. Carbamazepin und Phenytoin können die Plasmaspiegel der SSRI reduzieren. Die Halbwertszeit von Paroxetin reduziert sich um etwa 30 Prozent. Bei Kombination von Fluvoxamin und Carbamazepin kann verstärkte Übelkeit auftreten.

Antipsychotika (Chlorpromazin/Largactil, Fluphenazin/Dapotum, Haloperidol/Haldol, Thioridazin/Melleril, Perphenazin/Trilafon, Pimozid/Semap, Clozapin/Leponex, Risperidon/Risperdal, Olanzapin/Zyprexa): Plasmaspiegel der Neuroleptika können ansteigen. Haloperidolspiegel kann mit Fluvoxamin und Fluoxetin um 100 Prozent ansteigen. Clozapinspiegel kann mit Fluvoxamin auf das Zwei- bis Siebenfache steigen, mit Fluoxetin auf 76 Prozent, mit Paroxetin und Sertralin auf 40 Prozent. Verstärkung extrapyramidaler Nebenwirkungen. Akathisie möglich. Kombination von Neuroleptika und SSRI kann bei schizophrener Minussymptomatik wirksam sein. Additive Wirkungsverstärkung bei Zwangserkrankungen? Ich selbst habe sehr negative Erfahrungen mit der von vorbehandelnden Kollegen verordneten Kombination mit Neuroleptika gemacht, auch mit atypischen Neuroleptika. Patienten haben oft sehr viel mehr Mühe, das Neuroleptikum abzusetzen als ein Benzodiazepin. Das liegt natürlich nicht an einer Abhängigkeit vom Neuroleptikum, sondern an der «abstumpfenden» Wirkung. Bei Reduktion des Neuroleptikums kommen Gefühle wieder, was für die Patienten schwierig ist, weil sie sich durch die vermehrte Angst den Zwängen wieder stärker ausgeliefert fühlen. Patienten sind dann oft nicht in der Lage, gegen die Zwänge zu kämpfen.

Barbiturate: Wegen verstärkter Enzyminduktion kann der SSRI-Spiegel reduziert werden. Fluoxetin kann den Abbau von Barbituraten hemmen.

Benzodiazepine (Alprazolam/Xanax, Bromazepam/Lexotanil, Diazepam/Valium): erhöhte Plasmaspiegel (Abbauhemmung) besonders durch Fluvoxamin und Fluoxetin. Sertralin reduziert Diazepam-Clearance um etwa 10 Prozent.

Betablocker (Propanolol/Inderal): additive Wirkungsverstärkung mit Synkopen, Bradykardie und Antriebsmangel. Durch Fluvoxamin (reduzierter Abbau) fünffacher Spiegelanstieg von Propanolol möglich.

Buspiron/Buspar: additive Wirkungsverstärkung möglich. Durch Fluvoxamin kann der Buspiron-Spiegel um das Dreifache steigen.

Chloralhydrat/Chloraldurat: Fluoxetin kann durch verminderten Abbau zu verstärkter Sedierung und Nebenwirkungen führen.

Cimetidin: Plasmaspiegel von Sertralin kann um etwa 25 Prozent steigen, Paroxetinspiegel um 50 Prozent.

Cisaprid/Prepulsid: Spiegelerhöhung durch Fluoxetin und Fluvoxamin (Enzymhemmung CYP 3A4), kardiovaskuläre Nebenwirkungen möglich

Codein: Fluctine hemmt den Metabolismus zu Morphin, was zum Verlust der analgetischen Codeinwirkung führt.

Coffein: erhöhter Spiegel durch Fluvoxamin (Enzymhemmung CYP 1A2). Halbwertszeit von Coffein kann bis auf 30 Stunden ansteigen. Unruhe, Zittern, Schlafstörungen möglich

Digoxin: Spiegel kann durch Paroxetin um etwa 20 Prozent sinken.

Dihydroergotamin/Dihydergot: verstärkte serotonerge Wirkungen bei intravenöser Gabe (Kontraindikation!)

Grapefruitsaft: Spiegel von Fluvoxamin und Sertralin können steigen.

Insulin: verstärkte Insulinempfindlichkeit mit Hypoglykämie

Kalziumantagonisten: Clearance von Nifedipin/Adalat und Verapamil/Isoptin kann durch Fluoxetin vermindert werden, deshalb verstärkte Nebenwirkungen (Kopfschmerzen, Flush-Syndrom, Ödeme). Diltiazem kann mit Fluvoxamin zusammen Bradykardie auslösen.

Lithium: verstärkte serotonerge Wirkungen. Lithium-Spiegel und Lithium-Clearance können verändert sein. Vorsicht insbesondere bei Fluoxetin und Fluvoxamin; verstärkte Neurotoxizität und Krampfanfälle möglich. Tremor und Übelkeit bei Sertralin und Paroxetin. Additive Verstärkung der antidepressiven Wirkung möglich

MAOI (Tranylcypromin/Jatrosom N): Serotonin-Syndrom mit tödlichem Ausgang möglich. MAOI müssen zwei Wochen vor SSRI-Gabe abgesetzt werden. Erst fünf Wochen nach Absetzen von Fluoxetin darf Tranylcypromin gegeben werden. Paroxetin kann Tranylcyprominspiegel um bis zu 15 Prozent erhöhen.

MAO-B-Hemmer (Selegelin/Jumexal): serotonerge Reaktionen, hypertensive Krisen

Nicht-steroidale Antiphlogistika erhöhen die Blutungsneigung im oberen Magen-Darm-Trakt.

Nikotin: Fluvoxamin-Abbau kann um 25 Prozent gesteigert sein.

Opioide (Codein, Hydrocodon/Hydrocodeinon, Pentazocin/Fortalgesic, Tramadol/ Tramal, Methadon, Morphin, Fentanyl): durch Fluoxetin und Paroxetin verminderter Abbau zu aktiven Verbindungen, dadurch verminderte analgetische Wirkung. Verstärkte serotonerge Wirkung bei Kombination von Fluoxetin und Pentazocin sowie Paroxetin und Sertralin mit Tramadol. Fluoxetin und Methadon können optische Halluzinationen auslösen. Methadonspiegel kann durch Fluvoxamin um 10 bis 100 Prozent steigen. Analgetische Wirkung von Morphin und Fentanyl kann durch SSRI gesteigert werden.

Pindolol/Visken: theoretisch beschleunigter Wirkungseintritt der SSRI durch Ansteigen der postsynaptischen Serotoninkonzentration möglich. Halbwertszeit erhöht sich durch Fluoxetin um etwa 30 Prozent.

Procyclidin/Kemadrin: Spiegel kann durch Paroxetin um etwa 40 Prozent steigen.

RIMA (Moclobemid/Aurorix) können die antidepressive Wirkung der SSRI verstärken. Wegen serotonerger Wirkung Vorsicht!

Schilddrüsenhormon T3: Augmentierung der Antidepressiva-Wirkung

Stimulanzien (Amphetamin, Methylphenidat, Pemolin): Wirkungsverstärkung bei Depressionen, Dysthymie, Zwangserkrankungen, ADHS

Sumatriptan/Imigran: verstärkte serotonerge Wirkung möglich. Exazerbation von Migräne

TCA (Amitriptylin, Imipramin): Durch Verdrängung aus der Plasmaeiweißbindung und Hemmung des oxydativen Metabolismus können Fluoxetin, Fluvoxamin, Paroxetin und Sertralin (nur bei höheren Dosierungen) TCA-Spiegel erhöhen. Additive antidepressive Wirkung möglich. Bei Clomipramin ist eine verstärkte serotonerge Wirkung möglich.

Theophyllin/Euphyllin: Spiegel kann mit Fluvoxamin (Hemmung von CYP 1A2) zunehmen.

Tizanidin/Sirdalud und Sirdalud MR: Hemmer von CYP 1A2 können zur Akkumulation von Tizanidin und damit zu vermehrten Nebenwirkungen führen, zum Beispiel Hypotonie, Bradykardie, Mundtrockenheit, Müdigkeit, Schläfrigkeit, Benommenheit und Schwindel. Da Fluvoxamin/Floxyfral ein starker 1A2-Hemmer ist, darf es nicht zusammen mit Sirdalud verordnet werden.

Topiramat/Topamax: zwei Fallberichte über Engwinkel-Glaukom
Trazodon/Trittico: Spiegel-Erhöhung wie bei TCA. Verstärkte serotonerge Wirkung möglich. Ich habe viele gute Erfahrungen mit dieser Kombination gemacht.

Valproinsäure/Valproat/Depakine: Durch Fluctine kann der Plasmaspiegel um bis zu 50 Prozent steigen. Valproat kann ebenfalls den Plasmaspiegel von Fluctine erhöhen.

Zolpidem/Stilnox: mit Sertralin und Paroxetin in Einzelfällen Halluzinationen und delirante Symptomatik

Reboxetin/Edronax

Antiarrhythmika: aus theoretischen Gründen Vorsicht bei Kombination, da Interaktionen über CYP 3A4 und 2D6 möglich

Antipsychotika: Interaktionen über CYP 3A4 und CYP 2D6 möglich

Azol-Antimykotika: Interaktionen über CYP 3A4 möglich

Ciclosporin/Sandimmun: Interaktionen über CYP 3A4 und CYP 2D6 möglich

Ergotalkaloidderivate: Blutdruckerhöhung

MAO-Hemmer (Tranylcypromin/Jatrosom N): nicht kombinieren

Kalium-ausschwemmende Diuretika: Hypokaliämie möglich

Makrolid-Antibiotika (Erythromycin/Erythrocin): Interaktionen über CYP 3A4 möglich

SSRI (Fluvoxamin): Interaktionen über CYP 3A4 möglich

TCA: Interaktionen mit CYP 3A4 und CYP 2D6 möglich

ZNS-dämpfende Pharmaka (Sedativa, Hypnotika, Schmerzmittel, Alkohol): eventuell orthostatische Erhöhung der Herzschlagfrequenz. Für Verstärkung der Alkohol-Wirkung liegen keine Hinweise vor.

Bupropion/Zyban

Antiparkinsonmittel: kann Nebenwirkungen dopaminerger Antiparkinsonmittel verstärken

CYP 2D6-Interaktionen: Obwohl Bupropion nicht über das Isoenzym CYP 2D6 metabolisiert wird, gibt es Hinweise darauf, dass die Muttersubstanz und der Metabolit Hydroxybupropion 2D6 hemmen. Interaktionen mit über 2D6 metabolisierten Substanzen wurden bisher nicht systematisch untersucht, aber es ist anzunehmen, dass deren Plasmaspiegel erhöht werden und dadurch vermehrt Nebenwirkungen auftreten. Deshalb sollte man bei Zugabe von Bupropion zu einer solchen Substanz deren Dosis anfänglich vermindern. Andererseits kann eine Plasmaspiegelerhöhung der zuerst gegebenen Substanz auch erwünscht sein, weil dadurch ihre Wirksamkeit verbessert werden kann. Das trifft beispielsweise zu auf manche Betablocker, Antiarrhythmika, SSRI, TCA, Moclobemid/Aurorix und Antipsychotika.

Krampfschwelle: Vorsicht bei Kombination mit anderen Substanzen, die die Krampfschwelle senken.

MAO-Hemmer: nicht kombinieren

Zytostatika: Abbau zum Metaboliten Hydroxybupropion vor allem über CYP 2B6. Daher Vorsicht bei Kombination mit Substanzen, die dieses Insoenzym beeinflussen, zum Beispiel die Zytostatika Cyclophosphamid/Endoxan und Ifosfamid/Holoxan.

Venlafaxin/Efexor

Cimetidin: Venlafaxin-Clearance um etwa 40 Prozent vermindert, Anstieg der maximalen Plasmakonzentration bis zu 60 Prozent

Haloperidol/Haldol: Plasmaspiegel kann ansteigen, dadurch können mehr Nebenwirkungen entstehen. Die Halbwertszeit bleibt unverändert.

Imipramin/Tofranil: Fallbericht über Serotonin-Syndrom. Plasmaspiegel von Imipramin erhöht, Clearance von Desipramin vermindert

Lithium: Wir haben selbst einen Fallbericht über ein Serotonin-Syndrom publiziert, haben aber sonst sehr gute Erfahrungen mit der Kombination gemacht.

MAO-Hemmer (Tranylcypromin/Jatrosom N): Kontraindikation wegen Gefahr hypertensiver Krisen und Serotonin-Syndrom.

MAO-B-Hemmer (Selegilin/Jumexal): serotonerge Effekte

Protease-Inhibitor (Ritonavir/Norvir): geringe Clearance-Reduktion von Venlafaxin

RIMA (Moclobemid/Aurorix): verstärkte serotonerge und noradrenerge Effekte, Vorsicht!

Risperidon/Risperdal: Plasmaspiegel von Risperidon kann ansteigen, verminderte renale Clearance.

SSRI: Paroxetin und Fluoxetin können den Venlafaxin-Spiegel durch Hemmung von 2D6 erhöhen, dadurch sind Blutdruckanstieg sowie anticholinerge und serotonerge Wirkungen möglich.

Stimulanzien: Fallbericht über Serotonin-Syndrom bei Kombination mit Dextroamphetamin. Ich habe selbst gute Erfahrungen mit der Kombination von Efexor und Stimulanzien gemacht.

Thioridazin/Melleril: Anstieg des Venlafaxin-Spiegels und verminderte Konzentration des Metaboliten

Trazodon/Trittico: Fallbericht über Serotonin-Syndrom. Ich habe sehr gute Erfahrungen mit der Kombination gemacht.

Trimipramin/Surmontil: Fallbericht über Krampfanfall

Mianserin/Tolvon

Sehr gut kombinierbar! Theoretisch mögliche Interaktionen spielen klinisch in der Regel keine Rolle.

Alkohol: additive Wirkung

Antikonvulsiva (Phenytoin/Epanutin, Carbamazepin/Tegretol, Phenobarbital/Luminal): Durch Induktion von CYP 3A4 entstehen erhöhte Eliminationsrate und verminderter Plasmaspiegel.

MAO-Hemmer: Kombination mit Tranylcypromin möglich

ZNS-dämpfende Substanzen: additive Wirkung

Mirtazepin/Remeron

Bewirkt keine klinisch relevante Induktion oder Hemmung von CYP 450. Es wird durch 1A2, 2D6 und 3A4 metabolisiert.

Carbamazepin/Tegretol: Durch Induktion von CYP 3A4 entsteht eine Verminderung des Mirtazepin-Spiegels um 45 bis 60 Prozent.

Cimetidin erhöht die Bioverfügbarkeit von Remeron um mehr als 50 Prozent.

Erythromycin/Erythrocin: eventuell Erhöhung des Mirtazepin-Spiegels durch CYP 3A4-Hemmung

MAO-Hemmer (Tranylcypromin/Jatrosom N): keine Kombination

Methylphenidat/Ritalin: verstärkte Unruhe. Meine Erfahrungen sind positiv.

Phenytoin/Epanutin: durch Induktion von CYP 3A4 Senkung des Remeron-Spiegels

Rifampicin/Rimactan: durch Induktion von CYP 3A4 Senkung des Remeron-Spiegels

SSRI: Verstärkung der Antidepressiva-Wirkung. Kann SSRI-induzierte sexuelle Dysfunktion verbessern.

ZNS-dämpfende Substanzen (Alkohol, Benzodiazepine): additive sedierende Wirkung

Trazodon/Trittico

Sehr gut kombinierbar!

Die Beteiligung von CYP 2D6 am Metabolismus von Trazodon ist noch nicht klar. Raucher haben niedrigere Plasmaspiegel, was auf eine Beteiligung von CYP 1A2 hinweist. Der aktive Metabolit, 1-m-chlorophenylpiperazin (m-CPP), wird durch CYP 3A4 produziert. 20 Prozent von Trazodon werden in m-CPP umgewandelt, das eine längere Halbwertszeit als die Muttersubstanz hat und im Gehirn höhere Konzentrationen erreicht als im Blut.

Alkohol: additive Wirkung

Antihypertensiva (Clonidin/Catapresan, Methyldopa/Aldomet): Abschwächung der antihypertensiven Wirkung

Carbamazepin/Tegretol: Spiegelerhöhung von Trazodon durch CYP 3A4-Induktion? Durch CYP 3A4 wird der aktive Metabolit 1-m-chlorophenylpiperazin (m-CPP) von Trazodon gebildet.

Digoxin: Spiegelerhöhung

MAO-Hemmer: Serotonin-Syndrom möglich. Kombination wird aber immer wieder ohne diese Komplikation durchgeführt.

Phenytoin/Epanutin: Spiegelerhöhung

Thioridazin/Melleril: leichte Erhöhung des Trazodon-Spiegels

ZNS-dämpfende Substanzen: additive Wirkung

Monoaminooxydasehemmer

Diät bei Behandlung mit MAO-Hemmern (auch bei Moclobemid/Aurorix bei Dosen von mehr als 750 mg täglich): Ich habe bei höheren Dosierungen von Moclobemid/Aurorix (bis 1200 mg/Tag) bisher bei Patienten mit normalem Blutdruck keine Diät angeordnet und gute Erfahrungen damit gemacht.

Tyramin wird wie Noradrenalin in die Vesikel der Synapsen aufgenommen. Durch Verdrängung wird Noradrenalin freigesetzt (indirekte sympathomimetische Wirkung), wodurch es zu einem starken Anstieg des Blutdrucks kommen kann. Tyramin entsteht beim Abbau von Proteinen. Deshalb sollten vor allem Frischprodukte gegessen werden.

Die Diät (keine tyraminreichen Nahrungsmittel) soll vom Tag vor Behandlungsbeginn mit einem MAO-Hemmer bis 14 Tage nach Absetzen des MAO-Hemmers eingehalten werden. Der MAO-Hemmer soll nach den Mahlzeiten eingenommen werden.

Die hier wiedergegebene Diät entspricht der Packungsbeilage von Jatrosom N (Tranylcypromin).

Verboten

Milch und Milchprodukte: salzlakengereifte Hartkäse, zum Beispiel Emmentaler Käse, Bergkäse, Parmesan und ähnliche Schnitt- und Reibekäse aus Rohmilch; Edelschimmelkäse, zum Beispiel Roquefort, Camembert und ähnliche Sorten; Käse mit Schmierenbildung, zum Beispiel Limburger, Butterkäse, Rotschmierekäse, Harzer Käse, Handkäse; Schoko- und Nougat-Eis

Fleisch und Fleischprodukte: Rinder- und Geflügelleber; Nieren; Suppen- und Brühwürfel; industriell hergestellte Fertigsoßen; Wildfleisch mit starker Alterung und strengem Geruch; hart ausgereifte Salami und ähnliche Rohwürste, besonders mit Edelschimmelbelag

Fisch und Fischprodukte: Salzhering, Matjeshering, Salzsardinen, Anchovis, Kaviar und verwandte salzkonservierte rohe Produkte; kalt geräucherter Fisch, zum Beispiel Lachshering, Lachsmakrele und ähnliche; Trockenfisch, Stockfisch, Klippfisch, Dorschleber, Calamari (Tintenfische); Fischsoßen, asiatische Soßen

Eier und Eiprodukte: Soleier

17 Antidepressiva

Hefe und Hefeprodukte: Hefeextrakte, Hefehydrolysate, Marmite; mit Hefe durch Gärung hergestellte Getränke: Bier, Wein, Sekt, Schaumwein, auch alkoholfreie Sorten; Hefeextrakte werden in Großküchen zum Abrunden von Soßen, Eintöpfen und Bratenfonds verwendet.

Getreide und Getreideprodukte: Gerstenkeimlinge (Malz)

Hülsenfrüchte: reife braune Bohnen, Puffbohnen, Pferdebohnen, Saubohnen, weiße Bohnen; Bohnenkeimlinge; asiatische Sojasoßen

Kakao und Kakaoerzeugnisse: Schokolade in massiven Tafeln oder Figuren (Bitter-, Vollmilch-, weiße Schokolade); Cognacbohnen, Likörpralinen, Kakaolikör; Walnuss- oder undeklarierter Nougat

Obst: Bananen, hochreife Birnen und Avocados, rote Pflaumen; Rumtopf

Gemüse- und Gemüseprodukte: rohes Sauerkraut; rohe Salzgurken, Gewürzgurken aus dem Fass; Mixed Pickles, sauer eingelegte Pilze

Nüsse und Nussprodukte: Walnuss

Getränke: alkoholische Getränke, zum Beispiel Bier, Wein, Sekt, Cognac; Liköre, Weinbrände, Whiskey, Rum und ähnliches; Bier und Wein in alkoholfreier Form; Säfte mit hohem Birnen-, Bananen- oder Pflaumenanteil

In geringen Mengen erlaubt

Milch und Milchprodukte: halbfester Schnittkäse aus pasteurisierter Milch (z. B. Gouda, Chester) jeweils 1 Scheibe à 20 g; Joghurt, Kefir und ihre Zubereitungen etwa 100 ml; Vanille- und Fruchteis je 1 Kugel

Fleisch und Fleischprodukte: Schweineleber maximal 100 g; frische Knacker maximal 100 g (noch weich); Teewurst, Mettwurst, feine Braunschweiger bis 50 g

Fisch und Fischprodukte: saure Heringe, Rollmops bis 100 g; Heringshappen in Mayonnaise oder Gelee bis 100 g; Thunfischkonserven bis 50 g

Kakao und Kakaoerzeugnisse: Pralinen mit Sahne, Frucht- oder Marzipanfüllung bis 20 g; Haselnuss-Nougat bis 20 g; Marzipan bis 20 g; Schoko-Riegel mit Milch-, Sahne- oder Marzipanfüllung bis 20 g; Müsli-Riegel mit Schokoüberzug bis 20 g; Schokolade mit ganzen Haselnüssen, Cashewnüssen oder Mandeln bis 20 g

Obst: Orangenkonzentrate in Getränken; schwarze Johannisbeeren, grüne Birnen bis 50 g; getrocknete Früchte bis 20 g

Gemüse und Gemüseprodukte: pasteurisiertes Weinsauerkraut bis 100 g; pasteurisierte Gewürzgurken bis 100 g; Karotten (d. h. Jungmöhren, meist kürzer und mit Laub) bis 20 g

Nüsse und Nussprodukte: Haselnuss-Nougat bis 20 g

Wechselwirkungen mit anderen Medikamenten

Anästhetika: Verstärkung der ZNS-dämpfenden Wirkung, deshalb MAO-Hemmer zwei Wochen vor Allgemeinanästhesie absetzen, auch vor Elektrokrampftherapie

Anticholinergika (Antiparkinsonmittel, Neuroleptika): Verstärkung Atropin-ähnlicher Wirkungen

Andere Antidepressiva: erst 14 Tage nach Absetzen von Tranylcypromin geben. Kombinationen können verstärkte Antidepressiva-Wirkung haben. Bei Therapieresistenz wird die Kombination mit TCA durchgeführt: zuerst TCA, dann MAOI dazugeben, nicht umgekehrt!

Fallbericht von Otte et al. (2003): Patient nahm aus Versehen zusätzlich zu seiner verordneten Tagesdosis von 100 mg Tranylcypromin/Jatrosom N 225 mg Tofranil und verstarb an einem Serotonin-Syndrom.

Antipsychotika (Phenothiazine, Clozapin): Blutdruckabfall durch additive Wirkung, sonst sichere Kombination, auch bei Atypischen Neuroleptika

Atropin: Verlängerung von Wirkung und Nebenwirkungen

Benzodiazepine: Kombination sicher

Blutdrucksenkende Medikamente (z. B. Clonidin/Catapresan, Methyldopa, Reserpin): Wirkungsverstärkung, eventuell Blutdrucksteigerung mit Erregungssteigerung, Serotonin-Syndrom

Bromocriptin/Parlodel: verstärkte serotonerge Wirkung

Bupropion/Zyban: nicht kombinieren

Buspiron/Buspar: Blutdruckerhöhung. Nicht kombinieren

Carbamazepin/Tegretol: Abbau wird gehemmt. Kombination möglich unter Kontrolle des Plasmaspiegels. Gilt wahrscheinlich auch für andere Antiepileptika.

Clomipramin/Anafranil: nicht kombinieren, Serotonin-Syndrom möglich

Disulfiram: nicht kombinieren

Insulin: Hypoglykämie wegen Stimulation der Insulinsekretion und Hemmung der Gluconeogenese.

Johanniskraut: nicht kombinieren, einzelne Berichte über Serotonin-Syndrom

L-Dopa/Madopar: Blutdruckanstieg. Verstärkte serotonerge Wirkung. Durch Gabe von Carbidopa in Kombination mit L-Dopa wird eine periphere Decarboxylierung vermieden.

Lithium: verstärkte serotonerge Wirkung möglich. Additive Antidepressiva-Wirkung. Ich habe mit dieser Kombination gute Erfahrungen gemacht.

Andere MAO-Hemmer: keine rasche Umstellung ohne wash-out

MAO-B-Hemmer(Selegilin/Jumexal): verstärkte Serotonin-Wirkung

Mianserin/Tolvon: Kombination wahrscheinlich sicher

Mirtazepin/Remeron: serotonerge Reaktionen möglich

Opioidderivate (Codein, Dextromethorphan, Morphin, Tramadol/Tramal, Pethidin, Pentazocin): Erregung, vermehrtes Schwitzen, Blutdruckabfall. Enzephalopathie, Krampfanfälle, Koma, Ateminsuffizienz. Serotonin-Syndrom? Potenzierung der Katecholaminwirkung. Nicht kombinieren

Oxitriptan/Tript-OH: Serotonin-Syndrom möglich. Nicht kombinieren

Reboxetin/Edronax: nicht kombinieren

Reserpin/Brinerdin: Erregungszustände und hypertensive Krisen wegen zentraler und peripherer Katecholaminausschüttung

Sibutramin/Reductil: verstärkte noradrenerge und serotonerge Wirkung möglich, Kombination vermeiden

SSRI: Serotonin-Syndrom

Stimulanzien (Ritalin und Dexamin): Gefahr der Blutdruckerhöhung. Ich habe selbst positive Erfahrungen unter Blutdruckkontrolle gemacht.

Succinylcholin: eventuell prolongierte Muskelrelaxation wegen Abbauhemmung

Sumatriptan/Imigran: Serotonin-Syndrom. Sumatriptan-Spiegel massiv erhöht. Nicht kombinieren

Sympathomimetika: oft enthalten in Medikamenten, die gegen Erkältung, Allergie, als Appetitzügler oder Bronchodilatator eingenommen werden. Indirekte (z. B. Tyramin, Ephedrin, Pseudoephedrin): Hypertensive Krisen durch Noradrenalinausschüttung. Direkte (z. B. Adrenalin, Noradrenalin, Phenylephrin, Dopamin, Salbutamol): Blutdruckerhöhung. Nicht kombinieren!

Trazodon/Trittico: verschiedene Meinungen: von «nicht kombinieren, Serotonin-Syndrom» bis «wahrscheinlich sicher». Ich habe positive Erfahrungen gemacht.

Venlafaxin/Efexor: nicht kombinieren, Abbau von Serotonin und Noradrenalin gehemmt

ZNS-dämpfende Substanzen (Alkohol, Barbiturate, Sedativa): Verstärkung der ZNS-Dämpfung

Kleine Mengen von Adrenalin in Mitteln zur örtlichen Betäubung und die Anwendung von Dihydroergotamin sind gestattet.

Moclobemid/Aurorix

Antiarrhythmika: Erhöhung des Moclobemidspiegels

Antidepressiva (TCA und andere AD): Von den TCA gibt es vor allem Erfahrungen mit Amitriptylin/Saroten retard, Doxepin/Sinquan bezüglich additiver Antidepressiva-Wirkung. Plasmaspiegel der TCA kontrollieren. Keine Kombination mit Clomipramin/Anafranil. Potenzierung von Gewichtszunahme, Hypotonie, anticholinergen Wirkungen

Antiepileptika: wahrscheinlich sichere Kombination

Antiparkinsonmittel: Verstärkung Atropin-ähnlicher Wirkungen

Antipsychotika: gut kombinierbar?

Benzodiazepine: gut kombinierbar

Bupropion/Zyban kann Aurorix-Spiegel erhöhen.

Buspiron/Buspar: serotonerge Wirkung. Nicht kombinieren

Cimetidin: Moclobemid-Spiegel kann sich verdoppeln.

Clomipramin/Anafranil: Verstärkung serotonerger Wirkung. Nicht kombinieren

Ibuprofen/Brufen: Wirkung von Ibuprofen wird verstärkt.

Johanniskraut: nicht kombinieren

Lithium: additive Antidepressiva-Wirkung

MAO-B-Hemmer (Selegilin/Jumexal): kontraindiziert, da beide MAO-Enzyme (A und B) gehemmt werden. Falls Kombination nötig, MAO-Hemmer-Diät

Mianserin/Tolvon: wahrscheinlich sichere Kombination

Mirtazepin/Remeron: wahrscheinlich sicher

Opioide (Pentazocin/Fortalgesic, Pethidin, Dextromethorphan): Potenzierung der analgetischen Wirkung von Pethidin. Kombination wegen serotonerger Wirkung meiden

Oxitriptan/Tript-OH: nicht kombinieren

SSRI: Schlafstörungen, mit Fluvoxamin Kopfschmerzen. Fluoxetin und Fluvoxamin können den Moclobemid-Abbau hemmen. Möglichst nicht kombinieren

Sumatriptan/Imigran: Serotonin-Wirkung wird verstärkt. Serotonin-Syndrom möglich. Nicht kombinieren

Sympathomimetika: bei indirekten (Salbutamol) und direkten (Ephedrin, Adrenalin) Bluthochdruck. Gefahr hypertensiver Krisen bei längerfristiger Gabe oder bei hohen Dosierungen.

Trazodon/Trittico: Kombination vor allem mit kleineren Dosierungen zur Behandlung von Schlafstörungen

Venlafaxin/Efexor: serotonerge Nebenwirkungen, Serotonin-Syndrom, hypertensive Reaktionen. Nur mit größter Vorsicht kombinieren

Johanniskraut

Inhaltsstoffe von Johanniskraut induzieren CYP 3A4 und CYP 1A2. Dadurch kann der über diese Enzymsysteme stattfindende Abbau von Substanzen beschleunigt, ihr Plasmaspiegel erniedrigt und ihre Wirksamkeit beeinträchtigt werden.

Antikoagulanzien: Wirkung von Phenprocoumon/Marcumar kann vermindert werden.

Antikonzeptiva: Zwischenblutungen und verminderte antikonzeptive Wirksamkeit, Berichte über ungewollte Schwangerschaften liegen vor.

Digoxin: Durch Induktion von P-Glykoprotein (Transportprotein) werden die Plasmaspiegel von Digoxin gesenkt.

Schlafmittel: Wirkung von Midazolam/Dormicum kann vermindert werden.

Serotonin-Wiederaufnahmehemmer und Clomipramin/Anafranil: bei älteren Patienten Risiko eines Serotonin-Syndroms

Immunsuppressivum: Wirkung von Ciclosporin/Sandimmun kann vermindert werden.

Methadon: Wirkung kann vermindert werden.

Trizyklische Antidepressiva: Wirkung von Amitriptylin/Saroten und Nortriptylin/Nortrilen kann vermindert werden.

Virostatikum/HIV-Proteinase-Hemmer: Wirkung von Indinavir/Crixivan kann abgeschwächt werden.

Zytostatikum: Wirkung von Irinotecan/Campto kann vermindert werden.

Auf Grund des Interaktionsprofils sollte meiner Meinung nach überprüft werden, ob Johanniskraut-Präparate rezeptpflichtig werden sollten. Das ist schon deshalb sinnvoll, weil viele Patienten bisher Johanniskraut-Extrakte gar nicht als Medikamente im eigentlichen Sinne betrachten und die Einnahme ihrem Arzt gar nicht berichten. Deshalb ist die Situation bezüglich möglicher Interaktionen unübersichtlich. Außerdem handelt es sich bei den Interaktionen nicht um unwichtige/ungefährliche Wirkungen.

17.6 Wirkungsverlust?

Akutbehandlung: Weil die Dosis bei Wirkungsbeginn und die schlussendlich wirksame Dosis, die Symptomfreiheit bewirkt, nicht identisch sind, kann der falsche Eindruck eines Wirkungsverlustes entstehen. Oft werden Patienten bei Stagnation der Besserung mit einem anderen Antidepressivum weiterbehandelt. Richtig wäre eigentlich eine Dosissteigerung des Antidepressivums, unter dem sich keine weitere Besserung entwickelt hat. Ich erkläre das immer mit einem Bild: Autofahren am Berg.

Es kann auch durch Kombination mit einer Substanz, die den Abbau des Antidepressivums beschleunigt, zu einer Plasmaspiegel-Abnahme und damit zu einer verminderten Wirkung kommen. Durch Kombination mit einem Hemmer des abbauenden Enzyms entwickelt sich umgekehrt eine Erhöhung des Plasmaspiegels, sodass das in unveränderter Dosis eingenommene Antidepressivum plötzlich neue oder stärkere Nebenwirkungen bewirkt.

Langzeitbehandlung: Unbehandelte Depressionen zeigen in 50 bis 80 Prozent der Fälle einen rezidivierenden oder chronischen Verlauf (länger als zwei Jahre). Mit jeder neuen Phase steigt das Rezidiv-Risiko weiter an.

Unter Dauerbehandlung mit einem Antidepressivum entwickelt sich bei gleichbleibender Dosierung in 9 bis 33 Prozent der Fälle eine neue Depression. Das kann verschiedene Gründe haben: Noncompliance, Spontanverlauf «drückt durch», Verlust der Wirksamkeit des Antidepressivums. Gerade wenn es Patienten länger gut geht, sinkt oft die Motivation für die weitere Medikamenteneinnahme, es entwickelt sich Noncompliance. Es ist nicht sicher, ob es wirklich eine pharmakologische Toleranz auf Antidepressiva gibt.

Die wahrscheinlichste Ursache für ein Rezidiv unter antidepressiver Dauerbehandlung ist der Wechsel zu einem bipolaren Verlauf. Das Risiko ist bei Vorhandensein folgender Kriterien erhöht: früher Krankheitsbeginn, zunehmende Phasenzahl, kleine hypomanische «Zacken», Bipolarität in der Familie.

Man muss aber auch an die Möglichkeit pharmakokinetischer Veränderungen denken, die durch Kontrolle des Plasmaspiegels festgestellt werden können (falls man einen Ausgangswert hat). Durch somatische Erkrankungen, veränderte Nahrung und durch starken Alkoholkonsum kann sich die gastrointestinale Absorption des Antidepressivums verschlechtern. Durch hormonelle Veränderungen, insbesondere während der Schwangerschaft und nach der Geburt, kann es zu Veränderungen der Clearance kommen. Im Alter vermindert sich die Clearance.

Die Behandlungsmöglichkeiten sind die gleichen wie bei Stagnation der Besserung während der Akutbehandlung: Dosis des Antidepressivums erhöhen, Augmentierung oder auch Wechsel des Antidepressivums.

17.7 Absetzen und Umstellen

Im Rahmen der Akutbehandlung geht es darum, möglichst rasch ein wirksames Medikament zu finden, mit dem man eine Besserung und schließlich Symptomfreiheit erreichen kann. Anschließend wird während der Stabilisierungsphase die Medikation möglichst in der gleichen Dosierung weitergeführt. Die Dauer dieser Phase beträgt bei Depressionen in der Regel sechs Monate. Für die Festlegung der Dauer der Stabilisierungsphase ist der individuelle Krankheitsverlauf sehr wichtig. Die übliche Dauer der Stabilisierungsphase kann bei Bedarf verlängert werden. Bei Beginn der Dosisreduktion lässt sich ja beobachten, ob der Zustand stabil bleibt oder ob die Symptomatik zurückkommt. Manchmal wünschen die Patienten auch eine Verlängerung der Stabilisierungsphase, weil sie von früheren Krankheitsphasen her wissen, dass der entsprechende Jahresabschnitt eine für sie besonders schwierige Zeit darstellt, dass zum Beispiel dann schon mehrere Depressionen begonnen haben.

Leider steht immer noch in vielen Lehrbüchern, dass nach deutlicher Besserung auf eine reduzierte Erhaltungsdosis umgestellt werden soll. Das ist falsch!

Erst sechs Monate nach Erreichen der Symptomfreiheit kann vorsichtig in ganz kleinen Schritten die Tagesdosis reduziert werden, zum Beispiel 25 mg Imipramin oder 10 mg Seropram alle 14 Tage. Vor Ablauf der sechs Monate sollte die Dosis nur bei Neuauftreten von unangenehmen Nebenwirkungen vermindert werden.

Abruptes Absetzen von Antidepressiva ist nicht empfehlenswert, weil dadurch nach 24 bis 48 Stunden (abhängig von der Halbwertszeit) ein Absetzsyndrom ausgelöst werden kann: Unausgeglichenheit, Schwindel, Ataxie, Übelkeit, Brechreiz; grippale Symptome mit Müdigkeit, Frösteln, Lethargie; sensorische Störungen wie Parästhesien und Zittern; Schlafstörungen, lebhafte Träume. Angst, Unruhe, Reizbarkeit, Verwirrung, Gedächtnisstörungen, Konzentrationsschwäche. Akathisie, Dyskinesien, «elektrische Schläge». Mir sind von Patienten auch schon Muskelkater-artige Beschwerden berichtet worden, insbesondere nach Absetzen von SSRI und Venlafaxin/Efexor.

Die Absetzsymptome können mit den Symptomen eines depressiven Rückfalls verwechselt werden.

Die Absetzsymptome scheinen nach Absetzen von klassischen MAOI besonders ausgeprägt zu sein. Nach Absetzen von MAOI können Unruhe und REM-Rebound auftreten. Beim Absetzen von Tranylcypromin/Jatrosom N können organische Psychosen mit Halluzinationen auftreten. Das habe ich noch nie erlebt.

Durch Wiedereinnahme des Antidepressivums verschwinden die Symptome innerhalb von 24 Stunden. Man kann anschließend das Antidepressivum langsamer ausschleichen.

Selten kann es beim abrupten Absetzen von Antidepressiva zu einer Hypomanie/Manie kommen.

Bei folgenden Antidepressiva wurden bisher keine Absetzphänomene beobachtet: Moclobemid/Aurorix, Reboxetin/Edronax, Trazodon/Trittico.

Wartefristen beim Wechseln von Antidepressiva: Wichtig sind Interaktionen nicht nur für die gleichzeitige Anwendung von zwei Medikamenten, sondern auch für den Wechsel von einer Substanz zur anderen. Halbwertszeiten beachten!

SSRI und Efexor: beim Wechsel zu einem klassischen MAO-Hemmer: eine Woche; Fluctine: fünf Wochen

Klassische MAO-Hemmer: beim Wechsel von einem klassischen MAO-Hemmer auf irgendein anderes Antidepressivum: zwei Wochen

RIMA/Aurorix: Beim Wechsel von Moclobemid zu irgendeinem Antidepressivum müssen nur 24 Stunden gewartet werden. Bei Umstellung auf Moclobemid sollte die Tagesdosis in der ersten Woche 300 mg nicht überschreiten.

Bei den meisten Antidepressiva ist eine überlappende Umstellung möglich.

17.8 Auswahl eines Antidepressivums

Ist die Behandlung mit einem Antidepressivum indiziert, so geht es um die Frage: Welches der vielen zur Verfügung stehenden Präparate soll man verschreiben? Diese Frage ist deshalb so wichtig, weil nicht alle Patienten auf jedes Antidepressivum gleich gut reagieren. Die Erfolgsraten bezüglich des erstverordneten Antidepressivums betragen bei leichten bis mittelgradig ausgeprägten Depressionen etwa zwei Drittel und liegen bei schweren Depressionen deutlich tiefer, etwa bei 50 Prozent. Bei den nicht auf das erstverordnete Antidepressivum ansprechenden Patienten wird das nächste Präparat «ausprobiert».

Vergleichsstudien ergeben meist keine Wirkungsunterschiede zwischen Antidepressiva mit verschiedenem biochemischem Profil oder mit verschieden ausgeprägter Sedation/Aktivierung.

Kriterien zur Substanzauswahl: Symptomatik, Behandlungsanamnese, Pharmakologische Eigenschaften, Pharmakokinetische Eigenschaften, Wirkungsbeginn, Nebenwirkungen, Interaktionen, Wirkungsverlust, Absetzen und Umstellen.

Symptomatik: Eigentlich ist jedes Antidepressivum gegen alle Symptome der Depression und der anderen unter Indikationen aufgeführten Syndrome wirksam. Gestützt auf theoretische Überlegungen, Studienergebnisse und praktische Erfahrungen erwarten wir von einigen Substanzen bessere Erfolgschancen für die Behandlung bestimmter Symptome. Für die theoretischen Überlegungen ist vor allem das pharmakologische Profil einer Substanz von Bedeutung. Dabei muss beachtet werden, dass die verschiedenen Effekte unterschiedlich stark ausgeprägt sein können. Gleichgerichtete Effekte können sich gegenseitig verstärken, entgegengesetzte können sich gegenseitig vermindern.

Aktivierung: erwünscht für die Behandlung von Antriebsarmut, Müdigkeit, verminderter Leistungsfähigkeit, vermehrtem Schlaf. Besonders aktivierend sind Moclobemid/Aurorix, Tranylcypromin/Jatrosom N, Reboxetin/Edronax, Bupropion/Zyban, Nortriptylin/Nortrilen und vor allem Dibenzepin/Noveril. Bei Patienten, die vorher unter anderen Antidepressiva höhere Dosen eines Stimulans benötigt haben, ist das häufig unter Noveril nicht mehr nötig.

Sedierung: erwünscht für die Behandlung von Unruhe, Aufregung, Schlafstörungen. Häufig muss man Patienten, die innerlich oder auch motorisch unruhig sind, zunächst mit einem sedierenden Antidepressivum behandeln, damit ein aktivierendes überhaupt gegeben werden kann. Dazu eignen sich vor allem interaktionsarme Substanzen wie Mianserin/Tolvon und vor allem Trazodon/Trittico.

Sehr ausgeprägte depressive Symptomatik spricht eher auf Substanzen mit breitem Wirkungsspektrum an, zum Beispiel Venlafaxin/Efexor oder TCA. Man kann aber auch Substanzen mit verschiedenen Wirkungskomponenten kombinieren (Einzelheiten im Kapitel über therapieresistente Depressionen).

Behandlungsanamnese: Hat ein Patient früher schon einmal gut auf ein Antidepressivum angesprochen, so ist die Wahrscheinlichkeit groß (aber nicht 100 %), dass es ihm wieder hilft. Gleiches gilt für Verwandte ersten Grades.

Pharmakologische Eigenschaften: Aus den pharmakologischen Eigenschaften lassen sich Wirkungskomponenten und Nebenwirkungen der verschiedenen Antidepressiva ablesen.

Serotonin-Wiederaufnahmehemmung ist besonders wichtig für die Behandlung von Ängsten einschließlich Sozialphobie, Zwangssymptomen, Impulsstörungen, Suchtformen, Ess-Störungen, Dysmorphophobie und Aggressivität.

Hemmung der Monoaminooxydase ist wirksam gegen Angst und Sozialphobie. Bei leichterer Ausprägung ist Moclobemid/Aurorix vorzuziehen. Wegen der bei der Behandlung mit klassischen MAOI notwendigen Diät werden sie heute fast ausschließlich bei Patienten angewendet, die auf alle anderen Antidepressiva nicht ansprechen.

Pharmakokinetische Eigenschaften sind vor allem für die ein- oder mehrmalige tägliche Gabe wichtig und für die Kumulationsgefahr, die insbesondere bei der Behandlung älterer Patienten wichtig ist.

Wirkungsbeginn: Eigentlich wirken alle Antidepressiva gleich schnell oder besser gesagt gleich langsam. Muss man aber eine Substanz sehr langsam aufdosieren, zum Beispiel wegen ausgeprägter sedierender Wirkungskomponente, verzögert sich natürlich der Wirkungsbeginn.

Nebenwirkungsprofil: Antidepressiva unterscheiden sich bezüglich ihrer Nebenwirkungsprofile deutlicher voneinander als bezüglich ihrer Wirksamkeit und ihrer Wirkungskomponenten. Deshalb ist das Nebenwirkungsprofil in der Regel für die Substanzauswahl am wichtigsten. Es lässt sich aus dem pharmakologischen Profil gut ablesen. Die Ausprägung der Affinität zu den muscarinischen Acetylcholinrezeptoren ist verantwortlich für die so genannten anticholinergen Nebenwirkungen, die vor allem bei TCA vorkommen.

Die individuelle Verträglichkeit kann sehr verschieden sein. Es gibt immer wieder Patienten, die ein trizyklisches Antidepressivum viel besser vertragen als die als nebenwirkungsarm geltenden modernen Substanzen.

Außerdem ist zu beachten, dass eine Nebenwirkung für einzelne Patienten ein größeres Gewicht haben kann. Ich habe zum Beispiel einmal einen Patienten behandelt, der mir bei der ersten Konsultation gesagt hat, dass er kein Medikament nehmen würde, das die Lippenspannung verändern könnte. Dann könne er nicht mehr Oboe spielen! Daraufhin habe ich ihm Moclobemid/Aurorix verordnet. Leider war seine depressive Symptomatik zu ausgeprägt und bestand auch schon seit Jahren, sodass Aurorix nicht half. Wir haben dann sehr vorsichtig mit Citalopram/Seropram begonnen und mit viel Geduld schlussendlich eine wirksame Dosis aufgebaut. Der vorher invalide Patient ist jetzt wieder voll arbeits- und auch genussfähig.

Mundtrockenheit tritt trotz fehlender anticholinerger Wirkungskomponente auch bei modernen Antidepressiva auf, insbesondere bei noradrenerger Wirkungskomponente (pseudo-anticholinerger Mechanismus).

Sexuelle Nebenwirkungen sind für viele Patienten besonders fatal. Das ist eine klare Indikation für Aurorix oder Bupropion/Zyban. Sexuelle Nebenwirkungen sind besonders häufig bei Substanzen mit ausgeprägter Serotonin-Wiederaufnahmehemmung, z. B. SSRI. Sie kommen aber auch vor bei Noradrenalin-Wiederaufnahmehemmung, Blockade von 5-HT2-Rezeptoren und Blockade von Alpha-2-Rezeptoren.

Lassen sich sexuelle Nebenwirkungen nicht vermeiden, so muss man sie behandeln, siehe Kapitel 24.

Kognitive Nebenwirkungen kommen besonders häufig bei Substanzen vor, die sedieren und/oder ausgeprägte anticholinerge Nebenwirkungen verursachen, zum Beispiel Amitriptylin/Saroten/Tryptizol, Trimipramin/Surmontil.

Gewichtszunahme kommt vor allem bei Substanzen vor, die eine starke Affinität zu Histamin-Rezeptoren und 5-HT2-Rezeptoren haben, zum Beispiel Amitriptylin/Saroten/Tryptizol, Maprotilin/Ludiomil, Mianserin/Tolvon, Mirtazepin/Remeron und Trimipramin/Surmontil.

Bei Herz-Kreislauf-Patienten sind Trizyklika weniger gut geeignet als moderne Antidepressiva. Will man ein Trizyklikum geben, so kommt am ehesten Lofepramin/Gamonil in Frage. Es ist auch bei Überdosis kaum gefährlich.

Interaktionsprofil: Mögliche Interaktionen spielen vor allem eine große Rolle bei der Behandlung von Alterspatienten und Patienten mit somatischen Erkrankungen.

Die Anzahl möglicher Interaktionen nimmt natürlich zu, je mehr Substanzen gleichzeitig vom Patienten eingenommen werden. Deshalb spielen Interaktionen vor allem bei der Behandlung von multimorbiden Patienten eine Rolle, die oft gleichzeitig von mehreren Ärzten mit ganz verschiedenen Medikamenten behandelt werden. Selbst wenn der Patient die Namen aller Medikamente weiß und man die Informationen im Arzneimittelkompendium für jede Substanz nachliest, kann nicht mit Sicherheit ausgeschlossen werden, dass sich eine vorher nicht bekannte Interaktion entwickelt. Also gehe ich bei solchen Patienten so vor, dass ich ein Antidepressivum verschreibe, von dem ich weiß, dass es in der Regel keine klinisch relevanten (!) Interaktionen verursacht, zum Beispiel Mianserin/Tolvon, Citalopram/Seropram, Trazodon/Trittico. In dieser Situation vermeide ich neue Substanzen, weil seltene Interaktionen oft erst nach Jahren bekannt werden.

Will man einem mit einem Neuroleptikum behandelten Patienten zusätzlich ein Antidepressivum geben, so muss man beachten, dass dadurch der Plasmaspiegel des Neuroleptikums ansteigen kann. Der Haloperidolspiegel kann bei Kombination mit Fluvoxamin und Fluoxetin um 100 Prozent ansteigen. Der Clozapinspiegel kann bei Zufügen von Fluvoxamin auf das Zwei- bis Siebenfache ansteigen, bei Zufügen von Fluoxetin um 75 Prozent und bei Kombination mit Paroxetin und Sertralin um etwa 40 Prozent. Zusammenfassend bedeutet das, dass man am besten Citalopram einem Neuroleptikum zufügt, wenn man keine Erhöhung des Plasmaspiegels des Antipsychotikums verursachen möchte.

Wirkungsverlust: Der mögliche Wirkungsverlust bei der Langzeitbehandlung kann bei allen Antidepressiva vorkommen. Bei kürzerer Behandlung sind vor allem klassische MAO-Hemmer und Moclobemid/Aurorix betroffen.

Absetzen und Umstellen: Absetzphänomene sind bei SSRI und Venlafaxin/Efexor häufiger als bei anderen Antidepressiva.

Bei Moclobemid/Aurorix, Reboxetin/Edronax und Trazodon/Trittico wurden bisher keine Absetzsymptome beobachtet.

Mit Ausnahme von klassischen MAO-Hemmern und RIMA kann man alle Antidepressiva überlappend umstellen.

17.9 Ausblick

Leider gibt es zurzeit keine aufregenden neuen Substanzen in der «Pipeline». Insbesondere enttäuscht, dass die seit Jahren immer wieder als bahnbrechende Innovation angekündigten CRH-Antagonisten (Cortisol Releasing Hormone) und Antagonisten von Substanz P offenbar keinen Schritt näher zum Markt kommen. Haben sie in den Prüfungen nicht überzeugt?

Duloxetin ist das einzige Antidepressivum, das voraussichtlich bald neu eingeführt wird. Es ist ein Serotonin- und Noradrenalin-Wiederaufnahmehemmer wie Venlafaxin/Efexor.

Milnacipran ist ebenfalls ein SNRI, bei dem aber die Noradrenalin-Wirkung überwiegt.

Prozac Weekly ist die erste Form eines Antidepressivums, das nur einmal wöchentlich eingenommen werden kann. Eine Tablette enthält 90 mg Fluoxetin/Fluctine und ist insbesondere für die Langzeitbehandlung geeignet. Bisher ist diese Applikationsform von Fluctine nur in den USA erhältlich.

18 Anxiolytika

Ein Anxiolytikum ist dadurch definiert, dass es gegen vorhandene Angst wirksam ist, also zur Akutbehandlung von Angst geeignet ist.

Heute werden vor allem Benzodiazepine und auch Buspiron/Buspar als Anxiolytika verwendet. Buspar erfüllt aber die oben genannte Definition eines Anxiolytikums nicht, es ist nicht zur Akutbehandlung von Angst geeignet. Ich habe es trotzdem in dieses Kapitel über Anxiolytika aufgenommen, weil es in der Regel (wenn meiner Meinung nach auch zu Unrecht) als Anxiolytikum bezeichnet wird.

Die Abgrenzung von Anxiolytika und Hypnotika ist schwierig. Häufig ist die gleiche Substanz in beiden Anwendungen wirksam, oft sogar in der gleichen Dosis. Das trifft insbesondere auf Benzodiazepine zu.

18.1 Indikationen

Früher hat man angenommen, dass die sedierende und die anxiolytische Wirkung zusammengehören. Diese Meinung ist überholt. Heute ist es für ein Anxiolytikum meistens erwünscht, möglichst wenig sedierend zu sein, zum Beispiel Lorazepam/Temesta.

Bei situativ ausgelöster Angst können Betablocker hilfreich sein. Sie unterbinden das wichtigste somatische Angstsymptom, die Erhöhung der Pulsfrequenz. Dadurch unterbleiben die von diesem Symptom ausgehende Signalwirkung und der sonst dadurch ausgelöste «Angstzyklus». Bei Angsterkrankungen sind Betablocker in der Regel zu schwach, sie werden eher bei sonst psychisch Gesunden eingesetzt, die in bestimmten Situationen Angst haben, zum Beispiel Lampenfieber bei Musikern.

Früher hat man Carbaminsäure-Derivate wie Meprobamat/Meprodil angewendet, die eine ausgeprägte akute anxiolytische Wirkung haben. Da sie ein starkes Abhängigkeitsrisiko haben und toxischer sind als Benzodiazepine, werden sie kaum noch verordnet.

Wegen der Abhängigkeitsgefahr werden die Benzodiazepine von vielen Kollegen nicht angewendet. Das ist meiner Erfahrung nach ein schwerer pharmakologischer und therapeutischer Fehler!

Setzt man Benzodiazepine gezielt ein, so ist keine Suchtgefahr vorhanden. Wichtig ist natürlich, dass man die Benzodiazepine nicht in Monotherapie anwendet, wenn eine Kombinationstherapie indiziert ist. Die Behandlung von Angstsymptomen und Angsterkrankungen wird am wirksamsten mit der Kombination eines Antidepressivums und eines Benzodiazepins durchgeführt. Das Benzodiazepin wirkt akut anxiolytisch, lindert also die gerade jetzt vorhandenen Angstsymptome, es verhindert aber nicht, dass immer wieder neu Angst auftritt. Für die langfristige Wirkung gegen Angst wird ein Antidepressivum eingesetzt. Diese Kombinationsbehandlung hat den Vorteil, dass unter dem Schutz des akut anxiolytischen Benzodiazepins Antidepressiva «ausprobiert» werden können, bis eines wirklich greift. Im Unterschied zu früheren Jahren wissen wir heute, dass Antidepressiva bei vielen Angstpatienten recht hoch dosiert werden müssen, um wirklich anhaltend zu wirken. Dann kann langsam das Benzodiazepin abgesetzt werden.

Viele Kollegen verwenden gern Deanxit zur Angstbehandlung. Es ist ein Kombinationspräparat und enthält sehr niedrig dosiert das Trizyklische Antidepressivum Melitracen (10 mg) und das Neuroleptikum Flupentixol/Fluanxol (0,5 mg) pro Dragee. Ich arbeite sehr ungern mit fixen Kombinationen, weil diese keine flexible Dosierung der verschiedenen Komponenten erlauben.

Extrapyramidale Nebenwirkungen kommen nur unter sehr hohen Dosierungen von Deanxit vor. Ich habe das einmal bei einer Patientin erlebt, die zu den wenigen Menschen gehört, bei denen Benzodiazepine die depressive Symptomatik verstärken. Sie war deshalb von einem Kollegen auf Deanxit eingestellt worden. Da sie unter sehr ausgeprägter Angst litt, nahm sie 10 Deanxit täglich (übliche Dosis maximal 4 pro Tag). Sie hatte ausgesprochene orale Dyskinesien, die ich anfänglich auf das jeweilige zusätzlich eingenommene Antidepressivum zurückführte.

Viele Kollegen versuchen, Benzodiazepine durch niedrig dosierte Neuroleptika zu ersetzen. Die anxiolytische Wirkung ist bei nicht-psychotischen Patienten viel kleiner, und die Nebenwirkungen sind größer, insbesondere die Gefahr von Spätdyskinesien. Außerdem ist die oft sehr ausgeprägte distanzierende Wirkung der Neuroleptika ungünstig für die Motivation der Patienten, gegen die Ängste zu kämpfen, zum Beispiel im Rahmen einer Verhaltenstherapie.

Indikationen für Benzodiazepine: Mittel der Wahl zur pharmakologischen Akutbehandlung von allen Angstsymptomen. Einschlaf- und Durchschlafmittel. Status epilepticus. Spasmen der Skelettmuskulatur multipler Genese. Operationsvorbereitung. Intoxikationen durch Halluzinogene. Zugabe zu höheren Dosen von Antidepressiva und Neuroleptika zur Vermeidung epileptischer Anfälle. Behandlung von Psychosen, meist in Kombination mit Neuroleptika, die man so niedriger dosieren kann. Besonders gute Wirkung bei Katatonie.

Indikationen für Buspiron/Buspar: nur zur Langzeitbehandlung von Angstsymptomen geeignet, wie Antidepressiva. Bei schweren Formen keine überzeugende Wirkung.

Das Azaperon Buspiron/Buspar wirkt im Unterschied zu den Benzodiazepinen nicht muskelrelaxierend, nicht antikonvulsiv, nicht sedierend, nicht hypnotisch. Es bewirkt keine Veränderung der Schlafstruktur, keine Vigilanzverminderung und keine Abhängigkeit. Es kann Entzugssymptome der Benzodiazepine nicht kompensieren.

18.2 Substanzen und ihre pharmakologischen Profile

Benzodiazepine entfalten ihre Wirkung über die Bindung an den Benzodiazepin-GABA-Rezeptorkomplex. GABA ist ein inhibitorischer/hemmender Neurotransmitter im ZNS, dessen Wirkung durch Benzodiazepine verstärkt wird. Es kommt zu einer ZNS-Dämpfung im Limbischen System, in der Formatio reticularis und im Cortex.

Benzodiazepine verstärken die Wirkung von GABA auf GABA-A-Rezeptoren. Das ist die Grundlage der Pharmakotherapie von Angst, Schlafstörungen und Epilepsien.

GABA-A-Rezeptoren bestehen aus fünf Untereinheiten, die eine zentrale Pore mit Selektivität für Chloridionen bilden. Zurzeit sind sieben verschiedene Klassen von Untereinheiten mit zumeist mehreren Varianten bekannt. GABA-A-Rezeptoren, welche die Alpha-1-, Alpha-2-, Alpha-3- und Alpha-5-Untereinheit besitzen, können durch Benzodiazepine moduliert werden.

Um die Funktion einzelner GABA-A-Rezeptorsubtypen zu bestimmen, wurden Punktmutationen in die Keimbahn von Mäusen eingeführt. Dadurch entstanden verschiedene Mauslinien, bei denen jeweils ein anderer Subtyp des GABA-A-Rezeptors unempfindlich für Benzodiazepine ist. Es zeigte sich, dass bei Alpha-1-

Tabelle 9: Anxiolytika (Handelsname in Klammern)

1. Benzodiazepine
Alprazolam (Xanax)
Bromazepam (Lexotanil)
Clobazam (Urbanyl)
Cloxazolam (Lubalix)
Diazepam (Valium)
Dikaliumchlorazepat (Tranxilium)
Ketazolam (Solatran)
Lorazepam (Temesta)
Oxazepam (Seresta)
Prazepam (Demetrin)
2. Buspiron (Buspar)

punktmutierten Mäusen die sedative Wirkung von Benzodiazepinen fehlte. Bei Alpha2-punktmutierten Mäusen fehlte die angstlösende Wirkung.

Diese Befunde zeigen, dass Sedation durch Alpha-1-GABA-A-Rezeptoren vermittelt wird. Angstlösung und Muskelentspannung werden durch Alpha-2-GABA-A-Rezeptoren vermittelt.

Damit ist die Voraussetzung dafür geschaffen, in Zukunft Benzodiazepine zu entwickeln, die nicht alle fünf Wirkungskomponenten haben, sondern nur einen Teil davon. Damit können Medikamente entwickelt werden, die zum Beispiel angstlösend und muskelentspannend wirken, ohne müde zu machen und Gedächtnisstörungen auszulösen (Rudolph et al., 2002).

Buspiron: Der genaue Wirkungsmechanismus ist nicht bekannt. Keine Wirkung auf GABA-Rezeptoren. Ausgeprägte Affinität zu Serotonin-Rezeptoren (5-HT1A) und geringe Affinität zu D2-Rezeptoren.

18.3 Dosis und Kinetik

Die Wirkungsdauer ist nicht nur von der Halbwertszeit abhängig; es gibt eine komplexe Beziehung zwischen Eliminationshalbwertszeit, Verteilungsvolumen, Clearance und Eiweißbindung. Die Halbwertszeit nimmt bei einigen Benzodiazepinen (z. B. Valium) mit dem Alter stark zu. Die Halbwertszeit ist häufig nach wiederholter Gabe länger. Xanax retard wirkt etwa 12 Stunden.

Plasmaspiegelbestimmungen von Benzodiazepinen sind zur Einstellung einer wirksamen Dosis nicht nötig. Sie können aber in seltenen Fällen von fraglicher Überdosis relevant werden. Eine meiner Patientinnen war mit einer Tagesdosis

Tabelle 10: Dosierung von Anxiolytika (Tagesdosis in mg)

Handelsname	üblich	maximal
Buspar	5–30	60
Demetrin	20	60
Lexotanil	3–18	36
Lubalix	1–4	6
Seresta	15–30	200
Solatran	15–30	60
Temesta	1–6	12
Tranxilium	5–20	200
Urbanyl	20–30	60
Valium	5–10	60
Xanax	0,5–2	12

Tabelle 11: Pharmakokinetische Eigenschaften von Anxiolytika

Handelsname	max. Plasmaspiegel nach Stunden	Halbwertszeit in Stunden
Buspar	0,7–1,5	1–11
Demetrin	2,5–6	50–80
Lexotanil	2	20
Lubalix	2–3	72
Seresta	2,5	8
Solatran	3	52
Temesta	2–3	12–16
Tranxilium	1	25–62
Urbanyl	2	50
Valium	0,5–1,5	48
Xanax	1–2	12–15

von 7 mg Xanax retard nicht angstfrei, hatte aber schwere Gangstörungen und erlebte gefährliche Stürze. Um sie davon zu überzeugen, dass die Xanaxdosis wirklich zu hoch für sie war und wahrscheinlich verantwortlich für die Stürze, haben wir den Plasmaspiegel bestimmt, der tatsächlich viel zu hoch war.

18.4 Nebenwirkungen

Benzodiazepine

Insgesamt sehr gut verträglich. Falls Nebenwirkungen auftreten, sind diese durch Dosisanpassung gut regulierbar.

Überdosierung: Müdigkeit, Somnolenz, Schwindel, Ataxie, Dysarthrie (verwaschene Sprache), Diplopie (Doppeltsehen), Enuresis (nächtliches Einnässen), Muskelschwäche, verminderte kognitive Leistungsfähigkeit.

Intoxikation: relativ ungefährlich, eventuell transitorisches Koma. Behandlung mit dem Benzodiazepin-Antagonisten Flumazenil/Anexate 0,3 mg i. v.; falls keine Wirkung nach 60 sec. wiederholen bis zum Erwachen oder Gesamtdosis von 2 mg. Beachten, dass einige Benzodiazepine länger wirksam sind als Anexate; dann muss eventuell die Dosis von Anexate wiederholt werden.

Kontraindikation: Myasthenia gravis

Schwangerschaft und Stillzeit: keine Missbildungen, aber Dämpfung des Kindes. Durch die muskelrelaxierende Wirkung kann das Kind bei der Geburt eine verminderte Muskelspannung aufweisen (floppy infant).

Sexuelle Nebenwirkungen: Verminderung der Libido und Ejakulationsstörungen

Außerdem: Aggressivität (selten), Hypotension, Gewichtsanstieg, Verwirrung, erniedrigte Alkoholtoleranz, Hautallergien. Sehr selten kann bei einzelnen Patienten die Depression und auch die Suizidalität zunehmen.

Paradoxe Wirkung: Agitation, Insomnie/Schlaflosigkeit. Vor allem bei alten Patienten

Entzugserscheinungen: Wahrnehmungsstörungen, Depersonalisation, Depression, Insomnie, Agitation, Inappetenz, Myoklonien, Verwirrung, epileptische Anfälle

Abhängigkeit: Das Abhängigkeitsrisiko nimmt nach drei Monaten deutlich zu. Wichtig zur Vermeidung von Abhängigkeit bei notwendiger längerer Anwendung ist die klare Indikationsstellung. Bei Patienten mit affektiven Störungen gebe ich über viele Monate (falls nötig auch Jahre) Benzodiazepine, allerdings nicht in Monotherapie, sondern in Kombination mit Antidepressiva. Die Patienten wissen ganz genau, dass das Antidepressivum die eigentliche Behandlung darstellt und das Benzodiazepin nur eine Hilfsmaßnahme ist, die man bei erreichter Wirkung des Antidepressivums wieder absetzen kann.

Behandelt man langfristig vorhandene Angstsymptome nur mit einem Benzodiazepin, so entwickelt sich häufig eine Dosissteigerung. Das liegt an folgendem Mechanismus: Das gegenüber dem Gesunden bei Angstpatienten dauerhaft erhöhte Stress-Niveau liegt oft sehr wenig unter der individuellen Stress-Schwelle, bei deren Überschreiten Symptome auftreten. Das Benzodiazepin kann die Stress-Ausprägung so weit wieder senken, dass die Stress-Schwelle unterschritten und damit die Angst gelöst wird, aber das Stress-Niveau wird nicht auf ein gesundes Niveau gesenkt. Die Angstsymptome, die bei Überschreiten der Stress-Schwelle entstehen, werden mit zunehmender Krankheitsdauer immer ausgeprägter, sodass immer höhere Dosen von Benzodiazepinen nötig sind, um die Angst akut zu behandeln. Durch Kombination mit einem wirksamen Antidepressivum in wirksamer Dosis (!) wird das Stress-Niveau gesenkt, und dadurch bildet sich keine Angst mehr.

Das bedeutet, dass die meisten Patienten, die angeblich eine Benzodiazepin-Sucht haben, eigentlich falsch behandelt werden.

Buspiron

Insgesamt sehr gut verträglich.
Schwindel, Kopfschmerzen. Wegen Wirkung auf D2-Rezeptoren sind theoretisch extrapyramidale Nebenwirkungen möglich.

Buspar kompensiert die Entzugssymptome der Benzodiazepine nicht! Kann theoretisch die Wirkung von Antidepessiva augmentieren.

18.5 Interaktionen

Benzodiazepine (bitte auch Kap. 19.5 beachten)

Allopurinol/Zyloric: verminderter Abbau und verlängerte Halbwertszeit der Benzodiazepine, die oxydativ metabolisiert werden

Anästhetika: mit Diazepam verlängerte Erholungsphase von Ketamin/Ketalar. Inhalationsanästhetika (z. B. Halothan) bewirken eine verminderte Proteinbindung und damit verstärkte Wirkung von Diazepam/Valium.

Antibiotika (Chloramphenicol/Septicol): verminderter Abbau von Benzodiazepinen, die oxydativ metabolisiert werden. Gyrasehemmer (Ciprofloxazin/Ciproxin) bewirkt verminderten Diazepam-Abbau.

Antidepressiva: Imipramin/Tofranil-Spiegel mit Alprazolam/Xanax erhöht. Fluoxetin/Fluctine und Fluvoxamin/Floxyfral erhöhen die Halbwertszeit von Alprazolam/Xanax und Diazepam/Valium, dadurch bis zu 50 Prozent Wirkungsverstärkung. Sertralin/Zoloft kann die Diazepam-Clearance um etwa 10 Prozent vermindern.

Antikonvulsiva: Carbamazepin/Tegretol kann den Plasmaspiegel von Alprazolam/Xanax um etwa 50 Prozent vermindern, den von Clonazepam/Rivotril um etwa 30 Prozent. Phenobarbital/Luminal verstärkt den Diazepam-Abbau. Erhöhter Spiegel von Phenytoin/Epanutin bei Kombination mit Diazepam/Valium. Erniedrigter Phenytoinspiegel bei Kombination mit Clonazepam. Valproat/Depakine kann Diazepam-Spiegel erhöhen durch Verdrängung von Diazepam aus der Proteinbeindung. Valproat kann den Abbau von Lorazepam/Temesta und Clonazepam/Rivotril hemmen.

Betablocker (Propanolol/Inderal): verlängerte Halbwertszeit und verminderte Clearance von Diazepam/Valium

Cimetidin: reduzierter Abbau der oxydativ metabolisierten Benzodiazepine

Clozapin/Leponex: verstärkte Sedierung, Hypersalivation, Hypotonie (Kollaps), Delir. Berichte über Einzelfälle mit Atemstillstand nach Kombination mit intravenös appliziertem Benzodiazepin.

Digoxin: Abbau und Elimination von Digoxin werden vermindert.

Grapefruitsaft führt zu vermindertem Abbau von Alprazolam/Xanax.

L-Dopa/Madopar: Benzodiazepine können die Wirksamkeit durch einen GABA-agonistischen Effekt vermindern.

Östrogen/Orale Kontrazeptiva: verminderter Abbau von Benzodiazepinen, die oxydativ metabolisiert werden

Omeprazol/Antra: verminderter Abbau von Benzodiazepinen, die oxydativ metabolisiert werden

Rauchen: erhöhte Diazepam-Clearance

Buspiron

Antimykotikum Itrakonazol/Sporanox: bis zu dreizehnfach erhöhter Buspironspiegel durch Enzyminduktion von CYP 3A4

Benzodiazepine (Diazepam/Valium): erhöhte Benzodiazepinspiegel

Ciclosporin A/Sandimmun: erhöhte Ciclosporin-A-Spiegel

Digoxin: verstärkte Digoxinwirkung

Erythromycin/Erythrocin: bis zu fünffach erhöhter Buspironspiegel durch Enzyminduktion von CYP 3A4

Grapefruitsaft: durch Hemmung von 3A4 starke Erhöhung des Spiegels und Verlängerung der Halbwertszeit von Buspiron

Haloperidol/Haldol: um etwa 25 Prozent erhöhter Haldolspiegel durch Enzymhemmung

Johanniskraut: Fallbericht über Serotonin-Syndrom

Kalziumantagonisten (Diltiazem/Dilzem, Verapamil/Isoptin): bis zu vierfach erhöhter Buspironspiegel durch Enzyminduktion von CYP 3A4

SSRI (Fluoxetin/Fluctine, Fluvoxamin/Floxyfral): in Einzelfällen Serotonin-Syndrom mit Krampfanfällen oder Dystonie

Tranylcypromin/Jatrosom N: in Einzelfällen Hypertonie

Trazodon/Trittico: bei Kombination mit hohen Trazodon-Dosen theoretisch Serotonin-Syndrom möglich?

18.6 Wirkungsverlust

Benzodiazepine: Dass bei unwirksamer Behandlung die Angst immer stärker und damit die notwendige Benzodiazepindosis immer höher wird, kann fälschlicherweise als Wirkungsverlust interpretiert werden. Eigentlich gibt es keinen Wirkungsverlust der anxiolytischen und antiepileptischen Wirkung.

Die sedierende Wirkung unterliegt wie bei allen Substanzen auf Dauer sicher einer Gewöhnung. Unklar ist, ob die muskelrelaxierende Wirkung nachlässt.

Buspiron/Buspar: Mir ist aus der Literatur kein Wirkungsverlust bekannt. Persönlich kann ich mich zum Wirkungsverlust von Buspiron nicht äußern, da ich noch nie eine Wirkung gesehen habe.

18.7 Absetzen und Umstellen

Benzodiazepine: Das Ausmaß der Dosisreduktion richtet sich ganz wesentlich nach der Einnahmedauer. Bei mehrmonatiger Benzodiazepin-Anwendung muss man möglichst sanft reduzieren; zum Beispiel reduziert man die Tagesdosis von Temesta jede Woche um ¼ mg. So werden Rebound-Symptome verhindert.
Rascher geht man zumindest anfänglich vor, wenn sehr hohe Dosen von Benzodiazepinen eingenommen wurden.

Für das Umstellen von einem Benzodiazepin auf ein anderes können als Anhaltspunkt (grob) die in **Tabelle 12** aufgeführten Vergleichsdosen herangezogen werden.

Persönlich habe ich früher schlechte Erfahrungen mit direkten Umstellungen von einem Benzodiazepin auf ein anderes gemacht. Seit ich sehr sanft überlappend umstelle, habe ich keine Schwierigkeiten mehr gehabt. Es ist eben genauso wie bei anderen Psychopharmaka: Individuell stimmen Vergleichsdosen selten.

Buspiron: Unter Beachtung des Interaktionsprofils kann die Substanz überlappend umgestellt werden.

Tabelle 12: «Äquivalenzdosis» einiger Benzodiazepine, bezogen auf 10 mg Diazepam

Handelsname	Äquivalenzdosis in mg
Demetrin	20
Lexotanil	4,5
Seresta	30
Solatran	30
Temesta	2
Tranxilium	15
Urbanyl	20
Xanax	1

18.8 Auswahl eines Anxiolytikums

Symptomatik: Im Unterschied zur breiten Wirkungspalette der Benzodiazepine ist Buspiron nur zur Langzeitbehandlung von Angst geeignet.

Behandlungsanamnese: Wie bei allen anderen Substanzen gilt, dass eine früher beim Patienten beobachtete gute Wirksamkeit eine erhöhte Chance dafür darstellt, dass die Wirkung wieder positiv ist. Gleiches gilt für die Verträglichkeit.

Pharmakologische Eigenschaften: Alle Benzodiazepine verstärken die Wirkung von GABA auf GABA-A-Rezeptoren. Da man jetzt weiß, dass die verschiedenen Wirkungskomponenten der Benzodiazepine durch verschiedene GABA-A-Rezeptorsubtypen vermittelt werden, wird es möglich sein, die einzelnen Benzodiazepine bezüglich ihrer pharmakologischen Eigenschaften besser voneinander zu unterscheiden.

Buspiron wirkt nicht über GABA-Rezeptoren. Es hat, wie Antidepressiva, eher eine ausgeprägte Affinität zu Serotonin-Rezeptoren (5-HT1A) und geringe Affinität zu Dopamin2-Rezeptoren (schwächer als Neuroleptika).

Pharmakokinetische Eigenschaften: Die Dauer bis zum Erreichen des maximalen Plasmaspiegels (Tab. 11) ist vor allem wichtig, wenn man eine rasche Anxiolyse braucht, zum Beispiel für die Behandlung von Panikattacken. Obwohl Buspiron sehr schnell seinen maximalen Plasmaspiegel erreicht, ist es zur Akutbehandlung von Panikattacken nicht geeignet, weil es keine akute anxiolytische Wirkung hat.

Die in Tabelle 11 aufgeführten Halbwertzeiten sind für die Wirkungsdauer wichtig (nicht allein). Cloxazolam/Lubalix und Prazepam/Demetrin haben eine längere Halbwertszeit. Dadurch kann es vermehrt zur Kumulation der Substanz kommen, insbesondere bei Alterspatienten. Für diese ist Oxazepam/Seresta besonders günstig, weil es keine lang wirksamen Metaboliten bildet.

Alprazolam/Xanax ist in kleinerer Dosis wirksam als die anderen Benzodiazepine, 1 mg entspricht 10 mg Diazepam/Valium. 2 mg Lorazepam/Temesta entsprechen 10 mg Diazepam.

Will man eine kontinuierliche Anxiolyse hervorrufen, eignet sich Xanax retard am besten.

Wirkungsbeginn: Alle Benzodiazepine wirken rasch, und ihre anxiolytische Wirkung wird im Unterschied zu Buspiron auch subjektiv schnell wahrgenommen.

Für die Akutbehandlung von Panikattacken verwende ich am liebsten Lorazepam/Temesta, weil es schnell anflutet und wenig sediert.

Man darf natürlich individuelle Unterschiede nicht vergessen. Zum Beispiel geht aus Tabelle 11 hervor, dass Lorazepam/Temesta eigentlich etwas langsamer wirken sollte als Alprazolam/Xanax. Von den meisten Patienten höre ich eher das Umgekehrte.

Nebenwirkungen: Eigentlich handelt es sich um enorm gut verträgliche Substanzen. Bezüglich Intoxikationen sind Benzodiazepine wenig gefährlich. Es ist kaum möglich, sich mit einem Benzodiazepin allein zu suizidieren.

Interaktionen: Auf Grund der unterschiedlichen pharmakologischen Eigenschaften haben Buspiron und die Benzodiazepine verschiedene Interaktionsprofile.

Buspiron kann die Plasmaspiegel von Benzodiazepinen erhöhen, aber auch von Haloperidol.

Wichtig sind mögliche Interaktionen mit Antidepressiva und Neuroleptika, da diese Substanzen häufig mit Benzodiazepinen kombiniert werden.

Bei starken Rauchern muss man damit rechnen, Diazepam/Valium höher dosieren zu müssen (verstärkte Diazepam-Clearance).

Hinweisen möchte ich auf mögliche Interaktionen von Benzodiazepinen und den heute auch als Mood Stabilizer verwendeten Antiepileptika Carbamazepin/Tegretol und Valproat/Depakine. Beide können Benzodiazepin-Spiegel erhöhen. Klinisch ist das aber nur bei sehr hohen Dosen wichtig, weil die Toxizität der Benzodiazepine gering ist.

Wirkungsverlust: Mir ist diesbezüglich kein Unterschied zwischen den verschiedenen Benzodiazepinen bekannt.

Besonders wichtig ist die Gewöhnung an die Sedation. Bei unerwünschter Sedation ist es deshalb günstiger, Benzodiazepine nicht sporadisch, sondern kontinuierlich zu geben.

Absetzen und Umstellen: Will man von einem Benzodiazepin auf Buspiron umstellen, so muss man das unterschiedliche Wirkungsspektrum beachten.

Es wurde schon darauf hingewiesen, dass das Umstellen von einem Benzodiazepin auf ein anderes nicht immer ganz einfach ist. Dabei muss vor allem berücksichtigt werden, dass bei längerer Einnahme einer Substanz sich eine Gewöhnung an die sedative Komponente entwickelt, die natürlich bei einer neu applizierten Substanz noch nicht vorliegt.

18.9 Ausblick

Durch die Erforschung der Funktion einzelner GABA-A-Rezeptorsubtypen wird es in Zukunft möglich sein, Benzodiazepine zu synthetisieren, die nur anxiolytisch wirksam sind und die anderen Wirkungskomponenten der Benzodiazepine nicht haben. Dabei ist vor allem die Entwicklung nicht-sedierender Anxiolytika wichtig, nicht nur für den Straßenverkehr.

19 Hypnotika

Schlaf: Während der ersten Stunde des Schlafs durchläuft das Gehirn verschiedene Stadien mit zunehmend langsameren Hirnwellen. In der Phase des «slow wave sleep» sind Muskeln und Augen entspannt. Herzfrequenz, Blutdruck und Körpertemperatur fallen ab. In der nächsten halben Stunde werden die EEG-Wellen zunehmend schneller. Ähnlich wie im Wachzustand kommt es zu schnellen Augenbewegungen («rapid eye movements», REM-Phase). Die Muskeln sind fast vollständig entspannt, nur die Atemmuskulatur bleibt aktiv. Männer haben oft während der REM-Phasen Erektionen. In der REM-Phase wird geträumt. Die erste REM-Phase dauert etwa 10 bis 15 Minuten. Während der Nacht wiederholen sich die verschiedenen Schlafstadien. Dabei werden die «slow wave sleep»-Phasen weniger tief und die REM-Phasen länger, bis zum Erwachen.

Kinder schlafen bis zu 18 Stunden und verbringen viel Zeit im «slow wave sleep». Mit zunehmendem Alter wird die Schlafzeit kürzer, und es wird weniger Zeit im tiefen «slow wave sleep» verbracht. Ältere Erwachsene schlafen oft nur sechs bis sieben Stunden und erwachen früh.

Wachheit wird durch die Aktivität von zwei Systemen von Hirnstamm-Neuronen aufrechterhalten. Nervenzellen im oberen Teil der Brücke und im Mittelhirn, die den Transmitter Acetylcholin herstellen, stimulieren den Thalamus, der das Großhirn aktiviert. Außerdem wird das Großhirn durch Monoamin-Neuronen aktiviert, die Noradrenalin, Serotonin und Histamin produzieren.

Während des «slow wave sleep» vermindert sich die neuronale Aktivität in beiden Systemen. Während der REM-Phasen feuern die Acetylcholin-Neuronen sehr schnell, und die Monoamin-Neuronen hören auf zu feuern. Bei Wachheit dagegen feuern die Monoamin-Neuronen sehr schnell.

Erst nach 1960 wurden in einem unterirdischen Bunker in Bayern Experimente durchgeführt, die zeigten, dass Menschen auch ohne äußere Zeitgeber einen regelmäßigen Schlaf-Wach-Rhythmus haben. Körpertemperatur, Hormonspiegel und viele andere Körperfunktionen schwankten weiter im Tagesrhythmus, der sich allerdings auf durchschnittlich 25 Stunden ausdehnte.

Im Hypothalamus befindet sich an der Stelle, an der sich auf der Höhe der Nasenwurzel die Sehbahnen kreuzen, der Nucleus suprachiasmaticus (SCN). In einem winzigen Gebiet mit einem Durchmesser von zwei Millimetern befinden sich etwa 20 000 Zellen, die alle im gleichen Rhythmus schwingen und die tageszyklischen Abläufe im Körper koordinieren. Die Lichtsensoren der zirkadianen Uhr befinden sich in der Netzhaut des Auges. Sie produzieren das Protein Melanopsin. Diese Ganglienzellen reagieren unabhängig von den Stäbchen und Zapfen auf Lichtreize. Sie senden bei Lichtreizung elektrische Signale an den SCN.

Durch Mutation von einzelnen Uhren-Genen kann der Tageszyklus verkürzt, verlängert oder völlig zerstört werden. Beim Menschen wurde eine Gen-Mutation gefunden, die für das Syndrom des vorgezogenen Schlafes verantwortlich ist. Die Betroffenen werden abends vorzeitig schläfrig und wachen morgens zu früh auf.

Zusätzlich zur Haupt-Uhr im suprachiasmatischen Kern ticken an vielen Stellen im Körper Neben-Uhren. Die innere Synchronisation ist für die Abstimmung aller körpereigenen Rhythmen von großer Bedeutung.

Schlafstörungen sind sehr häufig. Sie können organisch bedingt sein, nicht-organisch oder durch Medikamente und Genussmittel ausgelöst werden.

Häufige somatische Ursachen von Schlafstörungen sind Diabetes mellitus, Hirnorganisches Psychosyndrom, Hyperthyreose, Hypertonie, Hypotonie, Nykturie, Morbus Parkinson, respiratorische Insuffizien, Refluxösophagitis und Schmerzen.

Medikamente und Genussmittel, die Schlafstörungen auslösen können, sind: Alkohol, Betablocker, Hypnotika, Coffein, aktivierende Antidepressiva, Stimulanzien, Theophyllin und Beta-Sympathomimetika.

Vielfach liegen keine eigentlichen Schlafstörungen vor, sondern Pseudoinsomnien, basierend auf falschen Vorstellungen von der notwendigen Schlafdauer. Diese «Störung» ist häufig bei Kindern – beziehungsweise in der Phantasie ihrer Eltern, die fälschlicherweise meinen, dass durch längere Schlafzeiten bessere Schulleistungen zu erzielen sind.

Schlafstörungen können bei jeder psychiatrischen Erkrankung vorhanden sein. Am häufigsten sind sie bei Depressionen und anderen affektiven Störungen. Bei Depressionen sind am häufigsten Durchschlafstörungen und frühmorgendliches Erwachen. Insbesondere bei langfristig vorhandenen Depressionen treten Hypersomnien auf, die Patienten schlafen häufig so plötzlich ein wie bei einer Narkolepsie.

Das härteste Kriterium zur Unterscheidung, ob eine Depression vorhanden ist oder nicht, ist das subjektive Gefühl, dass der Schlaf erfrischt. Solange der Schlaf nicht erfrischt, ist die Depression nicht weg.

Behandlung von Schlafstörungen: Schlafstörungen kann man durch die Behandlung der Grundkrankheit angehen oder direkt durch Sedation. Dafür sind nicht nur Hypnotika geeignet, sondern auch andere sedierende Substanzen. Leider werden häufig Neuroleptika verwendet. Sedierende Antidepressiva sind in der Regel günstiger. Besonders geeignet sind Mianserin/Tolvon, Trimipramin/Surmontil, Amitriptylin/Tryptizol, Trazodon/Trittico, Maprotilin/Ludiomil und Mirtazepin/Remeron.

Seit vielen Jahren/Jahrzehnten bestehende Schlafstörungen sind meistens Folge einer nicht erkannten Depression.

19.1 Indikationen

Hypnotika wirken gegen Schlafstörungen und deren Folgen. Sie können aber auch in akuten Krisensituationen verwendet werden, um einen Patienten «abzuschalten», wie zum Beispiel in akuten, gefährlichen Suizidkrisen oder bei gefährlicher Aggressivität.

Häufig lässt sich die Gabe eines Hypnotikums durch Verbesserung der Schlafhygiene vermeiden. Oft genügt die Gabe eines Anxiolytikums, das den Patienten so entspannt, dass er ohne Hypnotikum einschlafen kann.

Die Präparatwahl erfolgt entsprechend dem Vorliegen von Einschlaf- und/oder Durchschlafstörungen. Halbwertszeiten beachten!

Die im Arzneimittelkompendium und in den Packungsbeilagen erwähnte sehr kurze Behandlungsdauer kann in der Regel bei schweren Schlafstörungen nicht eingehalten werden. Dann muss man entweder die Behandlungsdauer ausdehnen oder das Hypnotikum durch eine andere sedierende Substanz ersetzen.

19.2 Substanzen und ihre pharmakologischen Profile

Chemisch ganz verschiedene Substanzen (s. **Tab. 13**) werden als Schlafmittel bezeichnet.

Bei schweren psychiatrischen Erkrankungen, insbesondere Depressionen, ist oft die Gabe eines Hypnotikums oder eines sedierenden Antidepressivums zur Nacht unbedingt nötig, um die mit Schlafstörungen verknüpfte Suizidgefahr zu vermindern.

Melatonin ist in der Schweiz nicht zugelassen, weil die notwendigen Prüfungen bezüglich Wirksamkeit und Sicherheit fehlen.

Benzodiazepine binden an den Benzodiazepin-GABA-Rezeptorkomplex und verstärken die Wirkung des inhibitorischen Neurotransmitters GABA.

Benzodiazepin-ähnliche Hypnotika haben zwar eine andere Molekülstruktur als die Benzodiazepine, wirken aber auch über die Bindung an die Benzodiazepinbindungsstelle am GABA-Rezeptorkomplex. Zaleplon/Sonata und Zolpidem/Stilnox binden selektiv an die Omega1-BZ1-Benzodiazepinbindungsstelle des GABA-A-Rezeptors.

Diphenhydramin/Benocten ist ein sedierendes Antihistaminikum.

Tabelle 13: Hypnotika (Handelsname in Klammern)

1. Benzodiazepine
   Flunitrazepam (Rohypnol)
   Flurazepam (Dalmadorm)
   Lormetazepam (Loramet, Noctamid)
   Midazolam (Dormicum)
   Nitrazepam (Mogadon)
   Temazepam (Normison)
   Triazolam (Halcion)

2. Benzodiazepin-ähnliche Hypnotika
   Zaleplon (Sonata)
   Zolpidem (Stilnox)
   Zopiclon (Imovane)

3. Diphenhydramin (Benocten)

4. Chloralhydrat (Chloraldurat, Medianox)

5. Clomethiazol (Distraneurin)

6. Phenobarbital (Luminal)

Chloralhydrat/Chloraldurat: Die Wirkung beruht auf einer Reizabschirmung des Zentralnervensystems, insbesondere der Hirnrinde. Möglicherweise beruht der Wirkungsmechanismus auf einer verminderten Produktion von freiem Acetylcholin und einer verminderten Acetylcholinaktivität. Das Schlafsteuerungszentrum im Gebiet des Zwischen- und Mittelhirns bleibt unbeeinflusst. Die Schlafarchitektur mit Tiefschlaf und REM-Phasen bleibt unverändert.

Clomethiazol/Distraneurin: Wirkungsmechanismus unbekannt. Wahrscheinlich Bindung an GABA-Rezeptor. Wird vor allem zur Delirbehandlung verwendet: bis 6 g/Tag per os.

Phenobarbital/Luminal: Von den vielen vor Entdeckung der Benzodiazepine verwendeten Barbituraten ist Phenobarbital in der Schlafmittel-Indikation übrig geblieben.

19.3 Dosis und Kinetik

Die Wirkung der Hypnotika setzt in der Regel nach etwa 30 Minuten ein.

19 Hypnotika

Tabelle 14: Dosis, Dauer bis zum maximalen Plasmaspiegel und Halbwertszeit mit Metaboliten

Handelsname	Dosis in mg	Dauer bis max. Spiegel in Stunden	t/2 mit Metaboliten in Stunden
Benocten	50	0,5	4–8
Chloral			
rot	250–1000	0,5	7
blau	250–1000	0,5	7
Dalmadorm	15–30		1
Distraneurin	0,5–1	1,5	4
Dormicum	7,5–15	0,5	1,5–3,5
Halcion	0,125–0,25	1–2	1,5–5,5
Imovane	7,5	1,5–2	5
Loramet	0,5–1	1,5	2–10
Luminal	100–200		48–96
Mogadon	5–10	1,5	30
Normison	10–20	1	7–11
Rohypnol	0,5–4	0,25	20–30
Sonata	10	1	1
Stilnox	10	0,5–3	1,5–4,5

19.4 Nebenwirkungen

Benzodiazepine: Nebenwirkungen sind selten. Bei langer Halbwertszeit kann am anderen Morgen ein «Kater» auftreten. Tagessedation und kognitive Einschränkungen beachten!
Bei sehr kurzer Halbwertszeit können Entzugssymptome, Rebound-Angst und anterograde Amnesie auftreten, besonders häufig bei Dormicum und Halcion.

Benzodiazepin-ähnliche Hypnotika: sehr gut verträglich. Tagessedation beachten. Entzugssymptome und Rebound-Phänomene können auftreten, auch Abhängigkeit und anterograde Amnesien

Diphenhydramin/Benocten: Tachykardie, Arrhythmie, Hypo- oder Hypertonie, EKG-Veränderungen, Schwindel, Kopfschmerzen, paradoxe Erregung, selten zerebrale Krampfanfälle, Muskelschwäche, Akkommodationsstörungen, cholestatischer Ikterus
Kontraindikation: Phäochromozytom, akuter Asthma-Anfall

Chloralhydrat/Chloraldurat: schmale therapeutische Breite
Kontraindikation: schwere Schäden von Niere, Leber, Herz

Clomethiazol/Distraneurin: Anstieg der Serumtransaminasen, Ikterus, cholestatische Hepatitis. Abhängigkeit kann sich schon nach etwas mehr als zwei Wochen entwickeln.

Delirbehandlung: wegen Gefahr von Atem- und Kreislaufdepression eher oral als intravenös anwenden

Phenobarbital/Luminal: Sedierung und kognitive Einschränkung am Tage, wie bei allen Hypnotika. Abhängigkeit!

Leberenzym-Erhöhungen (vor allem gamma-GT) können nicht nur auf Leberfunktionsstörungen, sondern auch auf Lebernekrosen hinweisen. Selten aplastische und megaloblastische Anämie, Panzytopenie, Thrombozytopenie, Leukopenie, Agranulozytose, Hämorrhagien, vereinzelt Stevens-Johnson- und Lyell-Syndrom. Das Nebenwirkungsspektrum von Phenobarbital ist ungünstig, deshalb muss die Notwendigkeit der Applikation gut überlegt werden.

Kontraindikation: schwere Schäden von Leber, Niere, Herz. Porphyrie

19.5 Interaktionen

Benzodiazepine (bitte auch Kap. 18.5 beachten)

Amiodaron/Cordarone: verminderter Abbau und erhöhter Spiegel von Midazolam/Dormicum

Antibiotika (Erythromycin/Erythrocin, Clarythromycin/Klacid): erhöhte Plasmaspiegel von Midazolam/Dormicum und Triazolam/Halcion (etwa 50 %)

Antimykotika (Itraconazol/Sporanox, Ketoconazol/Nizoral, Fluconazol/Diflucan): reduzierter Abbau von Triazolam/Halcion, Dosis um 50 bis 75 Prozent reduzieren

Disulfiram/Antabus: Durch verminderten Abbau über CYP 3A4 werden die Plasmaspiegel von Triazolam/Halcion (um 100 %) und Midazolam/Dormicum erhöht.

Grapefruitsaft bewirkt einen reduzierten Abbau von Midazolam/Dormicum und Triazolam/Halcion.

Proteaseinhibitoren (Ritonavir/Norvir): erhöhter Spiegel von Benzodiazepinen, die oxydativ durch CYP 3A4 metabolisiert werden, zum Beispiel Triazolam/Halcion

Benzodiazepinähnliche Hypnotika

Alkohol: verstärkte ZNS-Dämpfung

Antibiotika: Erythromycin/Erythrocin kann wegen verminderter Clearance die Zopiclon-Spiegel erhöhen.

Antipsychotika: verstärkte ZNS-Dämpfung

Imipramin/Tofranil: Bei Kombination mit Zolpidem wurde vereinzelt anterograde Amnesie beobachtet.

Proteaseinhibitor (Ritonavir/Norvir): erhöhte Zolpidem-Spiegel

SSRI: Bei Kombination von Zolpidem mit Sertralin/Zoloft und Paroxetin/Dcroxat können Halluzinationen auftreten (Fallberichte).

Diphenhydramin/Benocten

Adrenalin: Blutdruckabfall

Anticholinerge Pharmaka: Wirkungsverstärkung

Antipsychotika: Neuroleptische Wirkung kann vermindert werden.

Phenytoin: Wirkungsverminderung von Diphenhydramin

Chloralhydrat/Chloraldurat

Antikoagulanzien: Wirkung kann durch Chloralhydrat vermindert werden.

Clomethiazol/Distraneurin

Cimetidin: Wirkung von Cimetidin kann verstärkt/verlängert werden.

Phenobarbital/Luminal

Es ist nicht genau bekannt, über welche CYP-Enzyme Phenobarbital abgebaut wird, wahrscheinlich durch CYP 3A4 und möglicherweise noch andere. Falls es zusammen mit Hemmern von CYP 3A4 gegeben werden muss, sollte man den Plasmaspiegel bestimmen, um Überdosierungen zu vermeiden.

Wirksamer Enzyminduktor des CYP-450-Systems in der Leber, deshalb beschleunigt es den Abbau vieler Substanzen: orale Antikoagulanzien, Antikonvulsiva, Steroidhormone (Androgene, Gestagene, Östrogene: orale Antikonzeptiva!), Glukokortikoide.

Gegenseitige Wirkungsverstärkung mit zentral dämpfenden Medikamenten, zum Beispiel Valproat/Depakine, Alkohol.

Luminal verstärkt die Toxizität des Zytostatikums Methotrexat.

19.6 Wirkungsverlust

Toleranzentwicklung ist ein Hauptproblem der Hypnotika. Man darf sie aber nicht mit einer zunehmenden Ausprägung der Schlafstörung verwechseln, die vor allem bei Psychosen, Manien, Depressionen und anderen affektiven Störungen vorkommt, aber auch bei Schmerzen.

19.7 Absetzen und Umstellen

Unter Beachtung der Interaktionsprofile können Hypnotika eigentlich überlappend umgestellt werden. Bei langandauernder Einnahme von Hypnotika haben die Patienten aber sehr große Angst, dass sie bei Reduktion des vertrauten Schlafmittels Schlafstörungen entwickeln. Diese Befürchtung ist nicht unberechtigt, denn es lässt sich ja nicht vorhersagen, ob und in welcher Dosis die neu eingeführte Substanz wirksam sein wird.

Am besten bewährt sich folgendes Vorgehen: Zur bestehenden Medikation wird die neue Substanz hinzugefügt bis zu einer entweder subjektiv bemerkbaren Besserung der Schlafstörung oder bis zu einer der Erfahrung nach wirksamen Dosis der neuen Substanz. Erst dann kann das alte Hypnotikum ganz sanft ausgeschlichen werden.

19.8 Auswahl eines Hypnotikums

Symptomatik: Hier geht es vor allem um die Art der Schlafstörung: Einschlafstörung oder Durchschlafstörung. Letztere lässt sich noch einteilen in immer wieder unterbrochenen Schlaf und frühes Erwachen. Für die Patienten ist die subjektive Schlafqualität vor allem charakterisiert durch das Gefühl, tief oder nur oberflächlich geschlafen zu haben. Außerdem ist das Kriterium wichtig, ob sich die Patienten nach dem Aufwachen erfrischt vom Schlaf fühlen. Dieses Kriterium ist vor allem bei Patienten mit Depressionen von entscheidender Bedeutung.

Bei schweren Schlafstörungen bevorzuge ich Rohypnol, weil es gegen Einschlaf- und Durchschlafstörungen wirksam ist. Ich habe noch nie bei einem meiner Patienten eine Rohypnol-Sucht erlebt.

Für viele Menschen ist zusätzlich wichtig, ob sie lebhaft träumen und ob sie sich nach dem Erwachen an die Träume erinnern können. Trauminhalte sind ja für manche Psychotherapien wichtig, weil sie Material für therapeutische Deutungen darstellen.

Mir ist es in vielen Jahren nicht gelungen, eine Beziehung zwischen Trauminhalten und der Besserung einer psychiatrischen Erkrankung herzustellen. Gleiches gilt für die Beziehung zwischen Trauminhalten und verschiedenen Psychopharmaka.

Die affektive Komponente der Träume ist für die Patienten subjektiv wichtig, zum Beispiel aggressive Träume oder Angst-Träume. Mit der Gabe eines Benzodiazepins vor dem Einschlafen kann vor allem vermieden werden, dass Patienten nachts in Panik aus einem Albtraum hochschrecken.
Beim Delir ist Clomethiazol/Distraneurin indiziert.

Behandlungsanamnese: Eine früher beobachtete positive Wirkung erhöht die Chance für eine gute Wirkung bei erneuter Anwendung.

Pharmakologische Eigenschaften: Benzodiazepine, Benzodiazepin-ähnliche Hypnotika und das Barbiturat Phenobarbital/Luminal wirken durch die Bindung an den Benzodiazepin-GABA-Rezeptorkomplex verstärkend auf die GABA-Wirkung. Wahrscheinlich trifft das auch auf Clomethiazol/Distraneurin zu, nicht aber auf Chloralhydrat/Chloraldurat.

Pharmakokinetische Eigenschaften: Die Wirkung aller Hypnotika setzt etwa nach 30 Minuten ein. Je länger die Wirkung anhält, umso eher kommt es zu einem «Kater» nach dem Erwachen, zum Beispiel bei Luminal.
Am kürzesten wirkt Sonata, seine Halbwertszeit beträgt nur eine Stunde. Kurzwirksame Hypnotika haben den Vorteil, dass sie in der Regel keinen «Kater» bewirken. Andererseits haben sie den Nachteil, dass sie eher Entzugssymptome, Rebound-Angst und anterograde Amnesie hervorrufen können, zum Beispiel Dormicum und Halcion.

Wirkungsbeginn: Die Wirkung beginnt bei allen Hypnotika nach ungefähr 30 Minuten. Sie unterscheiden sich eher bezüglich der Wirkungsdauer.

Nebenwirkungen: Obwohl Benzodiazepine und Benzodiazepin-ähnliche Hypnotika eine unterschiedliche Molekülstruktur haben, ist ihre pharmakologische Wirkung die gleiche, deshalb sind Unterschiede bezüglich Abhängigkeitspotenzial wahrscheinlich geringer, als man meint.
Barbiturate sind bezüglich Abhängigkeit viel gefährlicher als Benzodiazepine und haben auch eine viel größere Toxizität. Deshalb wird man nur im Notfall auf Luminal zurückgreifen.

Interaktionen: Benzodiazepine und Benzodiazepin-ähnliche Hypnotika haben ein günstiges Interaktionsprofil. Hervorheben möchte ich, dass Disulfiram/Antabus die Plasmaspiegel von Triazolam/Halcion um 100 Prozent erhöhen kann.
Phenobarbital/Luminal ist ein wirksamer Induktor des CYP-450-Systems in der Leber und beschleunigt den Abbau vieler Medikamente. Deshalb sollte es möglichst nicht bei Patienten verwendet werden, die verschiedene Substanzen einnehmen müssen.

Wirkungsverlust: Alle Hypnotika haben eine Tendenz zur Toleranzentwicklung.

Absetzen und Umstellen: Wegen der Toleranzentwicklung ist häufig eine Umstellung von einem Hypnotikum auf ein anderes nötig. Das folgende Hypnotikum muss anfänglich niedriger dosiert werden als das alte, auf das sich ja eine Toleranz entwickelt hat.

Bei Patienten, bei denen eine lange Anwendung eines Schlafmittels notwendig ist, sollte man ein sedierendes Antidepressivum bevorzugen.

19.9 Ausblick

Er ist gleich wie bei den Anxiolytika.

20 Stimulanzien

Schon vor der Entdeckung der Antipsychotika und Antidepressiva wurden Amphetamin und seine Derivate bei affektiven Störungen, Zwangsstörungen und Schizophrenie verwendet (Chiarello und Cole, 1987; Satel und Nelson, 1989).

20.1 Indikationen

Zielsymptome: Stimulanzien wirken gegen vermindertes Bewusstsein, Orientierungsstörungen, Gedächtnisstörungen, Konzentrationsstörungen, Störungen von Auffassung und intellektuellen Funktionen, Denkverarmung, Energiemangel, Müdigkeit, Ermüdbarkeit, Verlangsamung, vermehrten Schlaf, Zunahme von Appetit und Gewicht sowie Libidoverminderung.

Indikationen: Stimulanzien wirken gegen Erschöpfungszustände in Ausnahmesituationen wie Gebirgswanderungen oder Krieg, sie hemmen den Appetit, werden mit Erfolg bei therapieresistenten Depressionen angewendet, wirken gegen Narkolepsie und gegen ADS und ADHS bei Kindern und Erwachsenen. Stimulanzien können gegen Minussymptome der Schizophrenie wirksam sein; dabei muss aber die Möglichkeit der Verschlechterung produktiver psychotischer Symptome bedacht werden.

Alle Erkrankungen mit Antriebsmangel und kognitiver Beeinträchtigung, wie Neurasthenie, Chronic Fatigue Syndrome und Fibromyalgie, können gut auf Stimulanzien ansprechen.

Aufmerksamkeitsdefizit-/Hyperaktivitätsstörung (ADS/ADHS): Seit einigen Jahren weiß man, dass diese früher als Infantiles Psychoorganisches Syndrom (POS) bezeichnete Erkrankung nicht nur bei Kindern vorkommt, sondern auch bei Erwachsenen. Im Englischen wird die Erkrankung als Attention Deficit Disorder (ADD) bezeichet (Hallowell und Ratey, 1998). Wie bei Kindern kann man auch bei Erwachsenen mit Stimulanzien sehr gute Erfolge erzielen. Die Responderraten liegen mit 75 Prozent sehr hoch. Wie bei der Depressionsbehandlung ist Suchtentwicklung eine Rarität. Bei 30 bis 50 Prozent der Erwachsenen bewährt sich eine Kombinationsbehandlung von Stimulanzien und Antidepressiva (Krause und Ryffel, 2000).

ADD kommt gehäuft in der Vorgeschichte von Depressionen und Manisch-Depressivem Kranksein vor. Die Komorbidität ist beträchtlich und zeigt sich auch bei der genauen Erhebung der Familienanamnese.

Depressionsbehandlung: in der Regel in Kombination mit einem Antidepressivum bei ausgeprägtem Antriebsmangel, der besonders bei chronischen (> 2 Jahre) und therapieresistenten Depressionen vorkommt. Gut geeignet zur Unterstützung von Schlafentzug.

Selten als Monotherapie bei Patienten, die auf kein Antidepressivum ansprechen. Jahrelange Anwendung ohne Abhängigkeit möglich. Tritt (selten) eine Gewöhnung ein, so kann ein anderes Stimulans verordnet werden, Ritalin und Dexamin zeigen keine Kreuztoleranz.

Suizidalität: Viele Kollegen glauben, dass durch aktivierende Substanzen die Suizidgefahr verstärkt wird. Dabei ist es genau umgekehrt. Bei der Depressionsbehandlung mit Stimulanzien kann man das sehr genau beobachten: Während der stimulierenden Wirkung dieser Substanzen sind die Patienten gerade nicht suizidal, weil sie etwas tun können und sich dadurch besser fühlen. Bei abruptem Abbrechen der stimulierenden Wirkung kommt mit der plötzlich wieder vorhandenen Antriebslähmung die Suizidalität zurück.

Für viele Menschen, die vor einer affektiven Erkrankung ein hohes Aktivitätsniveau hatten, ist die depressiv bedingte Antriebsarmut deshalb so quälend, weil sie durch sie in ihrem Identitätsgefühl stark beeinträchtigt werden. Die durch Stimulanzien rasch mögliche Wiederherstellung ihrer gewohnten Aktivität führt zu einer positiven Veränderung mit dem so wichtigen Zuwachs an Autonomie. Bei Patienten mit schweren Regressionen/maligner Regression kann man schon nach wenigen Behandlungstagen mit einem Stimulans sehen, wie der Patient seine ihm in gesunden Zeiten zur Verfügung stehenden Bewältigungsstrategien wieder nutzen kann.

Zwänge: Da ich vor allem so genannte therapieresistente Erkrankungen behandle, kommen häufig Patienten mit schweren Zwängen in meine Sprechstunde. Sie sind in der Regel recht gut mit hohen Dosen von Antidepressiva zu behandeln. Oft fehlt aber den Patienten die Kraft, sich wirklich gegen die Zwänge zu wehren. In diesem Zusammenhang bewähren sich Stimulanzien immer wieder (in Kombination mit Antidepressiva).

20.2 Substanzen und ihre pharmakologischen Profile

Tabelle 15: Stimulanzien (Handelsname in Klammern)

Dexamphetamin (Dexamin)
Methylphenidat (Ritalin, Ritalin SR, Ritalin LA, Concerta)
Modafinil (Modasomil 100)
Pemolin (Tradon)

Dexamphetamin/Dexamin

Wirkung durch direkte neuronale Ausschüttung von Dopamin und Noradrenalin und die Blockade der Wiederaufnahme dieser beiden Katecholamine. Schwacher MAOI-Effekt, klinisch nicht relevant.

Methylphenidat/Ritalin

Strukturell ähnlich wie Amphetamin, pharmakologisch gleiches Profil, aber klinisch weniger stimulierend.

Methylphenidat/Ritalin wurde 1944 von Dr. Leandro Panizzon in den Forschungslaboratorien der ehemaligen CIBA in Basel synthetisiert und 1954 in der Schweiz und in Deutschland auf den Markt gebracht. 1956 kam es in den USA und 1979 in Kanada auf den Markt. Es wurde als Psychotonikum beworben, «das ermuntert und belebt – mit Maß und Ziel». Als Indikationen wurden gesteigerte Ermüdbarkeit, depressive Verstimmungszustände und Rekonvaleszenz angegeben.

Ritalin SR: Die Retardform von Ritalin enthält 20 mg Ritalin pro Tablette. Es flutet weniger schnell an als Ritalin, hat dafür aber eine längere Wirkungsdauer.

Ritalin LA: wird einmal täglich eingenommen, ist galenisch verschieden von der SR-Form. Es zeigt einen rascheren Wirkungseintritt. Es gibt Kapseln mit 20, 30 oder 40 mg.

Concerta: Methylphenidat/Ritalin liegt hier in einer kapselartigen Tablette mit verzögerter Wirkstofffreisetzung vor. Die Wirkstoffmenge wird über den Tag verteilt abgegeben. Es gibt Tabletten mit 18, 36 oder 54 mg. Einmal tägliche Einnahme. 18 mg sollen dreimal täglich 5 mg Ritalin entsprechen, 36 mg dreimal täglich 10 mg, und 54 mg dreimal täglich 15 mg.

Wie bei allen Umrechnungen muss man beim individuellen Patienten ausprobieren, welche Dosis tatsächlich für ihn richtig ist.

20 Stimulanzien

Modafinil/Modasomil 100

Ist bisher in der Schweiz nur für Narkolepsie registriert. Es gibt aber kasuistische Mitteilungen über depressive Patienten, bei denen Modafinil als Augmentierung des Antidepressivums verwendet wurde.

Basierend auf den stimulierenden Eigenschaften der Substanz wird sie sicher zunehmend in allen für Stimulanzien bekannten Indikationen eingesetzt werden.

Der genaue Wirkungsmechanismus ist unbekannt. Wahrscheinlich beruht die Vigilanz-steigernde Wirkung auf einer Potenzierung der zerebralen Alpha-1-adrenergen Aktivität. Ab 100 Milligramm verändert sich das Verhältnis zwischen Alpha- und Theta-EEG-Aktivität als Zeichen der erhöhten Vigilanz.

Keine wesentliche Wirkung auf das autonome Nervensystem.

Pemolin/Tradon

Pemolin ist in der Schweiz nicht mehr im Handel, es ist in Deutschland unter dem Markennamen Tradon registriert. Es ist vor allem bei Patienten einzusetzen, die sehr ängstlich bezüglich Abhängigkeit sind oder für die die Wirkung von Ritalin und Dexamin auch in kleinsten Dosen zu stark ist. Die Patienten müssen darüber aufgeklärt werden, dass unter Pemolin einige wenige Fälle von akutem tödlichen Leberversagen aufgetreten sind.

20.3 Dosis und Kinetik

Bei der Behandlung von Patienten mit affektiven Störungen, die unter ausgeprägter Antriebsarmut leiden, verwende ich Ritalin in der Regel in Kombination mit einem Antidepressivum. Als Erstes lasse ich die Patienten die wirksame Einzeldosis bestimmen. Dafür beginne ich meistens mit morgens und mittags je 5 mg Ritalin. Täglich wird um die gleiche Menge gesteigert, bis die wirksame Dosis gefunden ist, zum Beispiel zweimal 15 mg oder zweimal 40 mg.

Anschließend müssen die Patienten die Wirkungsdauer bestimmen. Das ist deshalb so wichtig, weil die Wirkung bei manchen Patienten nicht sanft abklingt, sondern abrupt abbricht. Das kann gefährlich sein, weil der Patient dann schnell wieder in die vorher bestehende Antriebsstörung oder Antriebslähmung hineinfallen kann.

Ist die Wirkungsdauer sehr kurz, stelle ich entweder auf Ritalin SR, Concerta oder Dexamin um.

Die Wirkung von Ritalin flutet kräftiger an als die von Ritalin SR und Dexamin. Deshalb ist für viele Patienten die Kombination günstig. Dabei ist die Kombination von Ritalin mit Ritalin SR vorzuziehen, damit bei Gewöhnung auf Dexamin gewechselt werden kann.

Tabelle 16: Dosierung von Stimulanzien

Handelsname	Initialdosis	Maximaldosis
Dexamin	2,5	40
Ritalin	5	80
Modasomil 100	200	400
Tradon	37,5	112,5

Tabelle 17: Pharmakokinetische Eigenschaften von Stimulanzien

Handelsname	max. Plasmaspiegel nach Stunden	Halbwertszeit in Stunden
Dexamin		12
Ritalin	2	2
Modasomil 100	2–4	10–12
Tradon	3	11

20.4 Nebenwirkungen

Dexamphetamin/Dexamin: Die sehr seltene Komplikation einer pulmonalen Hypertonie habe ich glücklicherweise noch nie bei einem meiner Patienten erlebt.

Methylphenidat/Ritalin: Sucht (bei affektiven Störungen extrem selten!), Tremor, Tachykardie, Blutdruckanstieg, Mundtrockenheit, Appetitverlust und Gewichtsabnahme, Insomnie, Angst, Reizbarkeit, Unruhe, Verstärkung von Tics, epileptische Anfälle, Aktivierung produktiver schizophrener Symptome (fraglich), paranoide Psychosen bei chronischem Missbrauch sehr hoher Dosierungen, Dermatozoenwahn.

Modafinil/Modasomil 100: Kopfschmerzen, Appetitverminderung, Schlafstörungen, Nervosität, Haarausfall, Hautausschläge und erhöhte Krampfbereitschaft. Schwitzen, erhöhte Muskelspannung, Tremor, Zuckungen (vor allem der Gesichtsmuskulatur, buccofasciale Dyskinesien), Hyperkinesien, Angst, Euphorie, Erinnerungslücken, Aggressivität, Extrasystolen, Ohrensausen, Harnverhalten, Libidoverminderung, Ausbleiben der Monatsblutung, Appetitzunahme, erhöhte Lichtempfindlichkeit der Haut, wahnhafte Reaktionen, Geräuschempfindlichkeit, vermehrter Speichelfluss, Eosinophilie, Leukopenie. Anstieg von gamma-GT, SGOT, SGPT und alkalischer Phosphatase. Abhängigkeitspotenzial gering
    Kontraindikation: Behandlung mit dem Antihypertonikum Prazosin/Minipress, schwere Hypertonie, Linksherzhypertrophie in der Anamnese

Pemolin/Tradon: Hepatotoxizität, Ikterus, keine Sucht

20.5 Interaktionen

Dexamphetamin/Dexamin

Amantadin/Symmetrel: Initiale sympathomimetische Aktivität von Amantadin wird verstärkt.

Antikoagulanzien des Cumarintyps: Abbauhemmung dieser Substanzen

Antikonvulsiva (Phenobarbital/Luminal, Primidon/Mysoline): Metabolismus dieser Substanzen wird gehemmt.

MAO-Hemmer: adrenerge Krise möglich. Ich habe positive Erfahrungen mit dieser Kombination gemacht.

Phenylbutazon/Butadion: Metabolismus wird durch Dexamphetamin verlangsamt.

Trizyklische Antidepressiva: Ihr Metabolismus wird vermindert, augmentierende Wirkung.

Methylphenidat/Ritalin

Antazida verschlechtern die Resorption von Methylphenidat.

Klassische MAO-Hemmer (Tranylcypromin/Jatrosom N): Gefahr einer hypertensiven adrenergen Krise. Während und bis 14 Tage nach Absetzen von irreversiblen MAO-Hemmern sind Stimulanzien kontraindiziert. Ich selbst habe allerdings positive Erfahrungen mit dieser Kombination im Sinne einer Wirkungsverstärkung gemacht.

RIMA (Moclobemid/Aurorix): Blutdruckerhöhung, Wirkungsverstärkung

Trizyklische Antidepressiva: additive Wirkungsverstärkung, nur teilweise durch Plasmaspiegelerhöhung der TCA erklärbar

SSRI: Wirkungsverstärkung

Antikonvulsiva (Phenytoin/Epanutin): erhöhter Phenytoinspiegel durch Abbauhemmung

Clonidin/Catapresan: additive Wirkungsverstärkung im Hinblick auf Schlaf, Hyperaktivität und aggressives Verhalten bei ADHS möglich

Neuroleptika: Hemmung des Methylphenidat-Abbaus

Modafinil/Modasomil 100

Metabolisierung in der Leber. Hauptmetabolit pharmakologisch unwirksam. Geringe induzierende Wirkung auf CYP 3A4. Kann dadurch den eigenen Metabolismus induzieren, was bei Langzeiteinnahme zu einer Verminderung der Plasmakonzentration führen kann.

Interaktionen mit Substanzen, die über CYP 3A4 metabolisiert werden, können nicht ausgeschlossen werden: orale Kontrazeptiva (keine Minipille!), Ciclosporin, Theophyllin, Antidepressiva.

Modafinil hemmt CYP 2C19, dadurch Plasmaspiegelanstieg von über dieses Enzym metabolisierten Substanzen möglich: Diazepam, Phenytoin, Propanolol.

Der Einfluss auf CYP 1A2 und CYP 2D6 ist in therapeutischer Dosis gering.

Interaktion mit Substanzen, die durch CYP 2C9 metabolisiert werden, ist nicht auszuschließen: Phenytoin.

Pemolin/Tradon

Amantadin: Seine initiale sympathomimetische Aktivität kann verstärkt werden.

Antikonvulsiva (Phenobarbital, Diphenylhydantoin, Primidon): Metabolismus dieser Substanzen wird vermindert, Dosisreduktion kann nötig sein.

MAO-Hemmer (Tranylcypromin): adrenerge Krise möglich

20.6 Wirkungsverlust

Dexamphetamin und Methylphenidat: Es gibt Patienten, bei denen die stimulierende Wirkung von Dexamin oder Methylphenidat schon nach wenigen Wochen einer Gewöhnung unterliegt, sehr selten!

Bei Gewöhnung Wechsel auf anderes Stimulans ohne Überlappung möglich. Bei der Dosierung der zweiten Substanz ist zu berücksichtigen, dass auf diese keine Gewöhnung vorliegt, also aus Vorsicht niedriger dosieren.

Modafinil kann ich noch nicht beurteilen.

Pemolin kann auch Gewöhnung bewirken.

20.7 Absetzen und Umstellen

Mögliche Interaktionen mit MAO-Hemmern beachten.

20.8 Auswahl eines Stimulans

Die Wirkung von Ritalin bricht bei manchen Patienten sehr abrupt nach etwa vier Stunden ab. Dadurch kommt die Antriebslähmung so rasch zurück, dass sich die Patienten wie «ins Loch gefallen» fühlen. Für diese Patienten ist die langsamer ausklingende Wirkung von Ritalin SR oder Dexamin günstiger.

Empfinden Patienten die stimulierende Wirkung von Ritalin oder Dexamin als zu krass, wechsle ich auf Pemolin.

Über die Anwendung von Modasomil kann ich mich aus persönlicher Erfahrung noch nicht äußern. Störend ist sicher, dass man es nicht mit der Minipille kombinieren kann.

20.9 Ausblick

Adderall besteht aus 25 Prozent Levoamphetamin und 75 Prozent Dextroamphetamin in Form von vier Salzen. Wird in den USA zur Behandlung des ADHS eingesetzt.

Atomoxetin: Selektiver Noradrenalin-Wiederaufnahmehemmer, in Amerika geprüft. Anfänglich Appetitverminderung und Gewichtsverlust. Geringer Anstieg von Blutdruck und Puls.

21 Antipsychotika

Die antipsychotische Wirkung des ersten Neuroleptikums wurde 1952 entdeckt. Weil Chlorpromazin so viele verschiedene Wirkungskomponenten hat, wurde es von der französischen Herstellerfirma Largactyl (deutsch Largactil) genannt (large number of actions). Sechs Jahre später, also 1958, wurde der Neurotransmitter Dopamin im Gehirn entdeckt. 1962 postulierte Arvid Carlsson, dass Neuroleptika ihre antipsychotische Wirkung durch Blockade der Dopamin-Rezeptoren entfalten. Er konnte seine Hypothese damals nicht untersuchen, weil man erst 1975 Dopamin-Rezeptoren darstellen konnte. Zunächst kam man dann zu widersprüchlichen Befunden bezüglich Carlssons Hypothese, weil man noch nicht wusste, dass es verschiedene Dopamin-Rezeptoren gibt. Für die antipsychotische Wirksamkeit der Neuroleptika ist vor allem die Blockade der Dopamin-2-Rezeptoren verantwortlich.

21.1 Indikationen

Zielsymptome: Antipsychotika wirken gegen Logorrhoe, Ideenflucht, gesteigerte Ablenkbarkeit, Gedankendrängen, Inkohärenz, Zerfahrenheit, Danebenreden, Sperrungen, Gedankenabreißen, umständliches und weitschweifiges Denken, Verbigeration, Echolalie, Mutismus, Wahn, Größenideen, Sinnestäuschungen, Angst, Euphorie, Gereiztheit, Misstrauen, Affektstarre, affektive Inadäquatheit, Agitiertheit, Parakinese, Stupor und Aggression.

Wirkungskomponenten: Sie wirken gegen psychomotorische Erregtheit und Aggressivität. Sie führen zu einer Distanzierung bis Indifferenz gegenüber Reizen von innen und außen; dadurch kommt es zur Verminderung von Stress und Angst. Je nach Ausprägung der sedierenden Wirkungskomponente wirken sie beruhigend und schlafanstoßend.

Ihre antipsychotische Wirkung zeigt sich vor allem in einer Beeinflussung manischer und so genannter produktiver psychotischer Symptome (häufig falsch als positive Symptome bezeichnet), das heißt Halluzinationen, Wahn und Denkstörungen. Weniger ausgeprägt und oft erst nach längerer Behandlung bewirken sie eine Besserung so genannter schizophrener Minussymptome, wie Apathie, Interesselosigkeit und Autismus. Sie erhöhen die Stresstoleranz, wirken antiemetisch und antiallergisch. Sie bewirken keine körperliche oder psychische Abhängigkeit.

Psychotische Symptome: Psychose bedeutet, dass der Patient aus dem normalen, das heißt uns allen gemeinsamen Realitätskontakt herausgerückt (verrückt) ist. Erlebnisse und Sinneseindrücke können nicht mehr an der Realität kontrolliert werden, und zwar auch dann nicht, wenn sich die Situation wieder geändert hat.

Das lässt sich gut an einem Angstanfall erklären: Während der überwältigenden Angst kann der Patient Sinnestäuschungen haben, zum Beispiel Schlangen sehen, die bedrohlich auf ihn zukommen. Ist die Angst abgeklungen, weiß er ganz genau, dass er sich die Schlangen eingebildet haben muss, denn in seinem Wohnzimmer gibt es keine Schlangen. Beharrt der Patient auch nach Abklingen der Angst darauf, dass Schlangen in seinem Wohnzimmer waren, so bedeutet das, dass er seine während des Angstanfalls wahrgenommenen Eindrücke nicht an der Realität kontrollieren kann. In diesem Fall handelt es sich um eine psychotische Symptomatik.

Ein anderes Beispiel: Vor dem Einschlafen hat der Patient das Gefühl zu fallen. Nach dem Erwachen oder wenn er nicht gleich einschläft, weiß er ganz genau, dass er unbeschadet in seinem Bett liegt und nicht ins Bodenlose gefallen ist.

Ein anderes Beispiel: Im Dunkeln geht der Patient eine einsame Straße entlang. Die sich bewegenden Büsche nimmt er als bedrohliche Verfolger war. Er läuft schnell auf einen beleuchteten Straßenabschnitt zu. Er blickt zurück und kann keine Verfolger sehen, nur Büsche. Er denkt sofort, dass er sich die Verfolger wohl eingebildet hat, die Büsche als Verfolger verkannt hat. In einer Psychose würde der Patient anders reagieren: Er würde sich sagen, dass er zwar jetzt im Licht die Verfolger nicht mehr sehen könne, dass sie aber trotzdem da sind oder waren.

Die Beispiele zeigen deutlich, dass psychotisches Erleben dadurch gekennzeichnet ist, dass die Realitätskontrolle nicht nur momentan, sondern anhaltend vermindert oder aufgehoben ist.

Halluzinationen: Häufige psychotische Symptome sind Sinnestäuschungen in Form von Halluzinationen. Halluzinationen sind Sinneseindrücke ohne auslösenden Reiz. Im Unterschied zur illusionären Verkennung der Büsche als Verfolger wird hier etwas wahrgenommen, was gar nicht da ist. Es können akustische Halluzinationen auftreten, optische, Körper-, Geruchs- und Geschmackshalluzinationen.

Wahn: Wahn lässt sich als krankhafte Fehlbeurteilung der Realität definieren. Die Fehlbeurteilungen treten mit apriorischer Evidenz (erfahrungsunabhängiger Gewissheit) auf, und der Patient hält mit subjektiver Gewissheit an ihnen fest, auch wenn sie im Widerspruch zur Wirklichkeit und Erfahrung der gesunden Mitmenschen stehen. Es irritiert den Patienten auch nicht, dass seine Fehlbeurteilungen im Widerspruch zum kollektiven Meinen und Glauben stehen.

Die Patienten haben in der Regel nicht das Bedürfnis nach einer Begründung ihrer wahnhaften Meinung, da deren Richtigkeit ihnen subjektiv unmittelbar evident ist. Dadurch entsteht auch häufig beim Gesprächspartner der Eindruck des Grotesken.

Wahn lässt sich nicht an der gemeinsamen Realität und der allen verständlichen Logik messen. Deshalb ist er auch nicht durch Gespräche korrigierbar.

Länger bestehender Wahn kann inhaltlich so gut durchstrukturiert sein, dass er ein zusammenhängendes System bildet, das nur von außen unlogisch ist. Macht man den ersten Schritt hinein in das System, so ist alles logisch (systematisierter Wahn).

Ein Beispiel: Ein Patient weiß plötzlich, dass er der Jünger Johannes ist. Alles, was er erlebt, wie ihn die anderen Menschen behandeln, was er um sich herum sieht, bestätigt ihn dauernd und anhaltend darin. Fremde Menschen lächeln ihm zu, weil er der Lieblingsjünger des Herrn ist. Rote Autos fahren immer wieder an ihm vorbei, um ihm ein Zeichen für seine Wichtigkeit zu geben. Seine Überzeugung wird auch im Alltag handlungsrelevant: Beim Essen in der Familie verlangt er, dass er zuerst bedient wird und dass er die größte Portion bekommt.

Wahn kann ganz verschiedene Inhalte haben. Besonders häufig sind Beziehungswahn, Beeinträchtigungs- und Verfolgungswahn, Verarmungswahn, hypochondrischer Wahn, Schuldwahn, Größenwahn, Liebeswahn, Eifersuchtswahn und religiöse Wahninhalte.

Ich-Störungen: Darunter versteht man eine Störung des Einheits-Erlebens im Augenblick, der Identität im Zeitverlauf, der Ich-Umwelt-Grenze und der Ich-Haftigkeit aller Erlebnisse.

Die Umwelt erscheint fremd und unwirklich (Derealisation). Der Patient kommt sich selbst unwirklich, verändert, fremd oder uneinheitlich vor (Depersonalisation). Die Gedanken gehören dem Patienten nicht mehr allein (Gedankenausbreitung), andere Menschen wissen, was er denkt, die Gedanken werden ihm weggenommen (Gedankenentzug) oder von außen eingegeben (Gedankeneingebung).

Die Beeinflussung kann nicht nur das Denken, sondern auch alles andere betreffen, wie Fühlen, Streben, Wollen und Handeln (andere Fremdbeeinflussungserlebnisse).

Vorkommen: Psychotische Symptome, insbesondere Wahn und Sinnestäuschungen, sind nicht spezifisch für die Schizophrenie, sondern können bei vielen Erkrankungen vorkommen, zum Beispiel bei Manien und Depressionen. Typischerweise stehen sie bei Manien und Depressionen im Einklang mit der Grundstimmung (synthym). In der Manie sind Wahn und Sinnestäuschungen durch die euphorische Grundstimmung geprägt, in der Depression durch die negative Grundstimmung. Manische Patienten haben oft den Eindruck, dass sie intelligenter, schöner und besser seien als andere Menschen, im Extremfall bildet sich ein

Größenwahn. Depressive Patienten befürchten oft, dass sie an einer körperlichen Erkrankung leiden (hypochondrische Befürchtungen), im Extremfall bildet sich eine unkorrigierbare Überzeugung, die Krankheit wirklich zu haben, ein hypochondrischer Wahn. Ärztliche Befunde können den Kranken nicht davon überzeugen, dass er körperlich gesund ist.

Behandlung: Wahnsymptome und Sinnestäuschungen werden mit Antipsychotika behandelt. Sind Wahn und Sinnestäuschungen synthym mit einer depressiven Grundstimmung, können sie auf Antidepressiva allein ansprechen.

Sind Sinnestäuschungen nur im Rahmen von schweren Angstzuständen vorhanden, können akut Anxiolytika helfen. Für die länger dauernde Behandlung ist die Kombination mit einem Antidepressivum oder einem Antipsychotikum nötig.

Die Behandlung von Entfremdungserlebnissen richtet sich nach der gleichzeitig vorhandenen Stimmung: Stehen sie im Zusammenhang mit euphorischen oder psychotischen Symptomen, werden sie mit Antipsychotika behandelt. Handelt es sich um depressive Entfremdungserlebnisse, sind Antidepressiva wirksamer.

Antipsychotika sind meist unentbehrlich bei Schizophrenien und Manien. Bei wahnhaften Depressionen werden Neuroleptika in der Regel nicht als Monotherapie, sondern in Kombination mit Antidepressiva angewendet. Es gibt Hinweise darauf, dass Patienten mit affektiven Erkrankungen (Depressionen und Manien) schneller stärker ausgeprägte Spätdyskinesien entwickeln als schizophrene Patienten. Behandlungsdauer und kumulative Dosierung beachten!

Doppelblinde Vergleichsuntersuchungen zwischen verschiedenen Neuroleptika haben in der Regel, ähnlich wie bei Antidepressiva, keine Wirkungsunterschiede aufzeigen können. Das heißt aber nicht, dass die Präparate beim einzelnen Patienten gleich wirken oder austauschbar sind. Die Nebenwirkungsprofile sind recht verschieden und deshalb bei der Auswahl eines Neuroleptikums besonders zu beachten. Die wichtigsten Nebenwirkungen sind sicher extrapyramidale Nebenwirkungen und Sedation. Atypische Neuroleptika gewinnen zunehmend an Bedeutung.

Da Antipsychotika/Neuroleptika sehr schwerwiegende und langfristige Nebenwirkungen haben können, sind die wichtigsten Fragen, die man sich vor der Verordnung eines Neuroleptikums stellen muss: Wie kann ich die Verschreibung vermeiden? Welche pharmakologischen Alternativen gibt es in diesem Fall?

Eine besonders wirksame Maßnahme gegen den viel zu häufigen Einsatz von Neuroleptika ist eine sorgfältige Psychopathologie-Ausbildung. Leider haben aber auch gut ausgebildete Psychiater nicht selten die Tendenz, bei Wahn und/oder Sinnestäuschungen sehr rasch die Diagnose Schizophrenie zu stellen. In letzter Zeit hat sich auch die gefährliche Tendenz entwickelt, bei depressiven Patienten, die am charakteristischen depressiven Symptom «Gefühl der Gefühllosigkeit» leiden, eine Schizophrenie mit Minussymptomatik zu diagnostizieren.

In meiner Sprechstunde sehe ich immer wieder Patienten, die an einer therapieresistenten Schizophrenie leiden. Bei genauer Untersuchung stellt sich leider nicht selten heraus, dass die Patienten überhaupt nicht schizophren sind!

Auch bei wissenschaftlichen Untersuchungen zeigt sich immer wieder, dass die Schizophrenie-Diagnose eine schlechte Reliabilität hat.

Im Zweifelsfall sollte man besser eine Depression oder eine andere affektive Erkrankung als eine Schizophrenie diagnostizieren. Das Lebenszeitrisiko für affektive Erkrankungen beträgt 25 Prozent, das für Schizophrenien ein Prozent.

Nicht jede Psychose ist eine Schizophrenie. Ich würde den Satz sogar noch provokativer formulieren: Die meisten Psychosen sind keine Schizophrenie!

Verlauf der Schizophrenie: Ein Drittel verläuft spontan wellenförmig; Dauermedikation nicht indiziert. Zwei Drittel enden in Residualzuständen oder chronischen Verläufen; Dauermedikation im Prinzip indiziert.

Setzt man bei unter Neuroleptika stabilisierten und sozial integrierten schizophrenen Patienten das Neuroleptikum ab, so kommt es bei 75 Prozent im ersten Jahr zu einem Rückfall. Vier Jahre nach Absetzen bleiben 20 Prozent der Patienten rückfallfrei. Unter Langzeit-Behandlung mit Neuroleptika erleben auch bei sichergestellter Compliance (z. B. intramuskulär applizierte Depotneuroleptika) 20 Prozent der Patienten einen Rückfall. Es lässt sich nicht zuverlässig voraussagen, ob ein Patient unter Neuroleptika einen Rückfall erleiden oder ob er ohne Neuroleptika rückfallfrei bleiben wird. Im Zweifelsfall sprechen diese Zahlen für eine Beibehaltung der Langzeitbehandlung mit Neuroleptika. Dauertherapie hat sich gegenüber Intervalltherapie oder Early-Intervention-Therapie als viel sicherer hinsichtlich Rückfallverhütung erwiesen.

Empfohlene Behandlungsdauer zur Rezidivprophylaxe schizophrener Psychosen

Ersterkrankung: mindestens ein bis zwei Jahre.
   Wiedererkrankung: mindestens fünf Jahre.
   Häufige Phasen, selbst- oder fremdgefährlich: für immer?

21.2 Substanzen und ihre pharmakologischen Profile

Tabelle 18: Antipsychotika (Handelsname in Klammern)

1	**Typische Neuroleptika**
1.1	Phenothiazine
1.1.1	Phenothiazine mit aliphatischer Seitenkette Chlorpromazin (Chlorazin) Levomepromazin (Nozinan)
1.1.2	Phenothiazine mit Piperazinyl-Seitenkette Fluphenazin (Dapotum) Perphenazin (Trilafon)
1.1.3	Phenothiazine mit Piperidyl-Seitenkette Thioridazin (Melleril)
1.2	Thioxanthene Chlorprothixen (Truxal) Flupenthixol (Fluanxol) Zuclopenthixol (Clopixol)*
1.3	Butyrophenone Haloperidol (Haldol) Pipamperon (Dipiperon)
1.4	Dibenzothiazepin Clotiapin (Entumin)
2	**Atypische Neuroleptika**
	Amisulprid (Solian) Clozapin (Leponex) Olanzapin (Zyprexa) Quetiapin (Seroquel) Risperidon (Risperdal) Sertindol (Serdolect) Sulpirid (Dogmatil)
3	**Dopamin-Serotonin-System-Stabilisator**
	Aripiprazol (Abilify)
4	**Depotneuroleptika**
	Flupenthixol-Decanoat (Fluanxol Depot) Fluphenazin-Decanoat (Dapotum D) Haloperidol-Decanoat (Haldol decanoas) Penfluridol (Semap) Risperidon (Risperdal Consta) Zuclopenthixol-Decanoat (Clopixol Depot)

*Clopixol-Acutard enthält Zuclopenthixol-Acetat, wird i. m. injiziert, Wirkungseintritt innerhalb von 4 Stunden, Wirkungsdauer 2 bis 3 Tage, Dosis 50 bis 150 mg (1–3 ml)

Typische Neuroleptika

Neuroleptika wirken auf mehrere Transmitter und Rezeptoren: D1-Blockade, D2-Blockade, D3-Blockade, D4-Blockade, DA-Wiederaufnahmehemmung, H1-Blockade, ACh-Blockade, Alpha1-Blockade, Alpha2-Blockade, 5-HT1-Blockade und 5-HT2-Blockade.

Am wichtigsten für die antipsychotische Wirkung der Neuroleptika ist die Blockade der D2-Rezeptoren.

Atypische Neuroleptika

Wirkungsmechanismen atypischer Neuroleptika:

1. Selektiver D2-Antagonismus im mesolimbischen System
   (Sulpirid/Dogmatil, Amisulprid/Solian)
2. D2- und 5-HT2-Antagonismus
   (Risperidon/Risperdal)
3. D1- und D2- und 5-HT2-Antagonismus
   (Clozapin/Leponex, Olanzapin/Zyprexa, Quetiapin/Seroquel)
4. Kombination von 1. und 2. und Alpha-1-Antagonismus
   (Sertindol/Serdolect)

Der Grund dafür, dass atypische Neuroleptika antipsychotisch wirken, aber sehr wenig extrapyramidale Nebenwirkungen haben, soll in der Blockade von D2- und 5-HT2A-Rezeptoren liegen. Bei Blockade der 5-HT2A-Rezeptoren wird Dopamin zwar im nigrostriatalen System ausgeschüttet, aber nicht im mesolimbischen System. Es könnte aber auch noch ein anderer Mechanismus dahinter stecken: Die Bindung an die D2-Rezeptoren ist so kurz, dass es zwar zu einer antipsychotischen Wirkung, nicht aber zu extrapyramidalen Nebenwirkungen kommt.

Amisulprid/Solian soll deshalb gegen produktive und negative Symptome der Schizophrenie wirken, weil es in niedriger und hoher Dosis unterschiedliche Effekte auf die Dopaminrezeptoren haben soll. In niedriger Dosis blockiert es vor allem die präsynaptischen D2- und D3-Rezeptoren bei ungestörter Dopamintransmission. Das soll gegen Minussymptome wirken. Bei höherer Dosis soll es vor allem die postsynaptischen D2- und D3-Rezeptoren blockieren, sodass es zu einer verminderten Dopamintransmission kommt. Dieser Mechanismus soll gegen produktive schizophrene Symptome wirken.

Dopamin-Serotonin-System-Stabilisator

Aripiprazol/Abilify ist der erste Vertreter einer neuen Antipsychotika-Generation. Dopamin-Serotonin-System-Stabilisator. Partieller D2-Agonist. Bei dopaminerger Überaktivität kommen die antagonistischen Eigenschaften zum Tragen, bei zu geringem Dopaminspiegel wirkt Aripiprazol vor allem agonistisch. Die bei Schizophrenie-Patienten in verschiedenen Hirnarealen variierende dopaminerge Aktivität kann so gezielt moduliert werden. Hohe Affinität zu D2-, 5-HT1A-, 5-HT2A-Rezeptoren. Niedrige Affinität zu Alpha-1-, Histamin-1- und Muscarin-1-Rezeptoren. Minimales EPS-Risiko. Keine Prolaktinerhöhung. Kein Hinweis auf eine Verlängerung der QT-Zeit. Kaum Sedation. Kein Einfluss auf Glucose- oder Lipidstoffwechsel. Keine sexuellen Nebenwirkungen. Keine Gewichtszunahme. 10 bis 30 mg/Tag. Keine Aufdosierung nötig.

Abilify wurde 2002 in den USA zugelassen. Es liegen Erfahrungen mit der Behandlung von mehr als 460 000 Patienten vor.

Depotneuroleptika

Indikation: chronische und subakute schizophrene Psychosen von anderthalb bis zwei Jahren Dauer ohne symptomfreie Intervalle, bei produktiver und Minussymptomatik. Keine tägliche Konfrontation mit Medikamenten, Compliance, Dosiseinsparung.

Beginn: mit einschleichender Dosierung, notfalls Überlappung mit oraler Applikation eines kurzfristig wirksamen Neuroleptikums

Präparate
Flupenthixol-Decanoat (Fluanxol Depot): 20 bis 60 mg i. m., alle 2 bis 3 Wochen
Fluphenazin-Decanoat (Dapotum D): 12,5 bis 100 mg i. m., alle 3 bis 4 Wochen
Haloperidol-Decanoat (Haldol decanoas): 50 bis 150 mg i. m., alle 2 bis 4 Wochen
Penfluridol (Semap): 10 bis 40 mg per os, jede Woche
Risperidon (Risperdal Consta): 25 bis 50 mg tief i. m., alle 2 Wochen
Zuclopenthixol-Decanoat (Clopixol Depot): 100 bis 400 mg i. m., alle 2 bis 3 Wochen

Das erste atypische Neuroleptikum, das in Depotform vorliegt, ist Risperdal Consta. Die Hauptfreisetzung der Depotform setzt erst nach drei Wochen ein, deshalb muss in den ersten drei Therapiewochen ein anderes Antipsychotikum verabreicht werden, am besten natürlich kurzwirksames Risperdal.

In den **Tabellen 19** und **20** werden die pharmakologischen Profile der Neuroleptika dargestellt. Die Abkürzungen sind in Kapitel 3 erklärt.

21 Antipsychotika

Tabelle 19: Ausmaß der Dopaminrezeptoren-Blockade durch Neuroleptika

Handelsname	D1	D2	D3	D4
Abilify	?	+++++	+++++	+++
Chlorazin	+++	+++	++++	++++
Clopixol	+++++	+++++	?	++++
Dapotum	+++	+++++	+++++	++++
Dipiperon	−	+	+	?
Dogmatil	−	++	+++	?
Entumin	+	++	++	?
Fluanxol	++++	++++	++++	+++
Haldol	+++	+++++	++++	+++++
Leponex	+++	++	++	++++
Melleril	+++	+++++	++++	++++
Nozinan	−	+	+	?
Risperdal	+++	+++++	++	+++++
Serdolect	−	+	+++	?
Seroquel	+	++	++	−
Solian	−	+++	+++	?
Trilafon	+++	++++	?	?
Truxal	+++	++++	++++	+++
Zyprexa	+++	+++	++++	++++

Tabelle 20: Übriges pharmakologisches Profil der Neuroleptika

Handelsname	H1	Ach	Alpha1	Alpha2	5-HT1	5-HT2	DA
Abilify	+++	−	+++	?	++++	++++	?
Chlorazin	+++	+++	++++	++	+	++++	+
Clopixol	+++	++	++++	++	+	++++	++
Dapotum	+++	+	+++	+	+	++++	+
Dipiperon	++	−	++	?	?	++++	?
Dogmatil	−	−	−	?	?	−	?
Entumin	+++	−	++	++	?	++++	?
Fluanxol	++	+	+++	++	+	++++	++
Haldol	+	+	+	+	+	+++	+
Leponex	++++	+++	+++	+++	++	++++	+−
Melleril	+++	++++	++++	+	+	++++	+
Nozinan	++	+++	+++	?	?	+++	?
Risperdal	+++	+−	+++++	++++	++	+++++	+
Serdolect	−	−	++	−	−	+++	−
Seroquel	++++	−	++++	+++	++	++	?
Solian	−	−	−	−	?	−	?
Trilafon	++++	+	+++	++	+	++++	+
Truxal	+++++	+++	++++	++	++	+++++	+
Zyprexa	++++	++++	+++	++	++++	++++	?

21.3 Dosis und Kinetik

Plasmaspiegel werden nicht angegeben, weil sie bisher keine Rolle (leider, Kap. 7.6) für die Behandlung mit Neuroleptika spielen. Einzig für Clozapin/Leponex gibt es Untersuchungen, die zeigen, dass bei Überschreiten von 300 ng/ml die Anzahl der Responder größer wird.

Basierend auf klinischen Erfahrungen wurden zum Vergleich verschiedener Neuroleptika so genannte Äquivalenzdosen berechnet. Dabei wird Chlorpromazin als Bezugssubstanz verwendet, seine neuroleptische Wirksamkeit («Potenz») wird gleich 1 gesetzt, entsprechend einer Dosis von 300 mg. Es handelt sich bei diesen Äquivalenzdosen um recht grobe Schätzungen, die keine genaue Umrechnung der Dosierung bei Präparatwechsel erlauben, sondern nur einen Anhaltspunkt geben. Der Begriff der neuroleptischen Potenz ist insbesondere in Deutschland sehr gebräuchlich. Er bedeutet, dass ein hochpotentes Neuroleptikum bei kleinerer Dosis wirksam ist als ein niedrigpotentes. Der Begriff ist insofern irreführend, als ein so genanntes niedrigpotentes Neuroleptikum bei hoher Dosierung insgesamt wirksamer sein kann als ein hochpotentes Neuroleptikum. Es hat sich auch gezeigt, dass die so genannten hochpotenten Substanzen gerade wegen

Tabelle 21: Dosierung von Antipsychotika

Handelsname	Tagesdosis in mg
Abilify	10–30
Chlorazin	50–600
Clopixol	20–100
Dapotum	2–20
Dipiperon	120–360
Dogmatil	300–1600
Entumin	60–200
Fluanxol	2–60
Haldol	1–40
Leponex	25–600
Melleril	75–600
Nozinan	50–600
Risperdal	4–8
Serdolect	4–20
Seroquel	20–750
Solian	200–1200
Trilafon	4–64
Truxal	50–600
Zyprexa	5–20

21 Antipsychotika

Tabelle 22: «Äquivalenzdosen» von Neuroleptika

Handelsname	Äquivalenzdosis in mg
Abilify	15
Chlorazin	300
Clopixol	60
Dapotum	5
Dipiperon	400
Dogmatil	600
Fluanxol	6
Haldol	5
Leponex	200
Melleril	350
Nozinan	300
Risperdal	6
Seroquel	225
Solian	400
Trilafon	32
Truxal	300
Zyprexa	15

Tabelle 23: Pharmakokinetische Eigenschaften von Neuroleptika

Handelsname	max. Plasmaspiegel nach Stunden	Halbwertszeit in Stunden
Abilify	3–5	75
Chlorazin	2–4	16–30
Clopixol	4	12–28
Dapotum	2–5	13–58
Dogmatil	2–6	8
Fluanxol	4	26–36
Haldol	3–6	12–36
Leponex	3	5–16
Melleril	2	9–30
Nozinan	1–2	15–30
Risperdal	2	20–24
Serdolect	10	72
Seroquel	1–4	6–7
Solian	1,5–4	15–17
Trilafon	2–5	8–12
Truxal	4	8–12
Zyprexa	5–8	21–54

der zahlenmäßig kleinen wirksamen Dosis häufig entsprechend überdosiert werden und dadurch noch mehr Nebenwirkungen hervorrufen.

In der Regel werden Antipsychotika oral verabreicht. Die höchsten Plasmaspiegel werden nach ein bis vier Stunden erreicht. Die meisten Phenothiazine und Thioxanthene haben aktive Metaboliten. Extensive Metabolisierung in der Leber.

Bei intramuskulärer Gabe ist die Bioverfügbarkeit meist doppelt so groß wie bei oraler Applikation. Maximale Plasmaspiegel werden früher erreicht.

Zunehmend gewinnt die Langzeitbehandlung mit Leponex (oral) an Bedeutung, da die Patienten diese Substanz eher akzeptieren (Fehlen von extrapyramidalen Nebenwirkungen), sie gegen Minussymptome eher wirksam ist, bei therapieresistenten Patienten eher hilft und keine Spätdyskinesien verursacht. Die anderen atypischen Neuroleptika sind sicher nicht so positiv zu beurteilen wie Leponex, aber sie sind besser verträglich als typische oder klassische Antipsychotika.

21.4 Nebenwirkungen

Clozapin/Leponex: an Myocarditis denken bei unerklärlicher Müdigkeit, Dyspnoe, Tachypnoe, Fieber, Brustschmerzen, Palpitationen, EKG-Veränderungen oder Arrhythmie, Tachykardie

Sertindol/Serdolect: Wegen kardiovaskulärer Nebenwirkungen, insbesondere QT-Verlängerung im EKG, wurde im Januar 1999 die Anwendung in der Schweiz eingeschränkt.

Thioridazin/Melleril: 2001 wurde der Gebrauch in der Schweiz vierzig Jahre nach der Registrierung eingeschränkt. In besonderen Fällen verwende ich es weiter unter EKG-Kontrolle.

Vegetative Nebenwirkungen

Meist adrenolytisch und anticholinerg

Kreislauf: Blutdrucksenkung, Pulssteigerung oder -senkung, orthostatische Kollapsneigung, Thromboseneigung

Herz: Störung der Repolarisationsphase, eventuell Rhythmusstörungen. Es gibt außer den Neuroleptika noch viele Medikamente, die die QT-Zeit verlängern und dadurch zu einer so genannten Torsade de pointes führen können: Antiarrhythmika, Antibiotika, H1-Antagonisten, Diuretika, Cholinergika, inotrop wirksame Substanzen

Magen/Darm: Obstipation, Diarrhoe (Reserpin: Magenperforation bei Ulcus)

Temperatur: Hypothermie, Hyperthermie

Augen: Akkommodationsstörungen, Pigmentationen (nur bei exzessiven Dosen über Jahre)

Schleimhäute: Trockenheit, besonders Mund und Vagina

Neurologische Nebenwirkungen (EPS)

Frühdyskinesien, Frühdystonien: zumeist in der ersten Behandlungswoche (aber auch nach Dosissteigerung) auftretende Muskelkrämpfe im Bereich der Augen, des Mundes, der Zunge, des Schlundes und des Rückens. In der Häufigkeit von kranial nach kaudal (von oben nach unten) abnehmend. Bei Männern (vor allem < 40 Jahre) etwa doppelt so häufig wie bei Frauen. Therapie: Biperiden/Akineton 1 Amp. (5 mg) i. m.

Parkinson-Syndrom: Tremor, Rigor, Verarmung der Mimik, Hypersalivation, Bewegungsarmut, Salbengesicht. Bei Frauen etwa doppelt so häufig. Therapie: perorale Gabe von Biperiden/Akineton 6 bis 10 mg pro Tag

Akathisie: Starke innere Unruhe, bei größerer Ausprägung ist es dem Patienten unmöglich, sitzen zu bleiben oder ruhig zu stehen (restless legs). Bei Frauen etwa doppelt so häufig. Therapeutisch schwer zu beeinflussen. Kann ansprechen auf Biperiden, Benzodiazepine, Propanolol oder postsynaptisch wirksame Antagonisten von 5-HT2A (Ritanserin, Cyproheptadin, Mianserin). Bei ausbleibendem Therapieerfolg Dosisreduktion des Neuroleptikums oder Umstellung auf ein atypisches Antipsychotikum.

Spätdyskinesien: Erst nach mehrmonatiger Behandlung mit Neuroleptika (6 Monate?) können sich Spätdyskinesien entwickeln. Häufig werden sie erst nach Dosisreduktion oder Absetzen der Neuroleptika bemerkt. Es handelt sich um hyperkinetische Symptome in Form unwillkürlicher, oft stereotyper Bewegungen. Am häufigsten sind klonische Kontraktionen einzelner Muskeln oder Muskelgruppen, vor allem Augenzwinkern, kauende Bewegungen und unwillkürliche Bewegungen der Finger, Hände oder Schultern. Es kommen auch eigentliche Torsionsdystonien, ballistische Bewegungsabläufe und wellenförmige Bewegungen des Rumpfes vor. Selten sind respiratorische Dyskinesien.

Früherkennung ist ein wichtiger prognostischer Faktor, denn erst kurzfristig vorhandene Spätdyskinesien zeigen eine rasche und ausgeprägte Rückbildungstendenz. Unter neuroleptischer Dauermedikation sollten Patienten regelmäßig daraufhin untersucht werden, ob Anzeichen für beginnende Spätdyskinesien vorhanden sind: Die Zunge kann nicht oder nur mit Mühe für einige Sekunden gerade herausgestreckt werden, sie wird unwillkürlich vor- und zurückbewegt und seitlich verzogen. Lässt man die Patienten in rascher Folge mit jedem Finger auf den Daumen der gleichen Hand tippen (mit beiden Händen gleichzeitig), so verstärken sich vorher kaum oder nur leicht wahrnehmbare Spätdyskinesien. Andere Frühsymptome sind unwillkürliche Fingerbewegungen, Tics im Gesicht, Schaukelbewegungen des Rumpfes und motorische Unruhe der Extremitäten.

Diagnostische Schwierigkeiten ergeben sich bei gleichzeitigem Auftreten verschiedener extrapyramidaler Nebenwirkungen. Fluktuationen beim gleichen Patienten erschweren häufig die Unterscheidung. Diesbezüglich ist besonders zu berücksichtigen, dass die Ausprägung mit zunehmender emotionaler Bewegtheit verstärkt wird. Dadurch kommt es oft zur fälschlichen Interpretation als hysterische oder simulierte Phänomene.

Untersucht man Langzeitpatienten unter typischen Neuroleptika prospektiv jedes Jahr, so zeigt sich leider, dass jedes Jahr wieder neu vier Prozent der Patienten Spätdyskinesien entwickeln.

Spätdyskinesien entwickeln sich vor allem bei Patienten mit organischen zerebralen Vorschädigungen und bei Behandlungen nach dem fünfzigstenLebensjahr. Die Behandlungsdauer und vor allem die kumulative Dosierung der Neuroleptika scheinen eine wichtige Rolle zu spielen.

Manifeste Spätdyskinesien verschlechtern sich unter zusätzlicher Gabe von Antiparkinsonmitteln. Die Behandlung extrapyramidaler Nebenwirkungen mit Antiparkinsonmitteln führt aber nicht zu einer erhöhten Wahrscheinlichkeit für das spätere Auftreten von Spätdyskinesien.

Bei der Behandlung von Spätdyskinesien müssen zwei Strategien unterschieden werden:

1. Dauerhafte Rückbildung durch langfristiges Absetzen von Neuroleptika. Bei stark ausgeprägten Spätdyskinesien, die sich unter jahrelanger Neuroleptikatherapie entwickelt haben, kann es mehr als ein Jahr dauern, bis eine deutliche Besserung sichtbar wird. Das ist auch der Grund, warum Spätdyskinesien ursprünglich als irreversibel gegolten haben.
2. Zur Symptomunterdrückung werden folgende Substanzgruppen verwendet:
    a) Dopaminantagonisten (Neuroleptika! Tiaprid/Tiapridal)
    b) Substanzen, die zu einer Entleerung der Katecholaminspeicher führen (z. B. Reserpin)
    c) Substanzen, die die Synthese von Katecholaminen blockieren (z. B. Methyl-Dopa, Methyl-Tyrosin)
    d) Substanzen, die die Freisetzung von Katecholaminen blockieren (z. B. Lithium)
    e) Cholinerg wirksame Substanzen (z. B. Physiostigmin, Cholin, Lecithin)
    f) GABA-Agonisten (z. B. Baclofen)
    g) Dopaminagonisten (z. B. Bromocriptin)

Wie aus der langen Liste der verschiedenen Therapiemöglichkeiten schon abzulesen ist, sind sie zusammenfassend als unbefriedigend zu bezeichnen. Am ehesten wirksam ist die Unterdrückung mit Neuroleptika, die allerdings auf lange Sicht hin eine ungünstige Maßnahme darstellt, weil der eigentlich den Spätdyskinesien zugrunde liegende Prozess weiter bestehen bleibt.

Es gibt Hinweise darauf, dass Patienten mit affektiven Erkrankungen häufiger und schneller Spätdyskinesien entwickeln als schizophrene Patienten.

Die Ausprägung nimmt mit zunehmender Depressionstiefe zu, auch bei reinen Schizophrenien. In solchen Fällen können Besserungen durch Antidepressiva erreicht werden.

Es ist noch nicht sicher, ob atypische Neuroleptika Spätdyskinesien hervorrufen können oder nicht. Dies ist aber höchst wahrscheinlich, außer bei Clozapin/ Leponex.

Haut: Allergien, Exantheme, Photosensibilisierung, Pigmentation bei massiver, Jahre dauernder Überdosierung (auch Augen und innere Organe)

Leber: Toxisch-allergischer Ikterus mit guter Prognose

Epileptische Anfälle: Senkung der Krampfschwelle, geringe Häufigkeit (< 1 % der Behandlungen) epileptischer Anfälle. Bei höheren Dosierungen kann die Kombination mit einem Antiepileptikum nützlich sein.

Delirien: bei Überdosierung (auch nach Suizidversuchen), verstärktes Risiko durch Kombination mit anderen anticholinerg wirksamen Substanzen (Antidepressiva, Antiparkinsonmittel, bei alten Patienten auch Benzodiazepine)

Endokrine Nebenwirkungen: bei Frauen Amenorrhoe und Galaktorrhoe, bei Männern Gynäkomastie, wegen vermehrter Prolaktinausschüttung

Sexuelle Nebenwirkungen: Erektionsstörungen und verzögerte Ejakulation

Priapismus: Kann unter allen Neuroleptika vorkommen (selten, s. Kap. 24).

Agranulozytose: Bei 0,1 bis 1,0 ‰ der Behandlungen. Am häufigsten unter Clozapin, deshalb besondere Vorsichtsmaßnahmen: vor Therapiebeginn mit Clozapin Differentialblutbild, anschließend Kontrolle der Gesamtleukozytenzahl während 18 Wochen wöchentlich. Danach in monatlichen Abständen oder sofort bei Infektzeichen (Arzt aufsuchen!). Rezepte müssen Vermerk «BBK sic» (= Blutbildkontrolle wird durchgeführt) tragen. Bei Behandlungsunterbruch von mehr als einem Monat gelten gleiche Regeln wie bei Behandlungsbeginn. Bei Leukozyten < 5000 muss ein Differentialblutbild durchgeführt werden. Bei Granulozytopenie (< 1800): Clozapin sofort absetzen, reversibel. Bei Agranulozytose (< 500): hospitalisieren!

Eosinophilie: Kann unter typischen Antipsychotika und unter Clozapin auftreten.

Gewichtszunahme: «Fressanfälle», wahrscheinlich wegen veränderter Glukosetoleranz. Bei den atypischen Neuroleptika ist die Gewichtszunahme besonders ausgeprägt bei Clozapin, Olanzapin und Quetiapin; weniger ausgeprägt bei Risperidon, Sertindol und Zotepin; noch weniger bei Amisulprid und Aripiprazol. Ziprasidon scheint nicht zur Gewichtszunahme zu führen.

Diabetes: häufiger unter atypischen Neuroleptika, vor allem unter Clozapin und Olanzapin, aber auch unter Quetiapin. Unter Olanzapin entwickelt sich nicht selten eine Insulinresistenz.

Depressionen: unter Dauerbehandlung bei bis zu 50 Prozent der Patienten. Fälschlicherweise als pharmakogene Depression bezeichnet, richtig wäre die Interpretation als akinetisches extrapyramidales Syndrom, reagiert gut auf Gabe von Biperiden/Akineton oder Dosisreduktion des Neuroleptikums. Erst wenn diese therapeutischen Maßnahmen wirkungslos sind: Verordnung eines Antidepressivums. Aufpassen bei Kombination von Floxyfral und Fluctine mit Clozapin: Clozapinspiegel steigen relevant an!

Malignes neuroleptisches Syndrom: seltene (ich habe in 34 Jahren erst zwei gesehen), aber höchst gefährliche Komplikation (20 % Mortalität). Symptomatik: Fieber, Bewusstseinstrübung bis Koma, labiler Blutdruck, Blässe, Tremor, Tachykardie, Schwitzen, Tachypnoe, Harninkontinenz, Tonuserhöhung der Muskulatur bis Rigidität, Akinese, Dyskinesien. Leukozytose, erhöhte Serumkreatininphosphokinase, erhöhte Leberenzyme.

Mechanismus: unbekannt. Therapie: Absetzen der Neuroleptika, in schweren Fällen Dantrolen i. v.

Das maligne neuroleptische Syndrom kann mit einer Katatonie verwechselt werden. Deshalb sollte man Patienten mit katatonen Symptomen möglichst nicht mit einem klassischen Neuroleptikum behandeln, insbesondere nicht mit Haldol. Am besten ist das atypische Neuroleptikum Clozapin (Leponex) geeignet; maligne neuroleptische Syndrome unter Clozapin sind eine Rarität.

Schlaganfälle: bei Demenzpatienten am ehesten unter Risperdal

21.5 Interaktionen

Adrenalin: paradoxer Blutdruckabfall durch Neuroleptika-induzierte Blockade der Alpha-Adrenozeptoren

Adsorbenzien (Antazida, Aktivkohle): orale Resorption vermindert, deshalb mindestens eine Stunde vor oder zwei Stunden nach Neuroleptika geben

Alkohol kann EPS verstärken. Verstärkte Olanzapin-Resorption

Alprazolam/Xanax: um bis zu 19 Prozent erhöhte Haloperidol-Spiegel möglich

Amisulprid: keine Interaktionen mit dem Cytochrom-P-450-System

21 Antipsychotika

Anticholinergika (Antiparkinsonmittel, Antidepressiva): Atropin-ähnliche Wirkungen werden verstärkt. Bei hohen Dosierungen toxisches Delir möglich

Antidepressiva (Amitriptylin, Trimipramin, Trazodon): additive Sedierung, Blutdruckabfall und anticholinerge Wirkungen. Gegenseitige Plasmaspiegelerhöhung. 2D6-Hemmer (Fluoxetin, Paroxetin) können den Plasmaspiegel von Aripiprazol/ Abilify erhöhen.

Antihypertensiva (Methyldopa/Aldomet, Enalapril/Reniten, Clonidin/Catapresan): additive blutdrucksenkende Wirkung. Aufhebung der blutdrucksenkenden Wirkung mit Chlorpromazin und Haloperidol durch Blockade der Guanethidin-Aufnahme in postsynaptische Neurone

Antimykotika (Ketoconazol/Nizoral): erhöhte Clozapin- und Quetiapin-Spiegel (5- bis 8fach) durch Abbauhemmung über CYP 3A4. Bei Clozapin kardiale Überleitungsfunktion überwachen. Kombination mit Quetiapin kontraindiziert. Durch 3A4-Hemmung Erhöhung des Abilify-Spiegels.

Benzodiazepine (Clonazepam/Rivotril, Lorazepam/Temesta): Schwindel (bis Kollaps) und Sedierung bei Kombination mit Clozapin, Delir und Ateminsuffizienz in Einzelfällen (vor allem kurz nach zusätzlicher Gabe von Clozapin zu bestehender Benzodiazepin-Behandlung möglich). Ich selbst habe sehr gute Erfahrungen mit der Kombination gemacht. Die beschriebenen Komplikationen gelten wohl vor allem bei intravenöser Benzodiazepin-Gabe.

Buspiron/Buspar: theoretisch Verstärkung von EPS möglich

Carbamazepin/Tegretol: erhöhte Plasmaspiegel durch Haloperidol. Erhöhte Clearance und verminderte Neuroleptika-Spiegel möglich: bis 100 Prozent bei Haloperidol, 70 Prozent bei Aripiprazol, 63 Prozent bei Clozapin, 44 Prozent bei Olanzapin; auch bei Risperidon, Zuclopenthixol und Flupentixol möglich

Cimetidin: erhöhte Spiegel von Clozapin und Olanzapin

Ciprofloxazin/Ciproxin: erhöhter Clozapin-Spiegel durch verminderten Abbau durch CYP 1A2

Coffein (Kaffee, Tee, Cola): erhöhte Clozapin-Spiegel durch Abbauhemmung über CYP 3A4

Diazepam/Valium: verstärkte Sedierung und orthostatische Hypotonie mit Clozapin

Disulfiram/Antabus: verminderte Perphenazin-Spiegel, erhöhte Clozapin-Spiegel

Erythromycin/Erythrocin: Plasmaspiegel von Clozapin und Quetiapin erhöht durch Abbauhemmung über CYP 3A4

Grapefruitsaft: erhöhte Quetiapin-Spiegel

Isoniazid/Rimifon: erhöhte Haloperidol-Spiegel durch Abbauhemmung

Kalziumantagonisten (Diltiazem/Dilzem, Verapamil/Isoptin): erhöhte Quetiapin-Spiegel durch Abbauhemmung über CYP 3A4. Additiv verstärkter Kalziumantagonismus bei Kombination mit Thioridazin; kardiale Überleitungsstörung möglich

Lithium: In der Literatur wird eine erhöhte Neurotoxizität bei therapeutischen Dosierungen berichtet, ich habe das noch nie gesehen. Erhöhte Haloperidol-Spiegel

Metoclopramid/Paspertin: erhöhtes EPS-Risiko

Methylphenidat/Ritalin: Einzelfallberichte über Verstärkung von Spätdyskinesien

Neuroleptika: erhöhte Clozapin-Spiegel mit Risperidon durch Abbauhemmung über CYP 2D6. Erhöhte Quetiapin-Clearance (um 65 %) durch Thioridazin. Erhöhte freie Mengen von Fluphenazin oder Haloperidol (um 30 % bzw. 50 %) bei Kombination mit Thioridazin

Phenytoin/Epanutin: mit Clozapin erhöhtes Agranulozytose-Risiko. Verminderte Neuroleptika-Spiegel durch Enzyminduktion, insbesondere bei Haloperidol, Phenothiazinen, Clozapin und Quetiapin (bis zu 5fach)

Pindolol/Visken: erhöhte Spiegel von Thioridazin und Pindolol

Propanolol/Inderal: erhöhte Haloperidol- und Metaboliten-Spiegel (um 26 % bzw. 83 %). Erhöhte Plasmaspiegel von Chlorpromazin und Propanolol. Um 3- bis 5fach erhöhte Thioridazin-Spiegel

Rauchen: verminderte Spiegel durch Induktion des Abbaus von Chlorpromazin, Haloperidol, Fluphenazin, Olanzapin, Thiothixen. Um 20 bis 30 Prozent erhöhte Plasmaspiegel von Clozapin

Rifampicin: verminderte Spiegel von Haloperidol und Clozapin (um bis zu 600 %) durch Enzyminduktion

Risperidon/Risperdal: Kann durch kompetitive Hemmung von CYP 2D6 die Spiegel von Clozapin/Leponex erhöhen.

Ritonavir/Norvir: erhöhte Clozapin-Spiegel, kardiale Überleitung überwachen

SSRI: erhöhte Neuroleptika-Spiegel (bis 100 % Anstieg bei Haloperidol, 2- bis 7facher Anstieg mit Fluvoxamin/Floxyfral und Clozapin/Leponex), erhöhte EPS- und Akathisie-Rate. Alle SSRI außer Citalopram/Seropram können die Leponex-Spiegel erhöhen. Citalopram und Fluoxetin können durch 3A4-Hemmung den Quetiapin-Spiegel erhöhen.

Thioridazin/Melleril kann Clearance von Quetiapin/Seroquel erhöhen

Tranylcypromin/Jatrosom N: additiv verstärkte blutdrucksenkende Wirkung

Valproat/Depakine: Verstärkung von Neurototoxizität, Sedierung und anderen Nebenwirkungen durch verminderte Clearance von Valproat (um 14 %). Clozapin-Spiegel können erhöht und erniedrigt sein. Veränderungen des Verhältnisses von Clozapin zu Norclozapin möglich. In Einzelfällen hepatische Enzephalopathien. Senkung des Seroquel-Spiegels

21.6 Wirkungsverlust

Es ist keine Toleranzbildung gegenüber der antipsychotischen Wirkung bekannt. Wie bei anderen Substanzen auch nehmen Sedation und andere Nebenwirkungen bei gleicher Dosis mit der Zeit ab.

Meistens steckt hinter einem angeblichen Wirkungsverlust Noncompliance des Patienten oder eine Verschlechterung der Symptomatik trotz Behandlung.

21.7 Absetzen und Umstellen

Die Umstellung auf ein anderes Neuroleptikum kann nach kurzer Dauer der Behandlung mit dem ersten abrupt erfolgen. In der Regel stellt man jedoch überlappend um. Dabei wird meistens täglich oder auch wöchentlich ein Viertel der Tagesdosis durch eine entsprechende Dosis des neuen Präparates ersetzt. Bei Substanzen, mit denen man nicht vertraut ist, sollte man noch langsamer vorgehen. Die zur Verfügung stehenden Umrechnungstabellen taugen für den Einzelfall nichts.

24 bis 48 Stunden nach abruptem Absetzen können Absetzsymptome auftreten (selten), die bis zu zwei Wochen anhalten können: Übelkeit, Erbrechen, Schwindel, Tremor, Hitzewallungen, Käteschauer, Schwitzen, Tachykardie, Kopfschmerzen und Schlafstörungen.

21.8 Auswahl eines Antipsychotikums

Antisuizidale Wirkung: Clozapin/Leponex schneidet diesbezüglich am besten ab. Das International Suicide Prevention Trial (Meltzer et al., 2003) hat die antisuizidale Wirkung von Clozapin im Vergleich zu Olanzapin als deutlich ausgeprägter bestätigt. Dabei handelt es sich jedoch nicht um eine akute antisuizidale Wirkung, sondern um eine Suizidprävention während mehr als zwei Jahren. Deshalb ist jetzt sowohl in den USA als auch in der Schweiz eine Ausweitung der bisher sehr engen Indikation für Clozapin zugelassen worden: zur längerfristigen Risikoreduktion eines wiederholten suizidalen Verhaltens bei Patienten mit Schizophrenie oder Schizoaffektiver Erkrankung.

Applikationsform: Solian und Risperdal liegen in flüssiger Form zur oralen Gabe vor. Zyprexa gibt es als Velotab, schnell im Mund oder einer Flüssigkeit lösliche Tablette, außerdem in Ampullen zur intramuskulären Injektion.

Atypisches Neuroleptikum in Depotform: Risperidon/Risperdal steht als einziges atypisches Antipsychotikum als Depotspritze zur Verfügung. Risperdal Consta wird alle zwei Wochen intramuskulär injiziert.

Keine Interaktionen im P-450-System: Amisulprid/Solian

Einteilung der Antipsychotika nach dem Grad ihrer Dämpfung

Wichtig für die Auswahl eines Präparates. Sedation unterliegt Gewöhnung.

Stark dämpfende Antipsychotika: Clozapin (Leponex), Clotiapin (Entumin), Levomepromazin (Nozinan), Olanzapin (Zyprexa), Zuclopenthixol (Clopixol)

Mittelstark dämpfende Antipsychotika: Chlorpromazin (Chlorazin), Haloperidol (Haldol), Perphenazin (Trilafon), Thioridazin (Melleril)

Wenig dämpfende Antipsychotika: Aripiprazol (Abilify), Flupenthixol (Fluanxol), Fluphenazin (Dapotum), Risperidon (Risperdal), Sertindol (Serdolect)

Vergleich verschiedener Präparate bezüglich Nebenwirkungen

Für Differentialindikation besonders wichtig!

Extrapyramidale Nebenwirkungen: besonders häufig bei Butyrophenonen (z. B. Haloperidol), bis zu 80 Prozent der Behandlungen, bei Phenothiazinen dagegen 15 Prozent. Innerhalb der Gruppe der Phenothiazine bewirken solche mit Piperazinylalkyl-Seitenkette (z. B. Perphenazin) am meisten extrapyramidale Nebenwirkungen und solche mit Piperidylalkyl-Seitenkette (z. B. Thioridazin) am wenigsten. Clozapin ist das einzige Neuroleptikum, das keine extrapyramidalen Nebenwirkungen (ausgenommen Hypersalivation) verursacht. Die Gruppe der «atypischen» Neuroleptika macht deutlich weniger EPS als die klassischen Präparate.

Herz und Kreislauf: stärkste Nebenwirkungen bei Phenothiazinen mit Piperidylalkyl-Seitenkette (z. B. Thioridazin, wird deshalb nur noch wenig verordnet); Butyrophenone (z. B. Haloperidol) diesbezüglich sehr gut verträglich. Serdolect wegen QT-Verlängerung eingeschränkt eingesetzt, Ausweitung im Rahmen der EU unter quasi Studienbedingungen geplant

Zerebrovaskuläre Ereignisse: bei Demenz-Patienten besonders häufig unter Risperdal (einschließlich Insult und transitorischen ischämischen Attacken, TIA)

Agranulozytose: besonders häufig unter Clozapin, extrem selten unter Haloperidol

Sexuelle Nebenwirkungen: Funktionsstörungen sind besonders häufig unter Thioridazin. Priapismus wurde sehr selten unter Olanzapin, Risperidon, Ziprasidon und Clozapin beschrieben.

Malignes neuroleptische Syndrom: besonders nach Haloperidol und Depot-Fluphenazin

Gewicht: Entsprechend der Ausprägung der antihistaminischen Wirkung kommt es unter vielen Neuroleptika zu teilweise enormer Gewichtszunahme. Bei den atypischen Neuroleptika sind Zyprexa und Leponex die «Spitzenreiter».

Prolaktin-Erhöhung führt kurzfristig bei Frauen zu menstruellen Störungen, Galaktorrhoe, Brustvergrößerung, sexuellen Funktionsstörungen und Unfruchtbarkeit. Bei Männern kommt es kurzfristig zu Libidoverlust, erektiler Dysfunktion, Ejakulationsstörungen, verminderter Spermatogenese und Brustvergrößerung. Langfristig führt sie bei Frauen zu verminderter Knochendichte aufgrund verminderter Östrogenspiegel. Bei Männern kommt es langfristig ebenfalls zu verminderter Knochendichte durch Testosteronmangel. Es ist noch nicht sicher, ob eine andauernde Prolaktinerhöhung bei Männern und Frauen zu Herz-Kreislauf-Erkrankungen, Brustkrebs und Depression führen kann.

Das einzige Neuroleptikum, das überhaupt keine Prolaktinerhöhung bewirkt, ist Clozapin/Leponex. Bei Olanzapin und Quetiapin kommt es selten zu geringen Prolaktinerhöhungen. Von den atypischen Antipsychotika bewirkt Amisulprid die stärkste Prolaktinerhöhung.

Was erwarten wir von den atypischen Neuroleptika im Vergleich zu den typischen?

Wirksam gegen Minussymptome: Clozapin/Leponex, Amisulprid/Solian

Weniger EPS: alle

Keine EPS: Leponex

Was erwarten wir von den neuen atypischen Neuroleptika im Vergleich zu Clozapin/Leonex?

Seltener Agranulozytose: alle

Seltener Gewichtszunahme: alle außer Olanzapin/Zyprexa

Weniger Sedierung: alle außer Olanzapin/Zyprexa. Amisulprid/Solian bewirkt keine Sedierung

Keine anticholinergen Nebenwirkungen: Risperdal, Solian, Seroquel, Serdolect

Keine adrenolytischen Nebenwirkungen: Solian

Zurückhaltung gegenüber der Behandlung mit Neuroleptika

Vor der Einführung der atypischen Neuroleptika wurde wegen der extrapyramidalen Nebenwirkungen der typischen Neuroleptika eine möglichst restriktive Anwendung von Antipsychotika empfohlen.

Das gilt meiner Meinung nach auch heute noch. Da außer Leponex alle Atypika extrapyramidale Nebenwirkungen hervorrufen können, ist nicht auszuschließen, dass sich bei Langzeitbehandlungen Spätdyskinesien entwickeln können. Außerdem bewirken auch die atypischen Neuroleptika eine emotionale Indifferenz, die für Patienten und Angehörige sehr störend sein kann.

Es gibt nur für die antipsychotische Wirkung der Neuroleptika keine pharmakologische Alternative!

Bei vielen Patienten treten produktive psychotische Symptome gemeinsam mit Angst auf. Durch Kombination mit Benzodiazepinen kann dann die Dosis des Neuroleptikums vermindert werden. Ein besonders typisches Beispiel ist die Behandlung der Katatonie.

Alternativen für die nicht-antipsychotischen Wirkungskomponenten

Beruhigende und schlafanstoßende Wirkung: Benzodiazepine und sedierende Antidepressiva

Antiaggressive Wirkung: Mood Stabilizer, insbesondere Lithium. SSRI

Antiemetische Wirkung: Antihistaminika, Tolvon

Antiallergische Wirkung: Antihistaminika

Gibt es überhaupt noch Indikationen für typische Neuroleptika?

Resistenz gegenüber atypischen Neuroleptika, Schwangerschaft, Responder auf typische Neuroleptika (bei guter Verträglichkeit)

21.9 Ausblick

Ziprasidon/Zeldox ist bereits in den USA zugelassen. Es ist ein atypisches Neuroleptikum und wirkt über 5-HT2- und D2-Antagonismus. Es soll eine antidepressive Wirkungskomponente haben. Extrapyramidale Nebenwirkungen sollen gleich häufig wie bei Plazebo sein. Es bewirkt keinen Prolaktinanstieg und beeinflusst den Lipid- und Glukosestoffwechsel nicht negativ. Keine Gewichtszunahme! Eine geringfügige Verlängerung der QT-Zeit im EKG ist möglich.

22 Stimmungsstabilisatoren

Zunächst denkt man an Bipolare Erkrankungen, wenn es um Stimmungsstabilisatoren oder Mood Stabilizer geht. Dabei wird oft die klinische Bedeutung dieser Substanzen, insbesondere von Lithium, für die Langzeitbehandlung von Rezidivierenden Depressionen vergessen.

Es hat sich gezeigt, dass viele Depressionen länger dauern als ursprünglich angenommen, der Prozentsatz der Depressionen mit einer Dauer von mehr als zwei Jahren beträgt etwa 20 Prozent. Hinzu kommt, dass bei phasenhaften Verläufen zwischen den Krankheitsepisoden nicht immer eine Vollremission erfolgt, sondern dass häufig (20 bis 35 %) eine leicht ausgeprägte, aber sozial störende Restsymptomatik bestehen bleibt. Das Ausmaß der Behinderung im Alltagsleben durch Depressionen ist vergleichbar mit demjenigen bei chronischen körperlichen Erkrankungen.

Es ist heute klar, dass das Vorhandensein von Restsymptomen zwischen den «großen Phasen» die Prognose der Erkrankung deutlich verschlechtert (Judd und Akiskal, 2000).

Das Risiko, eine neue Phase einer Depression (bei unipolaren Verläufen) zu erleben, sinkt zunehmend, je länger die Symptomfreiheit anhält (Solomon et al., 2000).

In den letzten Jahren werden Depressionen und Manisch-Depressives Kranksein häufiger diagnostiziert, und man erkennt auch die Erstmanifestation früher im Leben. Dabei zeigt sich, dass es zunehmend schwieriger wird zu entscheiden, was eine Ersterkrankung ist. Häufig finden sich vor der ersten typischen Depression oder Manie andere affektive Syndrome, zum Beispiel Zwangssymptome, Ängste oder Panikanfälle, Anorexie oder Bulimie, Missbrauch von Alkohol und anderen Drogen. Das Spektrum der affektiven Störungen scheint sehr viel größer zu sein, als ursprünglich angenommen wurde.

Es ist selten, dass ein Patient in seinem Leben nur eine einzige Depression oder andere affektive Erkrankung hat. Viel häufiger ist es (etwa 75 %), dass Depressionen mehrmals auftreten. Auch wenn im Einzelfall scheinbar verständliche Auslöser für eine erneute Depression vorhanden sind, stellt sich die Aufgabe, wenn irgend möglich neue Krankheitsphasen medikamentös zu verhindern, da ihre sozialen Konsequenzen für die Patienten und ihre Familien von großer Tragweite sind.

Die früher geltenden Kriterien für eine Langzeitbehandlung waren sicher zu restriktiv. Heute richtet man sich nicht nur nach der Anzahl der bisherigen Phasen, sondern vor allem nach dem Schweregrad. Zeigt sich ein Trend zur Verkürzung der gesunden Intervalle und zur zunehmenden Intensität der Symptomatik, so ist ganz sicher eine Langzeitbehandlung indiziert.

Es gibt auch Patienten, denen man schon in der ersten Krankheitsphase zu einer Langzeitbehandlung raten muss. Dafür kann es folgende Gründe geben: sehr stark mit Krankheitsfällen und Suiziden belastete Familie, sehr ausgeprägte und vielleicht auch gefährliche Krankheitssymptome in der ersten Phase, sehr frühe Ersterkrankung, Erkrankung in einer für die soziale Integration sehr wichtigen Phase. Ist die erste Krankheitsphase eine Manie oder liegt eine Schizoaffektive Psychose vor, sollte unbedingt schon in der ersten Phase mit der Prophylaxe begonnen werden.

Die Hauptindikationen für eine Langzeitbehandlung sind Rezidivierende Depressionen, Manisch-Depressives Kranksein (Bipolare affektive Erkrankungen) und Schizoaffektive Psychosen (mono- und bipolar).

Zur Langzeitbehandlung reiner Depressionen kann man auch Antidepressiva verwenden. Das gilt auch für andere affektive Erkrankungen, in deren Verlauf keine Manien oder schizophrenen Symptome aufgetreten sind.

Für die Langzeitbehandlung von affektiven Erkrankungen mit manischen oder schizophrenen Symptomen eignen sich Antidepressiva nicht, vor allem nicht als Monotherapie.

Rapid Cycling (mindestens vier Phasen pro Jahr) kommt bei bis zu 20 Prozent der bipolaren Patienten vor. 70 bis 90 Prozent dieser Patienten sind weiblich. Ein anderer Risikofaktor ist die Bipolar-II-Störung. Die Auslösung durch Behandlung mit Antidepressiva wird vor allem in Amerika als wahrscheinlich angesehen.

Definiert man einen Mood Stabilizer als eine Substanz, die sowohl zur Akutbehandlung depressiver und manischer Phasen als auch zur Verhütung beider geeignet ist, so erfüllt nur Lithium diese Definition.

22.1 Indikationen

Zielsymptome: Logorrhoe, Ideenflucht, gesteigerte Ablenkbarkeit, Gedankendrängen, Euphorie, Gereiztheit, Agitiertheit, Suizidalität, Selbst- und Fremdaggression.

Indikationen für alle Stimmungsstabilisatoren

Die Hauptindikation der Phasenprophylaktika oder Mood Stabilizer ist die Langzeitbehandlung von Depressionen, Manisch-Depressivem Kranksein und Schizoaffektiven Psychosen (mono- und bipolar). Sie haben aber noch zusätzliche Indikationen, die getrennt für die einzelnen Substanzen aufgeführt werden.

Manie: Für die Akutbehandlung der Manie werden Mood Stabilizer und Neuroleptika verwendet. Mood Stabilizer sind subjektiv angegenehmer und verursachen keine Spätdyskinesien. Lamotrigin/Lamictal ist für die Akutbehandlung von Manien weniger gut geeeignet als die anderen Stimmungsstabilisatoren.

Zwei atypische Neuropleptika, Risperdal und Zyprexa, haben in der Schweiz die Zulassung für die akute Maniebehandlung erhalten. Für Zyprexa wird in Monotherapie eine Tagesdosis von 15 Milligramm und in Kombination mit Lithium oder Valproat 10 Milligramm vorgeschlagen. Risperdal wird in Kombination mit Stimmungsstabilisatoren in einer Tagesdosis von anfänglich 2 Milligramm, aufsteigend bis 6 Milligramm empfohlen. Die sehr wenig ausgeprägte sedierende Wirkung von Risperdal macht die Substanz für die Behandlung ausgeprägter Manien sicher nicht zum Neuroleptikum der ersten Wahl.

Leider rufen Zyprexa und Risperdal bei Anwendung in höherer Dosierung extrapyramidale Nebenwirkungen hervor. Deshalb ist die Behandlung mit dem für die Manie-Behandlung nicht registrierten Leponex vorzuziehen. Es ist das einzige atypische Neuroleptikum, das keine extrapyramidalen Nebenwirkungen hervorruft. Das ist deshalb wichtig, weil es Hinweise darauf gibt, dass Patienten mit Depressionen oder Manisch-Depressivem Kranksein empfindlicher bezüglich der Entwicklung von Spätdyskinesien reagieren. Sie entwickeln schon nach kürzerer Neuroleptika-Behandlung stärker ausgeprägte Spätdyskinesien als Schizophrene.

Prophylaxe: Rezidivierende Depressionen, Bipolare Affektpsychosen/Manisch-Depressives Kranksein/MDK, Monopolare und Bipolare schizoaffektive Erkrankungen.

Einschränkend muss für Lamotrigin/Lamictal bemerkt werden, dass es vor allem gegen Depressionen prophylaktisch wirksam ist.

Aufklärung und Motivierung der Patienten für eine Prophylaxe: Für die erfolgreiche Durchführung einer Langzeitmedikation stellen die Aufklärung des Patienten und seine fortwährende Motivierung die wichtigsten Voraussetzungen dar.

Von den bisher bei affektiven Erkrankungen eingesetzten Antiepileptika ist Carbamazepin (Tegretol, Timonil) am besten untersucht. Klinisch am besten belegt ist die antimanische Wirkung von Carbamazepin, es wirkt aber auch prophylaktisch bezüglich Manien und Depressionen. Die Indikation für eine Carbamazepinbehandlung stellt sich vor allem bei Lithium-Nonrespondern.

Nach Carbamazepin ist Valproinsäure (Convulex, Depakine, Orfiril) das zweite Antikonvulsivum, dessen antimanische und phasenprophylaktische Wirkung bei Bipolaren affektiven Erkrankungen nachgewiesen werden konnte.

Zusätzliche Indikationen für einzelne Substanzen

Außer Lithium sind alle Mood Stabilizer Antiepileptika. Hier werden nur die für die Psychiatrie interessanten Indikationen beschrieben.

Lithium wirkt als einziger Mood Stabilizer sowohl gegen akute Suizidalität als auch langfristig suizidverhütend. Dabei handelt es sich nicht nur um eine indirekte Auswirkung der Verbesserung oder Verhütung von Depressionen, sondern um eine direkte antisuizidale Wirkung, die auch bei Patienten nachzuweisen ist, die nicht auf die prophylaktische Wirkung von Lithium reagieren, also weiterhin Krankheitsepisoden entwickeln.

Die akute und langfristige antiaggressive Wirkung von Lithium ist besonders gut ausgeprägt, unabhängig von der Grundkrankheit.

Vor Beginn der Lithiumprophylaxe sollte der Patient möglichst genau über den Spontanverlauf seiner Erkrankung und die Verbesserungen unterrichtet werden, die durch die geplante Prophylaxe möglich sind. Dabei muss darauf hingewiesen werden, dass es Nonresponder (etwa ⅓) und Partialresponder (etwa ⅓) gibt. Lithium bewirkt in diesen Fällen eine verminderte Symptomausprägung, Verkürzung der Phasen und Verlängerung der gesunden Intervalle. Die Wirkung ist bei Schizoaffektiven Psychosen weniger gut ausgeprägt. Die prophylaktische Wirkung ist meist erst nach sechs Monaten beurteilbar, häufig sogar noch später. Bei manchen Patienten entwickelt sich innerhalb des ersten «Lithium-Jahres» noch eine depressive oder manische Phase, die in der Regel aber bereits «sanfter» verläuft.

Auch die Nebenwirkungen und die Symptome einer Lithiumüberdosierung sollten möglichst genau mit dem Patienten besprochen werden.

Lithium gibt man auch bei auf Neuroleptika resistenten Patienten dazu (Augmentierung).

Carbamazepin/Tegretol und Gabapentin/Neurontin haben beide eine sehr gute analgetische Wirkung und werden bei schweren Schmerzzuständen verwendet.

Valproinsäure/Depakine: Die prophylaktische Wirksamkeit ist weniger gut untersucht als die antimanische. Dosierung mindestens 900 mg/Tag. Langsam einschleichen!

Lamotrigin/Lamictal ist vor allem für die Prophylaxe/Langzeitbehandlung von Depressionen geeignet. Dabei ist seine aktivierende Wirkung oft vorteilhaft.

Gabapentin/Neurontin: wirksam gegen Angst, vielleicht wirksam gegen Benzodiazepin-Abhängigkeit? Die entspannende Wirkung wird in der Depression und in der Manie von den Patienten sehr geschätzt. Ich habe bei einigen vorher völlig therapieresistenten Depressionen sehr gute Erfolge mit Neurontin gehabt!

Topiramat/Topamax: weniger gut untersucht als Lamotrigin und Gabapentin. Hat eine Nebenwirkung, die man schon mit kleinen Dosierungen (45 mg/Tag) erzielen kann: Gewichtsabnahme! Wurde schon mit Erfolg bei Bulimie zur Reduktion von Fressanfällen eingesetzt.

22.2 Substanzen und ihre pharmakologischen Profile

Tabelle 24: Stimmungsstabilisatoren (Handelsname in Klammern)

1. Lithium
2. Carbamazepin (Tegretol, Timonil) Oxcarbazepin (Trileptal)
3. Valproat (Depakine, Orfiril, Convulex)
4. Lamotrigin (Lamictal)
5. Gabapentin (Neurontin)
6. Topiramat (Topamax)

Lithium

Die Wirkungskomponenten von Lithium sind sehr vielfältig, sie beinhalten die Wirkung auf Neurotransmitter, Membranen, intrazelluläre Informationsverarbeitung und Kindling. Lithium hat neuroprotektive, antivirale und immun-modulatorische Effekte.

Die antimanische Wirkung ist vermutlich darauf zurückzuführen, dass Lithium die Sensibilisierung dopaminerger Rezeptoren hemmt.

Die antidepressive und die prophylaktische Wirkung werden auf eine Verbesserung der serotonergen Funktion zurückgeführt. Lithium erhöht die Sensitivität des 5-HT2A-Rezeptors, ohne die Anzahl der Rezeptoren zu vermehren. Eventuell kommt es zu einer Verstärkung der Rezeptorfunktion durch Erhöhung der Signaltransduktion über kalziumabhängige Mechanismen.

Antikonvulsiva

Wirkungsmechanismen allgemein: Hemmung der spannungsabhängigen Natriumkanäle, Verstärkung der Hemmung an den GABAergen Synapsen, Verminderung der Erregung an den glutamergen Synapsen.

Welche dieser Mechanismen für die Wirksamkeit als Mood Stabilizer verantwortlich sind, ist nicht geklärt.

Carbamazepin/Tegretol

Wahrscheinlich beruht die antimanische Wirkung auf einer Stabilisierung übererregter Nervenzellmembranen und einer Verminderung der Erregungsausbreitung zwischen den Nervenzellen. Es hemmt die Freisetzung des erregenden Neurotransmitters Glutamat und verstärkt die Wirkung des hemmenden Neurotransmitters Gamma-Amino-Buttersäure (GABA).

Oxcarbazepin/Trileptal ist eine Vorstufe von Monohydroxy-Oxcarbazepin, das pharmakologisch aktiv ist. Es ist ein Ketoanalog von Carbamazepin.

Valproat/Depakine

Hat mehrere Wirkmechanismen zur Herabregulierung der zentralnervösen Erregbarkeit. Es moduliert GABA, Glutamat, Serotonin, Dopamin und Ionenkanäle. Kalziumantagonistische Wirkung. Intrazellulär wird die Aktivität des myo-Inositoltransporters vermindert. Reduktion der Proteinkinase-C-Aktivität und dadurch verminderte Synthese von Proteinen, die für Zellumbaumechanismen mitverantwortlich erscheinen.

Lamotrigin/Lamictal

Lamotrigin ist ein Phenyltriazin. Es ist der einzige aktivierend wirkende Mood Stabilizer.

Gabapentin/Neurontin

Molekülstruktur analog zu Gamma-Amino-Buttersäure (GABA). Führt zur Freisetzung von GABA (Mechanismus ungeklärt).

Topiramat/Topamax

Verstärkt die Wirkung von GABA. Hemmt die Glutamat-abhängige Erregung, blockiert Natrium-Kanäle. Positive Wirkung bei Prophylaxe oder Intervalltherapie von Migräne.

22.3 Dosis und Kinetik

Eine wirklich für die Behandlung praktisch wichtige Beziehung zwischen Plasmaspiegel der Mood Stabilizer und ihrer Wirkung gibt es leider nur für Lithium.

Die verschiedenen Autoren geben unterschiedlich rasches Aufdosieren der Mood Stabilizer an, insbesondere bei der Einstellung einer Prophylaxe. Ich gehe meistens sanfter vor, weil ich beim Beginn einer Langzeitbehandlung besonders darauf Wert lege, dass die Patienten möglichst keine Nebenwirkungen haben. Besonders vorsichtig muss man bei Patienten sein, die noch depressiv sind, denn sie haben wegen des verlangsamten Stoffwechsels oft schon bei kleinsten Dosen beträchtliche Nebenwirkungen. Dadurch kann es leicht zu einem Motivationsverlust des Patienten für die Langzeitbehandlung kommen.

Aus diesem Grund baue ich bei der Augmentation eines Antidepressivums mit Lithium die Dosis auch so langsam auf wie bei der Einstellung einer Prophylaxe. Es handelt sich ja nicht immer um einen Notfall, und der vielleicht langsamere Wirkungseintritt ist langfristig weniger bedeutsam als eine negative Einstellung gegenüber der Lithiumbehandlung wegen Nebenwirkungen.

Anders ist es bei der Manie-Behandlung. Im manischen Zustand vertragen die Patienten aufgrund des beschleunigten Stoffwechsels sehr viel höhere Tagesdosen. Deshalb kann man in dieser Situation rasch die Dosis des jeweiligen Mood Stabilizers aufbauen. Das ist auch nötig, denn eine rasche antimanische Wirksamkeit kann eine Hospitalisierung vermeiden oder bei stationären Patienten die Zusatzbehandlung mit Neuroleptika, die subjektiv als sehr viel unangenehmer erlebt wird als die Behandlung mit einem Mood Stabilizer.

Die Dosierung aller Psychopharmaka ist bei der Behandlung Bipolarer Erkrankungen nicht nur individuell verschieden, sondern auch sehr davon abhängig, in welchem Zustand sich der Patient befindet. Das ist auch bei den Substanzen so, bei denen man die Korrelation zwischen Dosis und Plasmaspiegel nicht so gut verfolgen kann wie bei Lithium. Das bedeutet, dass feste Dosierungsvorschriften noch unzuverlässiger sind als bei der Behandlung anderer Erkrankungen. Die Anpassung der Dosierung an das Vorhandensein einer Depression, einer Manie, einer

Tabelle 25: Pharmakokinetische Eigenschaften von Stimmungsstabilisatoren

Handelsname	max. Plasmaspiegel nach Stunden	Halbwertszeit in Stunden
Tegretol	12	36
Trileptal	5	1,2–2,3
Neurontin	2–3	5–7
Lamictal	2,5	24–35
Lithium	0,5–3	18–36
Retardpräparate	4–4,5	
Topamax	2	21
Depakine	1–1,5	5–20
Convulex Kapseln	2–4	4–15
Sirup	0,5–1,5	
Orfiril	4	5–20

schizoaffektiven Phase oder an den gesunden Zustand braucht bei Patient und Arzt enorm viel psychopathologisches und pharmakologisches «Fingerspitzengefühl». Dabei ist es sehr hilfreich, wenn der Patient möglichst genau über alle Veränderungen «Buch führt».

Zur mit dem psychopathologischen Zustandsbild wechselnden Stoffwechselgeschwindigkeit kommt noch erschwerend dazu, dass man bis zur Stabilisierung ja immer wieder verschiedene zusätzliche Medikamente geben muss, um die aktuell vorhandene Symptomatik zu behandeln.

Lithium

Nur für die Prophylaxe Rezidivierender reiner Depressionen wird ein Spiegel von etwa 0,7 mmol/l eingestellt. Für die Prophylaxe Bipolarer und Schizoaffektiver Erkrankungen werden Spiegel von mindestens 1,0 mmol/l angestrebt. Häufig sind höhere Spiegel nötig.

Werden Patienten mit Unipolarer Depression mit einem Lithiumspiegel von etwa 0,7 mmol/l nicht phasenfrei, so muss der Lithiumspiegel höher eingestellt werden.

Lithium wird selten als Monotherapie von Depressionen verwendet, sondern wird eher mit einem nicht-wirksamen Antidepressivum zu dessen Augmentierung kombiniert. Dabei können auch Spiegel, die niedriger als 0,7 mmol/l sind, wirksam sein (ab 0,4 mmol/l).

Lithium wirkt bei der Langzeitbehandlung auch bei Patienten antisuizidal, die nicht phasenfrei werden.

Zur Akutbehandlung der Suizidalität werden höhere Spiegel von mindestens 1,0 mmol/l eingestellt. Gleiches gilt für die Behandlung von Aggressionen, auch bei der Langzeitbehandlung.

Bei der Behandlung von Manien wird meist ein Spiegel von > 1,0 mmol/l benötigt. Bei der Behandlung stark ausgeprägter Manien ist anfänglich eine Kombination von Lithium mit Neuroleptika meist nicht zu umgehen.

Lithium wird zunehmend bei verschiedenen Syndromen versuchsweise eingesetzt, die nicht zum klassischen Indikationsbereich gehören, zum Beispiel phasen-

Tabelle 26: Lithium-Gehalt verschiedener Lithium-Salze

1 maeq oder mmol (= 6,9 mg) Lithium sind enthalten in:	
37 mg	Li-Carbonat
55 mg	Li-Sulfat
66 mg	Li-Acetat
94 mg	Li-Citrat
154 mg	Li-Glutamat
200 mg	Li-Gluconat

Tabelle 27: Lithium-Präparate (in der Schweiz zugelassen)

Kurzwirksame Präparate
1. Neurolithium Trinkampullen à 5 und 10 ml Li-Gluconat, enthalten 4,95 oder 9,9 mmol Lithium
2. Quilonorm à 536 mg Li-Acetat = 8,1 mmol Lithium.

Retardpräparate
1. Priadel à 400 mg Li-Carbonat = 10,8 mmol Lithium
2. Litarex à 564 mg Li-Citrat = 6,0 mmol Lithium
3. Lithiofor à 660 mg Li-Sulfat = 12,0 mmol Lithium
4. Quilonorm retard à 450 mg Li-Carbonat = 12,2 mmol Lithium.

hafter Alkoholmissbrauch, Aggressionsausbrüche, Spielsucht, auf Neuroleptika resistente Psychosen (Kombinationstherapie), Cluster headache. Bei Anwendung in diesen «experimentellen» Indikationsbereichen muss man den jeweiligen Spiegel individuell ermitteln.

Bei Dosisangaben werden immer noch mg angegeben, obwohl die verschiedenen Lithiumtabletten (verschiedene Lithiumsalze) eine unterschiedliche Menge von Lithiumeinheiten (maeq=mmol) enthalten. Es wäre viel einfacher, weil weniger missverständlich, wenn sich zumindest die Ärzte an den Gebrauch von maeq oder mmol halten würden, um die Tagesdosis von Lithium anzugeben.

Ich habe im letzen Sommer festgestellt, wie wichtig diese kleine Auflistung (Tab. 26) sein kann: Einer meiner Patienten rief mich von einer kleinen italienischen Insel aus an. Er wollte seinen Urlaub verlängern, aber sein Lithiumvorrat war aufgebraucht. In der Apotheke gab es nur ein einziges Lithiumpräparat, Lithiumcarbonat. In der Packungsbeilage war nicht erwähnt, wie viele Einheiten Lithium (maeq oder mmol) in einer Tablette enthalten sind. Weder der Apotheker noch der beigezogene Arzt konnte ausrechnen, wie viele Tabletten er nun einnehmen müsse. Da kam diese kleine Liste zu bester Anwendung!

Präparate: Die verschiedenen Präparate enthalten Lithium in Form unterschiedlicher Salze, für die bisher kein Wirkungsunterschied nachgewiesen wurde. Daher empfiehlt es sich, mit wenigen Präparaten eigene therapeutische Erfahrungen zu sammeln. Wegen der längeren Absorptionsperiode (8 bis 10 Std. im Vergleich zu 3 bis 6 Std.) und dem daraus resultierenden weniger steilen Konzentrationsanstieg verursachen die Retardformen weniger Nebenwirkungen, ausgenommen gastrointestinale Nebenwirkungen. In der Regel wird die Lithiumbehandlung mit einer Retardform begonnen, weil wegen der pro Tag nur zweimal nötigen Einnahme die Compliance besser ist. Kommt es aber bei höherer Dosierung (Spiegel gegen 1 mmol/l oder mehr) zu Durchfall, stellt man auf ein einfaches Lithiumpräparat um (mit dreimaliger Gabe pro Tag).

Prozedere bei der Einstellung einer Lithiumprophylaxe: Zur Vermeidung von Nebenwirkungen soll möglichst einschleichend dosiert werden, in den ersten Tagen nur 6 bis 8 mmol Lithium täglich.

Ein Beispiel für die Einstellung auf Lithiofor oder Quilonorm retard:

Tag	morgens	zur Nacht
1–3	½	–
4–6	½	½
7–20	½	1

Am 20. Tag erste Blutspiegelkontrolle, danach steigern, bis der Sollspiegel erreicht ist.

Angestrebter Spiegel: für die Prophylaxe Reiner Depressionen 0,7 mmol/l, für die Prophylaxe von MDK (Bipolare Erkrankung) und Schizoaffektiven Erkrankungen (mono- und bipolar) >1,0 mmol/l.

Bei Dysthymien (auch Double Depression) ist häufig mit 0,7 mmol/l keine dauerhafte Symptomfreiheit zu erreichen. In diesen Fällen gehe ich so vor wie bei MDK.

Bei Rapid Cycling müssen meistens Spiegel >1,0 mmol/l eingestellt werden, in vielen Fällen sogar Spiegel >1,2 mmol/l.

Bei Rapid Cycling müssen häufigere Spiegelkontrollen erfolgen, manchmal wöchentlich.

Resorption und Elimination: Im Darm wird Lithium fast zu 100 Prozent resorbiert und verteilt sich rasch im Gewebe. Die Elimination erfolgt fast ausschließlich durch die Nieren (50 % in 24 Std., mehr als 90 % in 48 Std.). Unbedingt erforderlich ist eine normale Kochsalzzufuhr, da Lithium zu einer Steigerung der Natrium-Ausscheidung führt.

Umstellung auf ein anderes Präparat: Es wird die Tagesdosis (in mmol) des jetzt eingenommenen Präparates ermittelt, und daraufhin wird die Tablettenzahl des neuen Produktes berechnet.

Ein Beispiel: Tagesdosis von Lithiofor 3 Tabletten = 36 mmol Lithium. Das neue Präparat Quilonorm enthält 8 mmol Lithium/Tablette. 36 geteilt durch 8 gibt 4 ½ Tabletten Quilonorm. Da es sich um ein einfaches Präparat handelt, sollten drei tägliche Gaben verordnet werden, die größte Portion zur Nacht.

Kontrollen des Lithiumspiegels: Die Blutentnahme soll möglichst 12 Stunden nach der letzten Lithiumeinnahme (nicht notwendigerweise nüchtern) erfolgen. Im ersten Behandlungsmonat soll der Spiegel wöchentlich und später monatlich kontrolliert werden. Längere Abstände (6 oder 12 Monate) zwischen den Kontrollen sind später möglich bei kooperativen Patienten mit langfristig konstantem Lithiumspiegel.

Nach der Einstellungsphase soll neben Routinekontrollen in folgenden Situationen der Lithiumspiegel kontrolliert werden:

1. Vergiftungssymptome
2. Rückfall (zu niedrige Dosis?). Der Lithiumspiegel kann mit oder vielleicht auch schon vor der Stimmungsänderung zu- oder abnehmen (Koukopoulos et al., 1992). Er ist am höchsten in der Depression, mittel in der Euthymie und am niedrigsten bei Manie (auch bei Compliance).
3. 14 Tage nach Dosisänderung, auch nach Präparatwechsel
4. Interkurrente körperliche Erkrankung, z. B. Infekt
5. Änderung der NaCl-Aufnahme, z. B. bei Diät
6. Behandlung mit Kortikoiden und Diuretika. Distal vom proximalen Tubulus angreifende Diuretika (z. B. Thiazide wie Navidrex, Esidrex, Aldactone) erhöhen den Lithiumspiegel, am proximalen Tubulus angreifende Diuretika (z. B. Diamox) senken ihn.
7. Schwangerschaft (falls nicht abgesetzt, erstes Trimenon relative Kontraindikation). Die glomeruläre Filtrationsrate steigt im zweiten Trimenon um 30 bis 50 Prozent und sinkt kurz vor oder bei der Geburt wieder ab.

Lithiumspiegel wird erhöht durch: negative Natriumbilanz, Dehydratation, Depression, Fieber, Clearanceverminderung (Alter), Diuretika, Analgetika, SSRI, hochdosierte Neuroleptika, Postpartumperiode (s. a. Kap. 22.4)

Lithiumspiegel wird erniedrigt durch: Noncompliance, Manie, Schwangerschaft, Theophyllin, erhöhte Kochsalzzufuhr, Natriumbikarbonat (s. a. Kap. 22.4)

Rapid Cycling: Bei sehr schwierig zu behandelnden bipolaren Patienten habe ich sehr gute Erfahrungen mit folgendem Vorgehen gemacht: Wöchentliche Lithiumspiegel-Kontrollen und jeweils Anpassung des Spiegels durch Dosisveränderung haben zu einer vorher nicht möglichen Stabilisierung des Verlaufs geführt.

Manie: Beginn mit 2×12 mmol Lithium, zum Beispiel 2×1 Tablette Lithiofor. Erste Spiegelkontrolle nach 48 Stunden, dann sind etwa zwei Drittel des Fließgleichgewichtes erreicht. Der Spiegel sollte dann zwischen 0,6 und 0,7 mmol/l liegen. Nächste Spiegelkontrolle am fünften Behandlungstag. Angestrebter Spiegel: >1,0 mmol/l

Suizidgefahr, Aggressivität: Da die Patienten in der Regel bei diesen Indikationen nicht manisch sind, wird die Dosis langsamer aufgebaut. In der Regel gehe ich mit den gleichen Schritten wie bei der Prophylaxe vor (Erhöhung jeweils um 6 mmol Lithium), aber nicht alle drei Tage, sondern täglich.
Angestrebter Spiegel: >1,0 mmol/l

Augmentierung eines Antidepressivums bei Therapieresistenz: Ich gehe genau wie bei der Prophylaxe vor. Angestrebter Spiegel: 0,7 mmol/l

Carbamazepin/Tegretol

Prophylaxe: Beginn in der Regel mit 50 mg der CR-Form zur Nacht. Bei Dosissteigerungen muss vor allem die sedierende Komponente beachtet werden. Bei der Prophylaxe liegt die Dosierung bei >600 mg täglich, bei der Maniebehandlung brauchen viele Patienten Dosierungen von 600 bis 1600 mg oder mehr. Der Bereich der Plasmakonzentration von Carbamazepin im steady state, der durchschnittlich gut vertragen wird, liegt zwischen 17 und 42 µmol/l, entsprechend 4 bis 10 µg/ml.

Der Plasmaspiegel korreliert nicht mit der prophylaktischen Wirkung.

Empfehlungen zur Bestimmung von Carbamazepin im Serum:

1. Frühestens 8 Tage nach Verabreichung der endgültigen Dosis (steady state-Zeit): 12 Stunden nach der letzten Tablette
2. Bei Auftreten von neurologischen und psychischen Nebenwirkungen: Nüchternwert und Wert zum Zeitpunkt des Auftretens von Nebenwirkungen (z. B. Schwindel, Doppelbildersehen)
3. Bei ungenügender Wirkung (Compliance?)
4. Einführung oder Änderung von Zusatzmedikation (Interaktion)
5. Bei somatischen Erkrankungen, z. B. des Magen-Darm-Traktes

Manie: Beginnen mit 2- bis 4-mal 200 mg/Tag. Maximal 1600 mg täglich

Oxcarbazepin/Tribeptol

Äquivalenzdosis bei einer Umstellung von Carbamazepin auf Oxcarbazepin 2:3, 1000 mg Carbamazepin entsprechen 1500 mg Oxcarbazepin

Prophylaxe: beginnen mit 100 bis 150 mg täglich, jeden dritten Tag Steigerung um die gleiche Dosis. Wirksame Dosis 900 bis 1500 mg täglich

Manie: Beginnen mit 600 bis 1200 mg/Tag. Maximaldosis 2400 mg/die

Valproat/Depakine

Prophylaxe: beginnen mit 150 mg/Tag. Jeden dritten Tag oder auch im Wochenabstand Tagesdosis um 150 mg erhöhen.
  Maximaldosis: 900 bis 1800 mg/Tag
  Bei Verwendung der chrono-Tabletten genügt die einmal tägliche Gabe zur Nacht.

Manie: Es wird mit 500 bis 1000 mg/Tag begonnen, verteilt auf 2 bis 4 Einzelgaben. Bei stark ausgeprägter Manie kann auch mit 1500 mg begonnen werden. Mittlere Dosierungen bei der Maniebehandlung liegen bei Erwachsenen zwischen 1200 und

2100 mg täglich. Spiegel anfänglich alle ein bis zwei Wochen (12 Stunden nach der letzten Einnahme), nach Erreichen des steady state sporadisch.

Die in den USA übliche rasche Aufdosierung mit 20 mg/kg täglich kann zu starker Benommenheit der Patienten führen (reversible Enzephalopathie).

Intravenöse Applikation ist beim raschen Aufdosieren nicht wirksamer als orale Gabe.

Convulex: steht in Kapseln und als Sirup zur Verfügung

Orfiril long: Kapseln können geöffnet werden. Keine Reizung der Magenschleimhaut, da multiple unit dose. Einmalgabe pro Tag möglich. Kann in Getränke oder weiche Speisen eingestreut werden.

Orfiril Sirup: ohne Alkohol, ohne Zucker

Lamotrigin/Lamictal

Prophylaxe: wegen des Risikos gefährlicher Hautreaktionen langsame Aufdosierung nötig. In der Epilepsie-Behandlung wird folgendes Vorgehen verwendet: 50 mg jeden zweiten Tag zwei Wochen lang, danach 50 mg jeden Tag für zwei Wochen. Anschließend alle ein bis zwei Wochen in 25- bis 50-mg-Schritten weiter steigern. In der Epilepsie-Behandlung bis 200 bis 600 mg/Tag. Spiegel über 50 µmol/l selten verträglich.

Ich gehe bei der Einstellung auf eine Depressionsprophylaxe noch langsamer vor, ich beginne mit 5 mg/Tag. Die Tagesdosis wird dann wöchentlich um 5 mg gesteigert. Maximaldosis 200 mg/Tag.

Manchmal treten bei 100 bis 150 mg täglich Gleichgewichtsstörungen auf, sodass man mit der weiteren Steigerung warten muss.

Gabapentin/Neurontin

Prophylaxe: Ich beginne meistens mit 100 mg zur Nacht. Die Tagesdosis wird dann wöchentlich um 100 mg gesteigert. Die übliche Tagesdosis beträgt 900 bis 1200 mg. Maximaldosis 3600 mg/Tag.

Manie: Bei Patienten, die unter Prophylaxe mit einem anderen Mood Stabilizer manisch werden, habe ich gute Erfahrung mit der Zugabe von Gabapentin. In solchen Fällen steigere ich die Dosis um täglich 100 mg.

Topiramat/Topamax

Prophylaxe: beginnen mit 15 mg, Tagesdosis nur alle sieben Tage um 15 mg steigern. Übliche Tagesdosis 200 bis 400 mg. Maximaldosis 800 mg/Tag. Viele Patienten können schon 75 mg täglich nicht vertragen.

Zugabe wegen Adipositas: Patienten, die sehr an Gewicht zugenommen haben, gebe ich etwas Topiramat dazu, um weitere Gewichtszunahme zu vermeiden. In der Regel verwende ich nur 45 bis 75 mg täglich.

22.4 Nebenwirkungen

Lithium

Kontraindikationen: Niereninsuffizienz, kochsalzfreie Diät. Gravidität (1. Drittel) wegen Gefahr kardiovaskulärer Missbildungen

Nebenwirkungen:

Am häufigsten treten auf: Feinschlägiger Tremor der Hände (soll auf Propanolol ansprechen, habe ich noch nie gesehen), Müdigkeit, Muskelschwäche, Durst, Polydipsie, Polyurie, Diarrhoe

Außerdem kommen unter anderem noch vor: Übelkeit, Erbrechen, Gewichtszunahme, Konzentrations- und Gedächtnisstörungen (oft sind das depressive Rest-Symptome), Verstärkung von Psoriasis und Akne, trockene Haut, Ödeme, Abflachung des T im EKG, euthyreote Struma, Hypothyreose (TSH kontrollieren), Granulozytose (wird therapeutisch genutzt).

Die bekannteste Nebenwirkung ist die Gewichtszunahme. Natürlich kommt sie nicht bei jedem Patienten vor. Im Durchschnitt werden 4 kg zugenommen.

Lithium steht leider bezüglich Gewichtszunahme an der Spitze der Mood Stabilizer. Man kann diesbezüglich folgende Rangreihe aufstellen: Lithium, Valproinsäure/Depakine, Carbamazepin/Tegretol, Gabapentin/Neurontin, Lamotrigin/Lamictal, Topiramat/Topamax.

Glücklicherweise sind aber die verschiedenen Lithiumpräparate bezüglich Gewichtszunahme (und anderer Nebenwirkungen) nicht gleich, sodass sich ein Präparate-Wechsel auf jeden Fall lohnt (auch mehrmals).

Lithium bewirkt keine Veränderung des roten Blutbildes und der Leberfunktionen.

Kosten: Lithium ist so billig, dass es anfänglich nach der Entdeckung seiner Wirkung schwierig war, eine Firma zu finden, die Lithium herstellen wollte.

Kosten einer Jahresbehandlung mit zwei Tabletten Quilonorm retard pro Tag: 270 Franken (≈170 Euro). Im Vergleich dazu kostet die Jahresbehandlung mit 1200 mg Depakine pro Tag 1290 Franken (≈ 820 Euro).

Laboruntersuchungen: Vor Behandlungsbeginn sollten folgende Untersuchungen durchgeführt werden: Kreatinin, fT4, TSH basal, weißes Blutbild; bei Patienten, die älter sind als fünfzig Jahre, kann man ein EKG ableiten lassen. Jährliche Kontrolluntersuchung beim Hausarzt

Neurotoxität bei therapeutischem Spiegel: sehr selten! Vergiftungs-Warnzeichen beachten.

Bei Patienten in höherem Lebensalter (nach dem 65. Lebensjahr) kann schon bei normalem Lithiumspiegel eine Dysarthrie auftreten, die der Sprachveränderung bei beginnender Alkoholintoxikation ähnelt.

Warnzeichen für Vergiftung: starker Tremor, starke Konzentrationsstörungen, Verlangsamung, Benommenheit, Ataxie, Verwirrtheit, Muskelschwäche

Vergiftung: entwickelt sich in der Regel erst bei Blutspiegelwerten von mehr als 2,0 mmol/l. Dabei ist zu beachten, dass eine Zunahme der Lithiumkonzentration nicht nur durch Dosissteigerung bewirkt werden kann, sondern sich auch bei unveränderter Zufuhr durch Veränderungen der Stoffwechselsituation und der Nierenfunktion entwickeln kann.

Die Symptomatik einer Lithiumvergiftung entwickelt sich meist langsam: Übelkeit, Erbrechen, Diarrhoe, Inappetenz, Schläfrigkeit, Ataxie, positiver Romberg, verwaschene Sprache, Nystagmus, Dysdiadochokinese, grobschlägiger Tremor, Muskelzuckungen, Verwirrung, Bewusstlosigkeit, Muskelhypertonie mit hyperaktiven tiefen Sehnenreflexen, Krämpfe, Koma. Tödlich sind Blutwerte von 4 bis 6 mmol/l. Dabei ist jedoch auf die außerordentlich unterschiedliche individuelle Toleranz hinzuweisen.

Da eine Lithiumvergiftung mit einer relativ komplexen internistischen Therapie behandelt werden muss, sollte sofort eine entsprechende Hospitalisierung vorgenommen werden.

Die beste Maßnahme zur Verhütung von Vergiftungen ist eine möglichst genaue Information der Patienten. Es empfiehlt sich die Abgabe des Büchleins von Schöpf (1999) oder Schou (2004).

Carbamazepin/Tegretol

Kontraindikationen: Schwangerschaft (1. Trimenon) wegen Risiko von Spina bifida. Überempfindlichkeit gegenüber Carbamazepin, atrioventrikulärer Block. Vorsichtige Dosierung bei schweren Herz-/Kreislauferkrankungen, Leber- und Nierenleiden sowie bei älteren Patienten

Nebenwirkungen: Appetitlosigkeit, Mundtrockenheit, Brechreiz, Diarrhoe, Obstipation, Kopfschmerzen, Schwindel, Somnolenz, Ataxie, Akkommodationsstörungen, Diplopie, bei älteren Patienten Verwirrung und Agitation. Diese Nebenwirkungen verschwinden meist nach 8 bis 14 Tagen von selbst oder nach vorübergehender Dosisreduktion.

Erhöhung der gamma-GT (nicht klinisch relevant), Erhöhung der Transaminasen und alkalischen Phosphatase

Selten Hyponatriämie (bedingt durch antidiuretische Wirkung), manchmal mit Erbrechen, Kopfschmerzen oder Verwirrung. Allergische Hautreaktionen, Fieber, exfoliative Dermatitis, Stevens-Johnson-Syndrom (Exanthema exsudativum multiforme major), Leukopenie, Thrombozytopenie, Agranulozytose, aplastische Anämie, Thromboembolie, Reizleitungsstörungen, Hepatitis, Proteinurie und Lymphknotenschwellung. Selten entwickelt sich ein Hypersensitivitätssyndrom mit Fieber, Hautexanthemen, Lymphadenopathien, manchmal auch mit Hepatopathie und Eosinophilie. Prognose bei frühzeitigem Absetzen gut

1996 ist ein für Patienten gut geeignetes Carbamazepin-Buch erschienen (Greil, Sassim und Ströbel).

Laboruntersuchungen

Vor Behandlung: rotes und weißes Differential-Blutbild, Leberfunktion, EKG bei kardialen Risikopatienten

Während Behandlung: Differentialblutbild im ersten Monat wöchentlich, später monatlich, nach sechs Monaten dreimal jährlich kontrollieren. Leberfunktion und Natriumkonzentration im Plasma periodisch überprüfen. Spiegelkontrollen mindestens einmal pro Jahr wegen Autoinduktion des Metabolismus

Oxcarbazepin/Trileptal

Keine Epoxidbildung, deshalb weniger Nebenwirkungen als bei Carbamazepin.

Hyponatriämien häufiger und ausgeprägter als bei Carbamazepin.

Kann bei Carbamazepin-Allergie verwendet werden. Aber: Etwa ein Viertel der Patienten haben eine Kreuzallergie.

Labor: nicht nötig

Valproat/Depakine

Kontraindikation: Schwangerschaft (1. Trimenon) wegen Gefahr von Spina bifida

Nebenwirkungen: Übelkeit, Magenbeschwerden, Gewichtszunahme, Sedation, Tremor, selten Ataxie. Sehr selten Pankreatitis. Haarausfall, Veränderung der Haarqualität, Thrombozytopenien, Thrombozytenfunktionsstörungen, Koagulopathien, Agranulozytose. Gerinnungshemmung und Hepatotoxizität beachten. Hyperinsulinämie, Hyperandrogenismus, polyzystisches Ovarien-Syndrom

Haut: Stevens-Johnson-Syndrom, Lyell-Syndrom

Leber: häufig dosisabhängiger reversibler Transaminasenanstieg ohne klinische Symptome. Das Valproat-assoziierte akute Leberversagen ist bei Erwachsenen sehr selten. Transaminasen-Kontrollen reichen zur Früherkennung nicht aus. Wichtig sind folgende klinischen Symptome: Nausea, Erbrechen, Bauchschmerzen, Somnolenz – oft in Kombination mit febrilen Infekten.

Enzephalopathie: Benommenheit, Gangataxie, Asterixis (irregulärer Tremor kortikalen Ursprungs) und generalisierte epileptische Anfälle. Besonderes Risiko bei rascher Hochdosierung, wie sie für die akute Maniebehandlung empfohlen wird (USA)

Absetzen: bei abruptem Absetzen, wie bei allen Antikonvulsiva, Benzodiazepin (Diazepam/Valium) zum Schutz gegen epileptische Anfälle geben

Labor

Vor Behandlungsbeginn: Blutbild einschließlich Thrombozytenzahl, Lebertransaminasen GOT und GPT

Im Verlauf: rotes und weißes Differentialblutbild sowie Transaminasen in den ersten drei Monaten monatlich, dann halbjährlich, dann jährlich

Orfiril

Orfiril long: Mini-Retard-Tabletten mit kontinuierlicher Wirkstoff-Freisetzung, einmal tägliche Einnahme. Kapsel zerfällt sofort im Magen, Einnahme von der Nahrungsaufnahme unabhängig, kurze Magenpassagezeit, keine verzögerte Resorption, gleichmäßige Resorption im Dünndarm

Lamotrigin/Lamictal

Keine Gewichtszunahme

Kopfschmerzen, Müdigkeit, Übelkeit, Schläfrigkeit oder Schlafstörungen, Schwindel

Selten lebensbedrohliche Ausschläge/Stevens-Johnson-Syndrom (1 ‰), Multiorganversagen, Lyell-Nekrose

Bei Notwendigkeit des plötzlichen Absetzens wegen Ausschlägen zum Schutz gegen epileptische Anfälle ein Benzodiazepin geben, am besten Diazepam.

Labor: nicht nötig

Gabapentin/Neurontin

Wird nicht in der Leber abgebaut, kein Einfluss auf Leberenzyme, keine Bindung an Plasmaproteine. Nur begrenzte Intoxikationsgefahr, weil Resorptionsmechanismus sättigbar
Gewichtszunahme < Lithium, Depakine
Gewichtszunahme > Lamictal, Topiramat
Insgesamt sehr gut verträglich. Häufigste Nebenwirkungen sind Müdigkeit, Schwindel, Ataxie, Kopfschmerzen, Übelkeit.

Topiramat/Topamax

Kalziumphosphat-Nierensteine 1 bis 1,5 Prozent
Auch bei sehr langsamer Aufdosierung viele Nebenwirkungen. Meistens kann man bereits bei Tagesdosen von 45 bis 75 mg sagen, ob die Substanz vom Patienten vertragen wird.
Sedation, Ataxie, psychomotorische Verlangsamung, Parästhesien, Schwindel, kognitive Beeinträchtigung, Verwirrtheit, depressive Verstimmungen, Denk- und Sprechstörungen. Senkung des Körpergewichts, auch bei psychisch Gesunden, Tagesdosis etwa 45 mg.
Durch Hemmung der Carboanhydrase Parästhesien
Bei 23 von 825 000 behandelten Patienten trat ein okuläres Syndrom auf: akute Myopie und sekundäres Winkelblockglaukom innerhalb eines Monats nach Therapiebeginn. Plötzlicher Abfall der Sehschärfe und/oder Augenschmerzen und/oder Augenrötung. Topamax muss sofort abgesetzt und der Augeninnendruck medikamentös gesenkt werden.

22.5 Interaktionen

Lithium

Lithiumspiegel wird erhöht durch Aspirin, Tetracycline, Methyldopa/Aldomet, Indometazin/Indocid, Phenylbutazon/Butadion, Thiazide, Carbamazepin/Tegretol, Phenytoin/Epanutin, Diclofenac/Voltaren, Furosemid/Lasix, Spironolacton/Aldactone.

Lithiumspiegel wird gesenkt durch Alkohol, Neuroleptika, Kalzium-Antagonisten, Coffein in hohen Dosen, durch rein vegetarische Kost bedingten alkalischen pH.

ACE-Hemmer (Captopril/Captosol, Enalapril/Reniten, Lisinopril/Prinil): gesteigerte Lithiumtoxizität durch Hyponatriämie

ACE-2-Hemmer (Valsartan/Diovan): Berichte über Lithiumtoxizität, eventuell wegen reduzierter Aldosteron-Spiegel

Anästhetika (Ketamin/Ketalor): gesteigerte Lithiumtoxizität durch Hyponatriämie

Antibiotika (Doxycyclin, Spectinomycin/Trobicin): verstärkte Wirkung und Toxizität von Lithium wegen verminderter renaler Clearance

Antidepressiva: vermehrte Wirkung (Augmentierung bei Antidepressiva-Resistenz!) und Toxizität. Bei serotonergen Antidepressiva kann es durch Kombination mit Lithium zu einem Serotonin-Syndrom kommen (sehr selten).

Antihypertensiva (Amilorid/Midamor, Spironolacton/Aldactone, Thiazide, Triamteren/Dyazide, Methyldopa/Aldomet): Wegen verminderter Lithiumclearance können Wirkung und Toxizität von Lithium zunehmen.

Acetazolamid/Diamox, Mannitol: Verminderung des Lithium-Tremors

Antikonvulsiva (Carbamazepin/Tegretol, Phenytoin/Epanutin, Valproat/Depakine): erhöhte Neurotoxizität. Synergistischer stimmungsstabilisierender Effekt bei Kombination mit Carbamazepin und Valproat

Benzodiazepine (Clonazepam/Rivotril): Zunahme sexueller Dysfunktionen

Betablocker (Propanolol/Inderal, Oxprenolol/Trasicor): Glomeruläre Filtrationsrate und Lithiumclearance werden vermindert.

Coffein: erhöhte renale Lithiumausscheidung. Kann Lithiumtremor verstärken.

Jodsalze (Kalziumjodid): erhöhtes Hypothyreose-Risiko

Kalziumantagonisten (Verapamil/Isoptin, Diltiazem/Dilzem): erhöhte Neurotoxizität beider Substanzen. Erhöhtes Risiko von Bradykardien und Kardiotoxität mit Verapamil

Kochsalz: Erhöhte Aufnahme führt zu tieferem Plasmaspiegel von Lithium, verminderte Aufnahme führt zu erhöhtem Lithiumspiegel.

Metronidazol/Flagyl: verminderte renale Lithiumausscheidung. Kontrollieren: Lithiumspiegel, Kreatinin, Elektrolyte, Osmolalität

Neuroleptika (Haloperidol/Haldol, Perphenazin/Trilafon): erhöhte Neurotoxizität möglich

Nicht-steroidale Antiphlogistika (Ibuprofen/Brufen, Ketorolac/Acular, Indometacin/Indocid, Rofecoxib/Vioxx, Celecoxib/Celebrex): verstärkte Lithiumwirkung (bis 60 %) und mögliche Toxizität wegen verminderter renaler Lithiumclearance

Muskelrelaxanzien (z. B. Pancuronium): Potenzierung der Muskelrelaxanzien

Carbamazepin/Tegretol

Induktion der Leberenzyme bewirkt eine Reihe von Interaktionen, z. B. mit oralen Antikoagulanzien (Wirkungsminderung), anderen Antiepileptika, SSRI, Clozapin, hormonalen Kontrazeptiva (keine Minipille!). Erythromycin und Isoniazid/Rimifon können den Plasmaspiegel von Carbamazepin/Tegretol erhöhen. Der Lithiumspiegel kann durch Carbamazepin erhöht werden, es wurden in seltenen Fällen reversible neurotoxische Symptome beobachtet. Haloperidolspiegel kann deutlich vermindert werden, trifft wahrscheinlich auch auf andere Neuroleptika zu. Nach Absetzen von Carbamazepin kommt es dann zu einem Anstieg des Neuroleptikum-Spiegels. Kombination mit MAO-Hemmern wird nicht empfohlen. Methadon kann durch Enzyminduktion beschleunigt abgebaut werden, ebenso Fentanyl und andere Opiatanalgetika wie Alfentanil/Rapifen, Sufentanil/Sufenta und Tramadol/Tramal.

Anästhetika:

Halothan: Enzyminduktion kann zu Leberzellschädigung führen.

Isofluran, Sevofluran/Sevorane: Enzyminduktion kann zu Nierenschädigung führen.

Anthelminthika (Mebendazol/Vermox): verminderter Mebendazolspiegel

Antibiotika:

Erythromycin, Clarithromycin/Klacid: erhöhter Carbamazepinspiegel wegen verminderter Clearance (bis 40 %)

Doxycyclin/Vibramycin (kein anderes Tetracylin): Plasmaspiegel und Doxycyclin-Halbwertszeit werden reduziert.

Antidepressiva:

SSRI (Fluoxetin/Fluctine, Fluvoxamin/Floxyfral, Paroxetin/Deroxat): erhöhter Plasmaspiegel von Carbamazepin und seinen Metaboliten. Unter Fluvoxamin vermehrte Übelkeit

Trizyklische Antidepressiva (Imipramin/Tofranil, Doxepin/Sinquan, Amitriptylin/Tryptizol): verminderter Plasmaspiegel der Antidepressiva (bis 45 %) durch Enzyminduktion

MAO-Hemmer (Tranylcypromin/Jatrosom N): erhöhter Carbamazepinspiegel möglich

Trazodon/Trittico: verminderter Trazodonspiegel, erhöhter Carbamazepinspiegel

Antikonvulsiva:

Phenytoin/Epanutin, Primidon/Mysoline, Phenobarbital/Luminal: verminderter Carbamazepinspiegel, Veränderung der anderen Antikonvulsivaspiegel

Clonazepam/Rivotril, Clobazam/Urbanyl, Ethosuximid/Suxinutin: Clearance dieser Antikonvulsiva wird erhöht.

Valproat/Depakine: verminderter Carbamazepin- und Valproatspiegel

Lamotrigin/Lamictal: erhöhter Spiegel des Carbamazepin-Epoxidmetaboliten, dadurch vermehrt Nebenwirkungen

Benzodiazepine (Alprazolam/Xanax, Clonazepam/Rivotril): reduzierter Alprazolamspiegel (> 50 %) und Clonazepamspiegel (bis 30 %)

Betablocker (Propanolol/Inderal): verminderter Spiegel der Betablocker

Ciclosporin: verminderter Ciclosporinspiegel

Danazol/Danatrol: Carbamazepinspiegel um 50 bis 100 Prozent erhöht, doppelte Halbwertszeit, Clearance um die Hälfte reduziert

Desmopressin/Minirin: verstärkter antidiuretischer Effekt, kann zu Hyponatriämie und Anfällen führen

Grapefruitsaft: erhöhte Carbamazepinspiegel durch verminderten Abbau

Isoniazid/Rimifon: Carbamazepinclearance bis zu 45 Prozent erniedrigt, dadurch erhöhter Spiegel

Isotretinoin/Roaccutan: verminderte Spiegel von Carbamazepin und seinen Metaboliten

Kalziumantagonisten (Diltiazem/Dilzem, Verapamil/Isoptin): erhöhter Carbamazepinspiegel

Kortikosteroide: Enzyminduktion führt zu vermindertem Plasmaspiegel der Kortikosteroide.

Lithium: Verstärkte Neurotoxizität beider Substanzen und Sinusknotendysfunktion möglich. Synergistischer stimmungsstabilisierender, antidepressiver und antimanischer Effekt

Methadon: Durch verstärkten Abbau wird die Methadonwirkung um bis zu 60 Prozent reduziert.

Muskelrelaxanzien (Pancuronium): verminderte Wirkungsdauer und Wirkung der Muskelrelaxanzien

Neuroleptika:

Phenothiazine, Haloperidol/Haldol, Risperidon/Risperdal, Olanzapin/Zyprexa, Zuclopenthixol/Clopixol, Flupentixol/Fluanxol: Verminderte Plasmaspiegel der Neuroleptika (bis zu 100 % bei Haloperidol, 45 % bei Olanzapin). Verstärkte Neurotoxizität bei therapeutischen Dosen

Clozapin/Leponex: um bis zu 50 Prozent reduzierter Clozapinspiegel. Kombination wegen möglicher Knochenmarksdepression ungünstig

Haloperidol/Haldol: erhöhter Spiegel von Carbamazepin und seinen Metaboliten

Quetiapin kann Carbamazepin-10,11-Epoxid erhöhen.

Orale Kontrazeptiva: Antikonzeptive Wirkung kann vermindert werden.

Proteaseinhibitoren (Ritonavir/Norvir, Saquinavir/Fortovase): verminderter Spiegel der Proteaseinhibitoren. Bei Kombination mit Ritonavor kann der Spiegel von Carbamazepin erhöht sein.

Theophyllin: verminderter Spiegel von Theophyllin und um bis zu 50 Prozent verminderter Carbamazepinspiegel

Schilddrüsenhormone: verminderte Plasmaspiegel der Schilddrüsenhormone durch Enzyminduktion

Oxcarbazepin/Trileptal

Entgegen früheren Angaben induziert es CYP 3A4, allerdings deutlich weniger als Carbamazepin.

Antiepileptika (Phenobarbital, Phenytoin): Durch Hemmung von CYP 2C19 kann die Serumkonzentration dieser Substanzen ansteigen. Der Metabolismus von Oxcarbazepin kann durch Antiepileptika induziert werden.

Antikoagulanzien: kein Einfluss

Antikonzeptiva: Induktion des Abbaus, deshalb unsichere Wirkung

Cimetidin: kein Einfluss

Erythromycin: kein Einfluss

Oxcarbazepin induziert seinen eigenen Metabolismus nicht.

Verapamil: kein Einfluss

Valproat/Depakine

Antibiotika (Erythromyzin): Valproat-Abbauhemmung führt zu erhöhtem Spiegel.

Antidepressiva:

Trizyklika (Amitriptylin/Tryptizol, Nortriptylin/Nortrilen): erhöhte Antidepressiva-Spiegel

SSRI (Fluoxetin/Fluctine): erhöhter Valproatspiegel (bis 50 %)

Antikonvulsiva:

Phenobarbital/Luminal, Primidon/Mysoline: erhöhte Antikonvulsivaspiegel durch Abbauhemmung

Carbamazepin/Tegretol: Valproatspiegel nimmt ab wegen erhöhter Clearance und Verdrängung aus der Proteinbindung. Veränderungen des Carbamazepinspiegels sind unberechenbar.

Phenytoin/Epanutin: Phenytoin wird aus der Proteinbindung verdrängt und seine Clearance um etwa 25 Prozent vermindert.

Felbamat/Taloxa: Valproatspiegel um bis zu 50 Prozent erhöht

Lamotrigin/Lamictal: Lamotrigin-Halbwertszeit wird um bis zu 50 Prozent verlängert, seine Clearance um 20 Prozent vermindert. Valproatspiegel nimmt ab. Wegen erhöhter Häufigkeit eines Stevens-Johnson-Syndroms oder einer toxischen Epidermiolyse kann diese Kombination gefährlich sein.

Ethosuximid/Suxinutin: Seine Halbwertszeit wird um 25 Prozent verlängert.

Benzodiazepine:

Clonazepam/Rivotril, Chlordiazepoxyd/Limbitrol: gehemmter Benzodiazepinabbau

Diazepam/Valium: erhöhter Diazepamspiegel durch Verdrängung aus der Proteinbindung

Cimetidin: Valproatabbau wird gehemmt, Halbwertszeit wird verlängert.

Lithium: Verstärkung des Intentionstremors durch Valproat

Neuroleptika:

Phenothiazine: verstärkte Neurotoxizität, Sedierung und EPS wegen verminderter Valproat-Clearance

Clozapin/Leponex: Clozapinspiegel kann in beide Richtungen verändert werden. Einzelfälle von hepatischer Enzephalopathie

Salicylate (Acetylsalicylsäure): Verdrängung von Valproat aus der Proteinbindung und verminderte Clearance führen bis zu vierfach erhöhtem Spiegel.

Thiopental-Natrium/Pentothal: Verdrängung von Thiopental aus der Proteinbindung bewirkt Verstärkung seiner Wirkung.

Virustatika:

Zidovudin/Retrovir: Durch verminderte Clearance wird sein Spiegel erniedrigt.

Aciclovir/Zovirax: verminderter Valproatspiegel

Alkohol: Valproat verdrängt Alkohol aus der Proteinbindung, dadurch verstärkte Sedierung und Orientierungsstörungen

Lamotrigin/Lamictal

Antiepileptika (Carbamazepin/Tegretol, Phenobarbital/Primidon, Phenytoin): Eliminationshalbwertszeit von Lamotrigin sinkt auf etwa die Hälfte, also durchschnittlich 15 Stunden. Trotzdem bei Kombination mit Carbamazepin vermehrte Nebenwirkungen (pharmakodynamische Interaktion? vermehrte Epoxidbildung?), Carbamazepin-Dosis muss gesenkt werden.

Lamotrigin/Lamictal kann seinen eigenen Metabolismus induzieren. Sonst kein Einfluss auf das Cytochrom-P-450-System in der Leber.

Antikoagulanzien: kein Einfluss

Orale Kontrazeptiva: kein Einfluss

Valproinsäure/Depakine hemmt die Elimination von Lamotrigin, deshalb steigt die Halbwertszeit auf etwa das Doppelte, im Schnitt 60 Stunden. Wegen des Risikos gefährlicher Hautreaktionen wird deshalb Lamotrigin in Kombination mit Valproinsäure nur halb so rasch gesteigert wie sonst.

Gabapentin/Neurontin

Kein Einfluss auf die Cytochrom-P-450-Enzymsysteme

Antazida: Aluminium- und Magnesiumhydroxid enthaltende Antazida verringern die Resorption von Gabapentin um etwa 20 Prozent. Cimetidin verringert die renale Clearance um etwa 20 Prozent.

Topiramat/Topamax

Geringes Interaktionspotenzial wegen nur geringer Hemmung von CYP P450

Antiepileptika (enzyminduzierend): Abfall der Topamax-Serumkonzentration um fast die Hälfte, bei Valproat etwa 20 Prozent

Carbamazepin, Primidon, Phenobarbital: Spiegel unverändert

Phenytoin: Bei etwa jedem zweiten Patienten wird der Phenytoinspiegel erhöht.

Valproat: leichte Spiegel-Abnahme

Antikonzeptiva: unsicher wegen erhöhter Östrogenclearance

Lithium: Spiegel unverändert

22.6 Wirkungsverlust

Da Carbamazepin und Lamotrigin ihren eigenen Metabolismus induzieren, muss durch Spiegelkontrollen sichergestellt werden, dass es nicht zu einem Wirkungsverlust kommt.

22.7 Absetzen und Umstellen

Lithium

Unterbrechung der Dauermedikation: Kurzdauernde Unterbrechungen von wenigen Tagen oder Wochen beeinträchtigen die Prophylaxe in der Regel nicht und sollen durchgeführt werden bei: Fieberzuständen, Gastroenteritis, Colitis, vor Narkosen (Verlängerung der Succinylcholin-Wirkung). Bei Rapid Cycling und bei manchen Bipolaren Erkrankungen kann schon nach wenigen Tagen Lithium-Unterbrechung ein Rückfall auftreten. Ich habe zwei Patienten, bei denen schon nach zwei Tagen Pause sehr rasch eine ausgesprochen starke Manie aufbricht.

Dauer der Prophylaxe: mindestens ein Jahr, in der Regel jedoch unbeschränkt. Die Lithiumeinnahme soll während eventuell auftretender Krankheitsphasen weitergeführt werden. Wenn möglich sollte Lithium schrittweise und nicht plötzlich abgesetzt werden.

Antikonvulsiva

Absetzen: möglichst ausschleichen, um epileptische Anfälle zu vermeiden. Bei Zeitnot anderes Antikonvulsivum geben

Carbamazepin und Lamotrigin: Obwohl der Lamotriginspiegel erniedrigt werden kann, kann es häufiger zu folgenden Nebenwirkungen kommen: Schwindel, Ataxie, Diplopie, verschwommenes Sehen, Übelkeit.

Carbamazepin und Lithium: bei überlappender Umstellung mögliche vermehrte Neurotoxizität beachten (Tremor, Ataxie, Hyperreflexie)

Carbamazepin und Topiramat: bei überlappender Umstellung berücksichtigen, dass Topiramatspiegel erniedrigt werden kann

Carbamazepin und Valproat: Beide werden über CYP 3A4 abgebaut. Carbamazepin induziert 3A4, und Valproat hemmt es. Auch der Abbau von Carbamazepin-10-11-epoxid wird durch Valproat gehemmt, und dadurch entstehen mehr Nebenwirkungen.

Bei durch Carbamazepin beschleunigtem Valproat-Abbau kommt es zu einem Konzentrationsanstieg der Valproat-Metaboliten und dadurch zu mehr Nebenwirkungen.

Topiramat hat keine klinisch relevanten Effekte auf Plasmaspiegel von Carbamazepin, Lithium und Valproat.

22.8 Auswahl eines Stimmungsstabilisators

Manie: Am besten belegt ist die antimanische Wirkung von Lithium (Spiegel > 1,0 mmol/l) und Valproat/Depakine. Die antimanische Wirkung von Depakine ist rasch und meiner Erfahrung nach am sichersten. In der Manie wird die Substanz natürlich auch besser vertragen.

Prophylaxe: Bei unipolar verlaufenden Rezidivierenden Depressionen kann man zur Prophylaxe ein Antidepressivum einsetzen. Üblicherweise gibt man das Antidepressivum weiter, das dem Patienten aus der akuten Depression geholfen hat, am besten in der gleichen Dosis. Man kann aber auch einen Mood Stabilizer (Prophylaktikum) geben, am besten Lithium.

Bei Manisch-Depressivem Kranksein und bei Schizoaffektiven Erkrankungen (uni- und bipolar) verwendet man gleich einen Mood Stabilizer. Die prophylaktische Wirkung von Lithium ist am besten belegt, gefolgt von Carbamazepin/Tegretol und Valproat/Depakine.

Die prophylaktische Wirkung des Antikonvulsivums Lamotrigin/Lamictal ist vor allem für Depressionen belegt.

Die prophylaktische Wirksamkeit der Antiepileptika Gabapentin/Neurontin und Topiramat/Topamax ist wissenschaftlich noch nicht sicher nachgewiesen, aber kasuistische Mitteilungen und die klinische Erfahrung bei Lithium-Nonrespondern sehen viel versprechend aus. Noch weniger belegt ist die Mood-Stabilizer-Wirkung von Clonazepam/Rivotril, L-Tryptophan und hochdosiertem (bis 400 µg/Tag) Schilddrüsenhormon (T4).

Gabapentin/Neurontin wird von den meisten Patienten ausgesprochen gern genommen, sie fühlen sich auf wohltuende Weise entspannt und ausgeglichen.

Ist die Langzeitbehandlung mit Antidepressiva der Lithiumprophylaxe ebenbürtig?

Dang und Engel haben 1995 eine Arbeit über die Wirksamkeit von Lithium in der Langzeittherapie affektiver Psychosen publiziert. Dafür haben sie eine sehr sorgfältige Metaanalyse plazebo-kontrollierter Prüfungen vorgenommen. Unter anderem haben sie sich auch mit der Frage auseinander gesetzt, ob bei Monopolaren

Depressionen die Prophylaxe mit Antidepressiva und jene mit Lithium gleichwertig sind. Da es kaum Vergleichsstudien gibt, sind sie so vorgegangen, dass sie die Lithiumstudien und die Antidepressivastudien separat mit der gleichen Methodik meta-analysiert haben. Die mittleren Effektstärken von Lithium (r = 0,33) und Antidepressiva (r = 0,35) waren vergleichbar (starke Überlappung der Konfidenzintervalle). Daraus ergab sich, dass die beiden Behandlungen praktisch gleich effektiv sind.

Anschließend wurden die Ergebnisse einer prospektiven randomisierten Multizenterstudie publiziert (Greil et al., 1996). Nach anderthalb Jahren waren unter Lithium signifikant weniger Rückfälle als unter Amitriptylin aufgetreten!

Unter der Dauerbehandlung mit Antidepressiva treten bei 9 bis 33 Prozent neue Depressionen auf.

Warum bevorzuge ich Lithium gegenüber Antidepressiva?

Ist eine Langzeitbehandlung indiziert, versuche ich, den Patienten für eine Lithiumprophylaxe zu gewinnen. Handelt es sich um eine bisher eindeutig monopolare Verlaufsform mit reinen Depressionen ohne gefährliche Suizidalität, diskutiere ich mit dem Patienten die Möglichkeit einer Prophylaxe mit Antidepressiva. Dabei erkläre ich ganz offen, dass ich auch in diesem Fall eine Lithiumprophylaxe für günstiger halte, ausgenommen bei Patientinnen, die einen dringenden Kinderwunsch haben.

Entscheiden wir uns für eine Prophylaxe mit Antidepressiva, weise ich die Patienten immer darauf hin, dass ein Wechsel zu Lithium notwendig wird, falls sich unter dem Antidepressivum eine neue Depression entwickelt.

Welche Gründe sprechen für eine Bevorzugung von Lithium gegenüber Antidepressiva? (Woggon, 1997a)

Unsichere Unterscheidung zwischen monopolaren und bipolaren Verläufen: Häufig ist es nicht so eindeutig, ob ein Verlauf monopolar ist oder bleiben wird, zum Beispiel bei familiärer Häufung bipolarer Verläufe oder bei frühem Krankheitsbeginn oder bei leicht ausgeprägten «Hochs».

Verträglichkeit: Üblicherweise geht man davon aus, dass Lithium schlechter verträglich ist als Antidepressiva. Überraschenderweise gibt es recht viele Patienten, die das genau umgekehrt erleben. Im Mittelpunkt stehen dabei die anticholinergen Nebenwirkungen der Trizylischen Antidepressiva und die sexuellen Nebenwirkungen der Serotonin-Wiederaufnahmehemmer.

Natürlich ist die Toxizität von Lithium viel größer als diejenige der verschiedenen Antidepressiva. Interessanterweise ist es aber höchst selten, dass Patienten in suizidaler Absicht eine Überdosis von Lithium einnehmen.

Bessere Stabilisierung: Bei manchen Patienten lässt sich mit Antidepressiva allein keine Stabilisierung erreichen, Stimmungsschwankungen werden erst nach Zugabe von Lithium ausgeglichen. Hier handelt es sich um Patienten, die auf ein Antidepressivum gut ansprechen und sich dann rasch innerhalb von wenigen Wochen wieder verschlechtern. Nach Dosiserhöhungen findet sich mehrmals die gleiche Reaktion. Nach Zugabe von Lithium lässt sich oft eine länger anhaltende Stabilisierung erreichen.

Nachlassende Wirkung von Antidepressiva: Manchmal kommt es nach längerer Zeit zum Nachlassen der Wirkung von Antidepressiva. Hier geht es um Patienten, bei denen nach monatelanger Symptomfreiheit bei gleicher Dosis des Antidepressivums wieder eine Verschlechterung auftritt. Unter Dauerbehandlung mit Antidepressiva kommt es bei 9 bis 33 Prozent der Patienten zu einer neuen Depression.

Es ist nicht immer einfach zu entscheiden, ob es sich um eine neue Phase oder um ein Nachlassen der Antidepressivawirkung im Sinne einer Gewöhnung handelt (sehr selten). Natürlich kann auch Noncompliance dahinter stecken.

Durch Bestimmung des Plasmaspiegels kann man überprüfen, ob es sich um pharmakokinetische Veränderungen handelt. Dafür kann eine veränderte gastrointestinale Absorption verantwortlich sein, die auf eine somatische Erkrankung zurückzuführen ist (z. B. grippaler Infekt), auf Veränderungen der Ernährung oder auf Alkoholkonsum. Auch Clearance-Veränderungen können den Plasmaspiegel beeinflussen, zum Beispiel durch hormonelle Veränderungen bei Frauen während der Schwangerschaft.

Veränderungen des Metabolismus des eingenommenen Antidepressivums können durch Interaktion mit anderen Medikamenten entstehen. Induktion bewirkt verminderte Plasmaspiegel, Hemmung bewirkt erhöhte Spiegel (Nebenwirkungen).

Oft handelt es sich darum, dass der Spontanverlauf «durchdrückt». 50 bis 80 Prozent Unipolarer Depressionen verlaufen rezidivierend oder chronisch. Mit jeder depressiven Phase steigt das Rezidiv-Risiko. Nach der zweiten Phase ist das Risiko für ein Rezidiv bereits 10-mal größer, bei mehr als zwei Phasen 14- bis 18-mal so groß.

Außerdem kann natürlich jederzeit ein Wechsel zu einem bipolaren Verlauf vorkommen. Das Risiko ist erhöht bei frühem Krankheitsbeginn, mit zunehmender Phasenzahl, bei Vorkommen kleiner hypomanischer «Zacken» und bei Bipolarität in der Familie.

Bei einem Rezidiv unter einem Antidepressivum gibt es folgende Behandlungsmöglichkeiten: Dosis des Antidepressivums erhöhen, Wechsel des Antidepressivums, Augmentationen wie bei Therapieresistenz und überlappender Wechsel zu einem Mood Stabilizer (6 Monate), meistens Lithium.

Bessere Chance für ein symptomfreies Intervall: Patienten, die unbehandelt zwischen den Depressionen nicht völlig remittieren, profitieren oft besonders eindrücklich von der Lithium-Wirkung. Hier geht es um Patienten, die eigentlich dauerhaft leicht ausgeprägte depressive Symptome haben. Vielfach handelt es sich auch um Patienten mit Dysthymie. Vom klinischen Bild her handelt es sich um Patienten, deren Erkrankung früher als neurotische Depression diagnostiziert worden wäre (und heute leider häufig auch noch). Ein Teil dieser Patienten zeigt erst nach Zugabe von Lithium eine stabile Symptomfreiheit.

Das Vorhandensein von Restsymptomen im Intervall erhöht das Risiko für Rezidive. Das erste neue Auftreten subsyndromaler Symptome erhöht das Risiko für einen Rückfall vierfach. Das Risiko ist bei der Entwicklung hypomanischer Symptome größer als bei der Entwicklung depressiver Symptome.

Bessere antisuizidale Wirkung: Die Befunde zur langfristig antisuizidalen oder suizidverhindernden Wirkung von Lithium haben mich sehr überzeugt. Die akute antisuizidale Wirkung von Lithium ist immer wieder sehr rasch (schon nach wenigen Tagen) deutlich zu sehen. Lithium ist für mich deshalb auch die Prophylaxe der ersten Wahl bei Patienten mit Monopolaren Depressionen, die eines der folgenden Kriterien erfüllen: früher oder aktuell suizidgefährdet, Suizidversuch in der Anamnese, Suizide oder gefährliche Suizidversuche in der Familie.

Sind alle Mood Stabilizer gleich wirksam?

Bisher ist die prophylaktische Wirksamkeit von Lithium am besten belegt. Bei Kontraindikationen oder schweren Nebenwirkungen wird eine Prophylaxe mit Carbamazepin oder Valproat empfohlen.

Es gibt deutliche Hinweise auf eine langfristige antisuizidale Wirkung von Lithium. Schon deshalb muss sehr sorgfältig überlegt werden, ob Lithium bei Nonrespondern wirklich abgesetzt werden soll. Außerdem ist zu berücksichtigen, dass der Spontanverlauf Endogener Depressionen, des Manisch-Depressiven Krankseins und der Schizoaffektiven Psychosen ja eigentlich im Sinne einer mit der Krankheitsdauer zunehmenden Verschlechterung verläuft, mit häufigeren und stärker ausgeprägten Episoden oder Phasen. Deshalb ist es ratsam, Lithium bei mangelhafter Wirkung nicht abzusetzen, sondern zunächst den Spiegel zu erhöhen und bei Nichtwirksamkeit anschließend mit einem anderen Mood Stabilizer im Sinne einer Doppelprophylaxe zu kombinieren (s. Kap. 36).

Der mit zunehmender Krankheitsdauer malignere Verlauf ist wahrscheinlich auch der Grund für das scheinbare Rebound-Phänomen nach Absetzen von Lithium. Setzt man Lithium nach einem jahrelangen phasenfreien Verlauf ab, so «klinkt» sich der Patient in einen schlimmeren Verlaufsabschnitt ein. Nach Absetzen von Lithium kommen nun viel häufiger stärker ausgeprägte Phasen vor. Dadurch entsteht fälschlicherweise der Eindruck, dass der Verlauf durch Lithium verschlimmert wurde.

Für die Akutbehandlung von Manien ist Valproinsäure am wirksamsten.

Lithium ist immer noch das Prophylaktikum erster Wahl

Dafür gibt es kurz zusammengefasst folgende Gründe:

1. **Längste und breiteste Erfahrung:** seit mehr als fünfzig Jahren in Gebrauch, damals waren noch Plazebo-Studien zur Wirksamkeitsüberprüfung möglich, Langzeiteffekte und auch sehr seltene Nebenwirkungen sind bekannt.

2. **Günstiges Nebenwirkungsprofil:** wenig sedierend, sehr selten sexuelle Nebenwirkungen, kann sofort abgesetzt werden, einziges Psychopharmakon ohne Gefahr der Leukopenie/Agranulozytose (bewirkt eher Leukozytose), wird nicht in der Leber metabolisiert.
   Die Wirksamkeit verschiedener Lithium-Präparate ist gleich, aber die Verträglichkeit nicht! Das liegt daran, dass es sich um verschiedene Lithium-Salze handelt und dass die Galenik der verschiedenen Präparate nicht gleich ist.

3. **Antisuizidale Wirkung:** Bei Langzeitbehandlung ist eine antisuizidale Wirkung auch bei Nonrespondern bezüglich Phasenfreiheit vorhanden. Die akute antisuizidale Wirkung setzt innerhalb von wenigen Tagen ein, etwa zehn Tage nach Absetzen kann ausgeprägte Suizidalität auftreten.

4. **Keine Interaktionen über CYP P450:** keine Veränderung von Plasmaspiegeln anderer Substanzen. Carbamazepin/Tegretol induziert CYP 3A4 und bewirkt dadurch Plasmaspiegel-Senkungen entsprechender Substanzen (Alprazolam, Carbamazepin, Clozapin, Imipramin, Methadon, Mirtazepin). Valproinsäure/Depakine hemmt 3A4 und 2C9 und bewirkt dadurch Spiegel-Erhöhungen entsprechender Substanzen (Alprazolam, Diazepam, Carbamazepin, TCA).

   Dies trifft auch auf Gabapentin, Lamotrigin und Topiramat zu.

5. **Wirkung korreliert mit dem Spiegel:** einziger Mood Stabilizer, bei dem diese Korrelation besteht, auch noch bei Spiegeln über 1,0 mmol/l. Spiegel steigt in der Depression, sinkt vor der Manie (Koukopoulos et al., 1992). Häufige Spiegelmessungen können bei Rapid Cycling zur Vorhersage und damit zur Verhinderung vom «Kippen» in die Manie oder Depression verwendet werden (s. Kap. 36).

Rangreihe bezüglich Gewichtszunahme: Lithium, Valproat, Carbamazepin, Gabapentin, Lamotrigin meist keine Zunahme, Topiramat meist Abnahme

22.9 Ausblick

Im Moment gibt es keine Neuigkeiten.

23 Demenz

Die Prävalenz der Demenz verdoppelt sich mit steigendem Lebensalter alle fünf Jahre und erreicht mit rund 50 Prozent bei 95-Jährigen ein Plateau. Die Inzidenz ist bei Frauen und Männern vergleichbar.

Die wichtigste Ursache ist die Alzheimer-Krankheit, die für rund zwei Drittel aller Demenzerkrankungen verantwortlich ist.

Viele Kollegen sprechen nur noch von «Alzheimer», obwohl es verschiedene Demenz-Erkrankungen gibt. Für die Beratung der betroffenen Familien ist es nicht egal, an welcher Demenz «ihr» Patient leidet. Ursachen und auch Therapiemöglichkeiten sind nicht identisch!

Etwa 10 Prozent der Demenzen sind durch prinzipiell heilbare Erkrankungen bedingt, zum Beispiel Herz-Kreislauf-Krankheiten, Hypothyreose, Vitamin-B12-Mangel, Elektrolytstörungen und intrakranielle Raumforderungen. Auch Infektionen des ZNS (HIV, Borreliose, Lues) können eine Demenz auslösen.

Man muss auch daran denken, dass es Medikamente gibt, die negative Einflüsse auf kognitive Fähigkeiten haben können, zum Beispiel Anticholinergika, Benzodiazepine, Opioide, Neuroleptika, Antiparkinsonika, Trizyklische Antidepressiva, Antiepileptika, H1- und H2-Antagonisten, Herz-Kreislauf-Medikamente wie Digoxin und Betablocker, Kortikosteroide, nicht-steroidale Antirheumatika und Antibiotika.

Besonders wichtig ist die Abgrenzung von der Pseudodemenz bei Depression.

1907 hat Alois Alzheimer die nach ihm benannte Krankheit «entdeckt». Sie ist gekennzeichnet durch zwei typische Veränderungen, die mikroskopisch nachweisbar sind: senile Plaques und neurofibrilläre Bündel. Die senilen oder Amyloid-Plaques liegen außerhalb der Nervenzellen und bestehen aus dem Peptid Beta-Amyloid. Neurofibrilläre Bündel bestehen aus Tau-Protein und befinden sich innerhalb der Nervenzellen. Ob Beta-Amyloid oder Tau-Protein oder beide die Auslöser der Erkrankung sind, ist nicht nachgewiesen.

Bei der Demenz müssen außer den kognitiven Symptomen auch die nicht-kognitiven Beschwerden behandelt werden: Depression, Ängste, Schlafstörungen, Tag-Nacht-Umkehr, Unruhezustände, Wahn und Halluzinationen.

Eine direkte Verbesserung der kognitiven Symptome kann durch Stimulanzien, zum Beispiel Methylphenidat/Ritalin, erreicht werden.

Antidementiva gibt man nur bei verminderter Hirnleistung bezüglich Konzentration, Gedächtnis, Orientierung, Kritik- und Urteilsfähigkeit bei dementiellen Erkrankungen, die nicht durch eine internistisch behandelbare Störung verursacht werden.

Da dementielle Prozesse in der Regel progredient verlaufen, ist nicht mit einer Verbesserung der Symptomatik zu rechnen, sondern bestenfalls mit einer Verzögerung der Progredienz.

Zurzeit stehen fünf verschiedene Strategien mit entsprechenden Medikamenten zur Verfügung: Cholinesterasehemmer (Aricept, Reminyl, Exelon), der Kalziumantagonist Nimodipin (Nimotop), das den Hirnstoffwechsel anregende Piracetam (Nootropil), zerebrale Vasotherapeutika (Hydergin, Cyclandelat, Sermion, Gingko) und Memantin (Axura, Ebixa), das den N-Methyl-D-Aspartat-Rezeptor blockiert.

Im Mittelpunkt der Behandlung der Alzheimer-Demenz und der Lewy-Body-Demenz stehen heute die Cholinesterasehemmer. Sie sind wahrscheinlich auch bei vaskulären und gemischten Demenzen wirksam.

Bei der reinen vaskulären Demenz werden vor allem die Risikofaktoren behandelt (z. B. Diabetes mellitus, Hypertonie). Die Hirndurchblutung wird durch Thrombozytenaggregationshemmer (Acetylsalicylsäure 300 mg täglich) therapiert.

Die drei zur Verfügung stehenden Cholinesterasehemmer der zweiten Generation sind bezüglich Wirksamkeit und Verträglichkeit für den einzelnen Patienten nicht identisch. Die Umstellung auf ein anderes Präparat kann also durchaus sinnvoll sein.

Das zentrale neuropathologische Merkmal der Alzheimerdemenz ist die Ablagerung von Betaamyloid in extrazellulären Plaques. Um direkt in die pathologische Amyloid-Kaskade eingreifen zu können, werden zurzeit drei Strategien untersucht: Hemmung der Beta-/Gamma-Sekretase, Aktivierung der Alpha-Sekretase, Immunisierung/Impfung gegen Beta-Amyloid-Peptid.

Andere Ansätze: Entzündungshemmer, Östrogene, Nervenwachstumsfaktor, Antioxidativa, Glukokortikoid-Antagonisten, Cholesterinspiegel-Senker

Natürlich vermittelt die Gentherapie zumindest für die familiär gehäuften Formen der Alzheimerdemenz Hoffnungen.

24 Sexualität

Der Geschlechtsverkehr (im engeren und im weiteren Sinne) setzt sich aus drei Phasen zusammen: Libido (Lust), Arousal (Erregung) und Orgasmus (Höhepunkt; Stahl, 2001).

Libido ist häufiger bei Frauen vermindert.

Folgende Erkrankungen können zu einer Beeinträchtigung der Libido führen: Depression, endokrine Erkrankungen, Beziehungsprobleme, medizinische Erkrankungen und Menopause/niedrige Östrogenspiegel.

Libido wird verstärkt durch Dopamin, Testosteron, Östrogen, Bupropion, Amphetamin, Ritalin, Cocain, und Buspiron.

Libido wird vermindert durch Prolaktin, Antidepressiva (vor allem SSRI) und Antipsychotika (auch atypische Neuroleptika).

Erregung (arousal) der genitalen Gewebe führt beim Mann zur Erektion des Penis. Bei der Frau führt sie zur Schwellung von Schamlippen und Klitoris und zur Feuchtigkeit der Schleimhaut in der Vagina (Scheide).

Bei Männern ist häufiger die Erregungs-Phase gestört, vor allem in Form von erektiler Dysfunktion (Impotenz). Diese Form der Impotenz hat nichts mit der Zeugungsfähigkeit oder -unfähigkeit zu tun.

Folgende Erkrankungen können zu Störungen der Erregung führen: Diabetes, Bluthochdruck, Herz-Kreislauf-Erkrankungen, Übergewicht, Depression, Arteriosklerose, Diabetes, chronisches Nierenversagen, Leberversagen, Multiple Sklerose und Morbus Alzheimer.

Auch SSRI, Anticholinergika, Alkohol, Drogenabusus, Rauchen, Beziehungsprobleme und normales Altern können zu einem verminderten arousal führen.

Arousal wird verstärkt durch Stickstoffoxid, Acetylcholin, Sildenafil und andere Hemmer der Phosphodiesterase Typ 5, Bupropion, Prostaglandin, Apomorphin/Uprima, Bethanechol, Neostigmin, Östrogencreme, Lubricants.

Orgasmus ist beim Mann von der Ejakulation begleitet.

Orgasmusstörungen sind bei beiden Geschlechtern gleich häufig.

Folgende Erkrankungen beeinträchtigen den Orgasmus: Diabetes, Neuropathie, Depression und Beziehungsprobleme.

Folgende Substanzen können den Orgasmus verstärken: Noradrenalin, Apomorphin, Sildenafil, Amantadin, Cyproheptadin, Buspiron, Mirtazepin und Granisetron.

Folgende Substanzen vermindern den Orgasmus: Serotonin, SSRI und Beta-Blocker.

Gesamtes Sexualverhalten: Folgende Substanzen verstärken alle drei Phasen: Methylphenidat, Dextroamphetamin, Pemolin, Ginkgo biloba extrakt, Bupropion und Yohimbin.

Geschlechtsunterschiede: Bei Männern nehmen sexuelle Störungen, vor allem die erektile Dysfunktion, mit dem Alter zu. Bei Frauen lässt sich diese Altersabhängigkeit nicht nachweisen. In allen Altersgruppen haben etwa 20 Prozent der Frauen Schmerzen beim Geschlechtsverkehr. Das wundert nicht, denn bei Gesprächen mit Patienten, Patientinnen, Therapeuten und Ärzten (nicht nur Psychiatern) stelle ich leider meistens ein erstaunliches Nichtwissen über sexuelle Techniken fest. In diesem Gebiet gibt es einen enormen Nachholbedarf!

24.1 Verminderte Sexualität

Es ist interessant, dass früher vor allem die medikamentöse Triebdämpfung in Psychiatrie-Lehrbüchern beschrieben wurde. Dabei ist die verminderte Sexualität (in all ihren Formen) sehr viel häufiger. Diese eigentlich falsche Gewichtung beruhte auf der forensischen Relevanz der Triebdämpfung für Sexualstraftäter und psychiatrische Patienten mit hirnorganisch bedingter Hypersexualität oder gestörter Impulskontrolle.

Verminderte Sexualität, ob als Nebenwirkung von Psychopharmaka oder als eigenständige Symptomatik, wurde von den «alten» Klinikpsychiatern nicht als störend empfunden, weil sie im «Anstaltsbetrieb» keine Probleme machte. Die zunehmende Bedeutsamkeit der ambulanten psychiatrischen Behandlung lenkte das Interesse stärker auf die für den einzelnen Patienten subjektiv störenden Beschwerden. Diese Fokussierung auf den Patienten stand im Zusammenhang mit dem zunehmenden Interesse für die subjektive Lebensqualität.

Außerdem haben die in den letzten Jahren wachsenden Kenntnisse über die biologischen Grundlagen der Sexualität dazu beigetragen, dass die medikamentöse Beeinflussung sexueller Funktionen heute mehr und mehr an Boden gewinnt.

Erektile Dysfunktion

Erektile Dysfunktion ist die anhaltende Unfähigkeit, eine für eine befriedigende sexuelle Aktivität ausreichende Erektion zu erreichen und/oder beizubehalten.

Zur Zeit von Freud galt, dass 90 Prozent der erektilen Dysfunktionen psychisch bedingt sind. Durch die zunehmende Entdeckung organischer Ursachen ist dieser Prozentsatz auf 10 Prozent gesunken. Der weitaus größte Anteil der organisch bedingten erektilen Dysfunktionen beruht auf Gefäßerkrankungen (80 %). Sie betreffen vor allem den alternden Mann: Hypercholesterinämie, Arteriosklerose (Hypertonie) und Diabetes mellitus.

Eine erektile Dysfunktion sollte also zuallererst somatisch abgeklärt werden, bevor man sich psychotherapeutisch oder auch psychopharmakotherapeutisch mit ihr beschäftigt.

Oft nehmen Erektionsstörungen im Alter zu. Sie können sich als Folge einer Operation oder eines Unfalls mit Beeinträchtigungen im Beckenbodenbereich entwickeln. Auch bei Verletzung der Wirbelsäule kann es zu Erektionsstörungen kommen.

Zurzeit gibt es sieben anerkannte Behandlungsverfahren für die erektile Dysfunktion: psychosexuelle Therapie, Sildenafil/Viagra und ähnliche Substanzen, transurethrale Therapie, intrakavernöse Injektion, Vakuumpumpe, Penisprothese und vaskuläre Chirurgie.

Psychosexuelle Therapie und PDE-5-Inhibitoren (Phosphodiesterase-Hemmer Typ 5) gelten als Therapie der ersten Wahl. Bei der psychotherapeutischen Behandlung geht es weniger um das Aufdecken von Problemen im Liebesleben der Großeltern als um die genaue Information des Patienten und seiner Partnerin oder seines Partners über die vorhandene Störung und deren mögliche Beseitigung.

Mit der Entwicklung des ersten PDE-5-Hemmers Sildenafil/Viagra wurde es erstmals möglich, die erektile Dysfunktion «komfortabel» zu behandeln. Dadurch wurde auch die Diskussion über erektile Dysfunktionen breiter und öffentlicher. Die erektile Dysfunktion ist nicht nur für den betroffenen Mann eine sehr unangenehme und psychisch beeinträchtigende Störung, sondern auch für seine Partnerin/seinen Partner. Betroffen sind davon in erster Linie Ehefrauen und langfristige Partnerinnen, die oft nicht so leicht eine Außenbeziehung eingehen, um ihre eigenen sexuellen Bedürfnisse mit einem anderen Mann zu befriedigen.

Durch meine lange Erfahrung mit Patienten, die im Rahmen einer psychiatrischen Erkrankung oder als Folge der Psychopharmakotherapie an einer erektilen Dysfunktion leiden, weiß ich, wie schwer es oft für die Partnerin ist, lange auf den Geschlechtsverkehr verzichten zu müssen.

Erektile Dysfunktion kommt auch bei Frauen vor. Frauen können auch unter einer Beeinträchtigung der sexuellen Erregung leiden, sie werden nicht richtig feucht und erleben auch die mangelhafte Schwellung der Schamlippen und der Klitoris als unangenehm.

Substanzen, die direkt «vor der Tat» angewendet werden

Phosphodiesterase-Hemmer Typ 5 (PDE-5-Inhibitoren) hemmen den Abbau des die Trabekelmuskulatur relaxierenden zyklischen Guanosin-Monophats. Dadurch bleibt die Blutfüllung länger erhalten. Sildenafil/Viagra, Vardenafil/Levitra und Tadalafil/Cialis unterscheiden sich bezüglich der Dauer bis zum Wirkungseintritt: Bis zum Erreichen der maximalen Serumkonzentration dauert es bei Levitra etwas mehr als eine halbe Stunde, bei Viagra etwas mehr als eine Stunde und bei Cialis zwei Stunden. Als Maß für die Wirkungsdauer wird die Halbwertszeit verwendet. Sie beträgt für Viagra und Levitra fast vier Stunden, für Cialis dagegen 175 Stunden. Einer meiner Patienten hat das folgendermaßen ausgedrückt: «Mit Cialis ist das ganze Wochenende abgedeckt.»

Das Nebenwirkungsprofil ist vergleichbar: Kopfschmerzen, Flush, Dyspepsie und verstopfte Nase. Bei Viagra kommen außerdem vorübergehende Störungen im Farbensehen vor und bei Levitra Myalgien (vor allem Rückenschmerzen). Die kardiale Verträglichkeit ist vergleichbar! Aber: Geschlechtsverkehr ist Hochleistungssport! PDE-5-Hemmer sind bei Patienten kontraindiziert, die Nitroglycerinpräparate oder Nicorandil/Dancor einnehmen.

Die Erfolgsrate der PDE-5-Hemmer liegt bei mehr als 70 Prozent. Sie verstärken die Libido nicht!

Apomorphin-Hydrochlorid/Uprima: Dopamin-Rezeptor-Agonist, verstärkt nach sublingualer Applikation die natürlichen, vom Gehirn ausgehenden erektilen Signale. Wirkt nicht auf das Gefäßsystem (wie Viagra) und kann deshalb auch von Männern verwendet werden, die Koronarprobleme haben oder wegen einer Hypertonie behandelt werden. Bei Herz-Kreislauf-Krankheiten muss aber abgeklärt werden, ob sexuelle Aktivität ratsam ist.

Verstärkt die Libido nicht. Kein Aphrodisiakum. Wirkt auf den paraventrikulären Nucleus im Hypothalamus. Dadurch kommt es zu Impulsen, die vom Gehirn und Rückenmark zum Zielorgan geleitet werden. Dort wird der glatte Muskel der Corpora cavernosa entspannt, das Blut fließt in den Schwellkörper, und es kommt zur Erektion des Penis.

2 bis 3 mg sublingual. Fettlöslich, daher rasche Absorption und Metabolisierung. Wirkt schon nach 20 Minuten (im Mittel). Die Erfolgsrate ist etwas niedriger als diejenige der PDE-5-Hemmer.

Nebenwirkungen: Übelkeit, Erbrechen, Blutdruckabfall, Schwindel, Kopfschmerzen, Schläfrigkeit

Vorwiegend bei so genannter psychogener erektiler Dysfunktion geprüft. Keine Erfahrung bei Frauen.

Wegen der Möglichkeit pharmakodynamischer Wechselwirkungen keine Kombination mit zentralwirkenden Dopaminagonisten oder -antagonisten.

Keine Interaktionen über CYP 450

Neostigmin/Prostigmin: Cholinesterasehemmer. Eine Stunde vor Geschlechtsverkehr oder 50 bis 200 mg/Tag.

Yohimbin: Indol-Alkaloid des zentralafrikanischen Yohimbin-Baumes. Wurde 1890 erstmals aus Rauwolfia serpentina synthetisiert.
Angriffspunkte: Zentral: Noradrenalinumsatz-Steigerung und dopaminerge Aktivierung. Peripher: geringe präsynaptische Alpha-2-Rezeptoren-Blockade. Schwellgewebe: Blockade postsynaptischer Alpha-2-Rezeptoren, Vasodilatation ein bis zwei Stunden vor Geschlechtsverkehr 5,4 mg oder 3-mal 5,4 mg/Tag.
Kann Angst und Agitiertheit bewirken, auch Panikattacken.
Nur bei milden Formen organischer und psychogener Erektiler Dysfunktion

Intrakavernöse Schwellkörperautoinjektionstherapie (SKAT): Prostaglandin E1 (Caverject) wird direkt intrakavernös injiziert, bewirkt innerhalb von 5 bis 10 Minuten eine Erektion, die meistens 30 Minuten bis eine Stunde anhält. 10 bis 20 µg PGE1. Technik muss erlernt werden. Erfolgsquote 60 bis 80 Prozent. Prostaglandin E1 kommt natürlich im Seminalplasma vor. Es hat eine Alpha2-blockierende Wirkung und ist dadurch muskelrelaxierend und vasodilatierend. Es steigert die Konzentration des intrazellulären c-Adenosinmonophosphats (c-AMP). Es hat eine direkte Wirkung auf glatte Muskelzellen. Metabolismus über die Lunge und lokal durch Prostaglandin-15-Hydroxydehydrogenase
Nebenwirkungen: kleinere, nicht bedrohliche lokale Blutungen; leichte ziehende Schmerzen im Penis; nach längerer Anwendung kommt es gelegentlich im Schwellgewebe zu fibrotischem Gewebe. Bei Behandlungsbeginn kann Priapismus auftreten (Kap. 24.4). Bei Anhalten über fünf Stunden muss die Substanz durch Punktion eliminiert werden, weil es sonst zur irreversiblen Schädigung des Schwellgewebes und Impotenz kommen kann.

MUSE: Als Alternative zu SKAT mit Caverject kann Prostaglandin E1 auch intraurethral appliziert werden. Die Wirksamkeit wird durch die Resorption durch das Urethraepithel vermindert. Als Nebenwirkungen können störende Sensationen in der Urethra, aber auch in der Vagina ausgelöst werden.

Substanzen, die dauerhaft eingenommen werden

Bupropion/Zyban: Antidepressivum ohne serotonerge Wirkung mit Noradrenalin- und Dopamin-verstärkender Wirkung. Das Risiko für epileptische Anfälle nimmt bei Überschreiten von 300 mg/Tag zu. Aufpassen bei Kombination mit Hemmern von P450 3A4 und 2D6 (z. B. Fluoxetin, Paroxetin), weil dadurch der Plasmaspiegel von Bupropion und eines seiner Hauptmetaboliten, Hydroxybupropion, angehoben werden kann.
In der Schweiz als Antirauchmittel Zyban registriert.

Hat sich in den USA schon lange zur Behandlung sexueller Dysfunktionen bewährt, die durch SSRI entstanden sind. Selten ist bei dieser Kombination Hypersexualität beschrieben worden.

Buspiron/Buspar: Das «Anxiolytikum» Buspar wirkt gegen SSRI-bedingte sexuelle Nebenwirkungen. Seine Wirkung auf 5-HT1A kann die Orgasmus-Verzögerung und die Prolaktinämie vermindern. Außerdem wirkt es auf das Dopaminsystem, und sein Hauptmetabolit 1-pyrimidinylpiperazin hat Alpha-2-antagonistische Eigenschaften. Dadurch kann die Serotoninwirkung auf das Dopamin- und Noradrenalin-System unterdrückt werden.
Dosierung: 30 bis 60 mg/Tag.

Ginkgo Biloba Extract kann Blutfüllung verbessern, bis 240 mg/Tag.
Gastroinestinale Nebenwirkungen, vermehrte Gasbildung im Darm, Kopfweh. Kann Gerinnungszeit erhöhen.

Postsynaptische Serotonin-Antagonisten: Mirtazepin/Remeron, Granisetron/Kytril und Cyproheptadin/Periactin

Substanzen, die die Libido verbessern können

Stimulanzien: Methylphenidat/Ritalin, Dextroamphetamin/Dexamin und Pemolin/Tradon. Entweder kontinuierliche Gabe oder auch eine Stunde «vor der Tat».
Bei zu hoher Dosis kann der Tonus des Sympathicus ansteigen und dadurch die Erektion verhindert werden.
Bei Pemolin muss die Leberfunktion überprüft werden. Krampfschwelle kann sinken.
Methylphenidat 5 bis 40 mg/Tag.
Dextroamphetamin 5 bis 40 mg/Tag.
Pemolin 18,75 bis 75 mg/Tag.

Testosteron: Testosteronspiegel sinkt im Alter ohne Korrelation zum Sexualverhalten. Bei normalem Spiegel kommt es nach Testosterongabe zu gelegentlich störender Libidozunahme, ohne dass die Erektionsqualität verbessert wird.
Kann latentes Prostatakarzinom aktivieren.

Trazodon/Trittico: Wirkung bei erektiler Dysfunktion beruht auf der Alpha-2-antagonistischen Wirkung.

24.2 Zu starke Sexualität

Cyproteronacetat/Androcur ist ein Testosteronantagonist, der seit ungefähr 1970 die chirurgische Kastration weitgehend verdrängt hat. Es hemmt die Androgenbiosynthese durch eine antigonadotrope Wirkung und bewirkt eine kompetitive Hemmung der Androgene an den Rezeptoren der Zielorgane. Als Nebenwirkungen können Gewichtszunahme, Adynamie, depressive Verstimmung, Gynäkomastie und Galaktorrhoe auftreten. Lebertoxizität ist selten.

Cyproteronacetat wird auch bei Prostatakarzinom angewendet.

LHRH-Agonisten: Selektive Lutein-Releasing-Hormon-Agonisten blockieren die Produktion der Gonadotropine LH und FSH durch eine Herabregulation hypophysärer LHRH-Rezeptoren und infolgedessen auch die Testosteronsynthese (reversibel).

Untersucht wird Leuprorelinacetat/Lucrin Depot, das bei Prostatakarzinom, Endometriose und zentraler vorzeitiger Pubertät angewendet wird. Der anfängliche Anstieg der Testosteronspiegel muss beachtet werden.

Medroxyprogesteron Acetat/Depot-Provera hemmt die Gonadotropinsekretion, dadurch wird die Testosteronproduktion in den Hoden reduziert.

Neuroleptika können die Libido vermindern und auch sexuelle Funktionsstörungen hervorrufen. Besonders wirksam ist Thioridazin/Melleril.

SSRI bewirken eine teilweise recht ausgeprägte Verminderung der Libido und funktionelle sexuelle Störungen. Sie wirken aber auch ohne diese Nebenwirkungen im Sinne einer Verminderung sexueller Zwangsgedanken. Ich habe bei einigen Patienten mit störenden sexuellen Zwangsgedanken und Zwangshandlungen (Bordellzwang) gute Erfolge gesehen ohne das Auftreten sexueller Nebenwirkungen.

24.3 Aggressive Sexualität

Sind sexuelle Handlungen mit Aggressivität gekoppelt, muss zunächst abgeklärt werden, ob primär die Aggressivität vermehrt ist oder auch die Sexualität. Sind beide vermehrt, wird am besten Androcur mit Lithium kombiniert. Ist nur die Aggressivität vermehrt und die Sexualität normal ausgeprägt, kann die alleinige Anwendung von Lithium oder einem anderen antiaggressiven Stimmungsstabilisator wie Depakine oder Tegretol genügen.

Es handelt sich um eine relativ einfache medikamentöse Behandlung, und es ist erschütternd, dass sie auch bei Straftätern nicht angewendet wird, die «weggesperrt» werden sollen.

24.4 Priapismus

Eine über mehrere Stunden anhaltende, meist schmerzhafte Peniserektion, die eigentlich nichts mit sexueller Stimulierung zu tun hat. Rarität!

Sehr seltene Nebenwirkung aller Neuroleptika und des Antidepressivums Trazodon/Trittico, beruht auf peripherer Alpha-2-adrenerger Blockade (Compton und Miller, 2001). Sie ist so selten, dass ich in 34 Jahren noch nie einen Priapismus bei einem Patienten gesehen (berichtet bekommen) habe.

Kommt auch unter folgenden Medikamenten vor: intrakavernöse Injektion vasoaktiver Substanzen (Phentolamin, Papaverin, Prostaglandin E), Antihypertensiva (Prazosin, Labetalol, Nifedipin, Guanethidin, Hyralazin) und Antikoagulanzien (Heparin, Warfarin).

Andere Ursachen: Alkohol, Marihuana, Cocain, hämatologische Erkrankungen (Sichelzellanämie, Leukämie, Lymphome, Thrombozythämie), Trauma des Perineum oder Rückenmarks, Penisinfiltration maligner Tumoren, entzündliche Erkrankungen des Urogenitaltraktes, idiopathisch

Muss innerhalb von vier bis sechs Stunden behandelt werden. Die üblichen Angaben, dass man einfach einen Alpha-adrenergen Agonisten intrakavernös injizieren soll (am besten Adrenalin), sind ungenügend. Gefährlich ist der Low-flow-Priapismus, bei dem ein schlechter Blutabfluss vorhanden ist, sodass es im glatten Muskelzellgefüge zu einer verminderten Sauerstoffspannung kommt. Beim High-flow-Priapismus ist das nicht der Fall, weil hier ein rascher Blutzufluss und -abfluss erfolgt. Die Differentialdiagnose erfordert eine Blutgasanalyse. Sollte von einem Spezialisten diagnostiziert und behandelt werden. Am besten schickt man einen solchen Patienten in die urologische Notfallambulanz einer Klinik. Dort wird zunächst das Corpus cavernosum mit Hilfe von zwei Butterfly-Kathetern mit einer stark verdünnten Adrenalinlösung gespült. Falls das nicht genügt, wird operativ eingegriffen.

Kann auch bei der Klitoris vorkommen.

25 Appetit und Gewicht

Adipositas ist ein Risikofaktor für verschiedene körperliche Krankheiten wie Hypertonie, koronare Herzkrankheiten, Hyperlipidämie, Gallensteine, Arthrosen, Gehirnschlag, Gicht und vor allem Typ 2 Diabetes und Insulinresistenz. Dabei ist schon eine Gewichtsabnahme von 10 kg von großer Relevanz: mehr als 20 Prozent Abnahme der Gesamtmortalität, mehr als 30 Prozent Abnahme der Todesfälle im Zusammenhang mit Diabetes.

In der Schweiz wurden alle zentral wirkenden appetithemmenden Medikamente bis März 2000 von der Interkantonalen Kontrollstelle für Heilmittel (IKS) neu überprüft, nachdem in den USA bei Frauen unter Fenfluramin (allein oder in Kombination mit anderen Anorektika, vor allem Phentermin/Adipex) Herzklappenschäden aufgetreten waren (Schneider und Borner, 2000).

Die IKS kam zum Schluss, dass der kurzfristige Einsatz (4 bis 8 Wochen; Sibutramin länger) bei Body Mass Index (BMI) von mindestens 30 unter Einhalten von verschiedenen Anwendungseinschränkungen und Vorsichtsmaßnahmen üblicherweise keine unzulässigen Risiken birgt.

Relevante Nebenwirkungen sind meistens auf den zentralen oder peripheren adrenergen und/oder serotonergen Wirkungsmechanismus zurückzuführen. Abhängigkeit, arterielle Hypertonie und pulmonal-arterielle Hypertonie können auftreten.

Die Anwendung soll im Rahmen eines umfassenden Konzeptes erfolgen, das diätetische, medizinische und eventuell psychotherapeutische Methoden einschließt.

Wichtige Kontraindikationen: zerebro- oder kardiovaskuläre Erkrankungen, psychische Erkrankungen, Hyperthyreose, Phäochromozytom, Glaukom, Prostatahyperplasie. Wegen des erhöhten Risikos für pulmonale arterielle Hypertonie und Herzklappenschäden sollen gleichzeitig keine anderen zentral wirkenden Appetitzügler angewendet werden.

Die Kombination mit anderen ZNS-wirksamen Medikamenten (vor allem Sympathomimetika und MAO-Hemmern) sowie oralen Antidiabetika soll vermieden werden.

Orlistat/Xenical

Xenical vermindert die Fettaufnahme aus der Nahrung in den Körper. Das Fett bleibt im Darm und wird unverändert ausgeschieden. Bei stark fetthaltiger Nahrung kommt es deshalb zu Fett-Stühlen, die als sehr unangenehm empfunden werden und deshalb einen «verhaltenstherapeutischen» Effekt haben.

Keine Interaktionsstudien mit Psychopharmaka vorhanden

Auf Grund des nicht systemischen Wirkungsmechanismus von Xenical ist eine Interaktion mit Psychopharmaka wenig wahrscheinlich. Bei stark lipidlöslichen Psychopharmaka ist eine Beeinträchtigung der Resorption auf Grund der Fettausscheidung theoretisch nicht auszuschließen. Eine verminderte klinische Wirkung oder ein erhöhter Dosisbedarf wäre ein Indiz dafür. Ich habe bisher keine Interaktionen mit Psychopharmaka beobachtet.

Interaktionsstudien mit häufig verordneten Medikamenten, wie z. B. Digoxin, Phenytoin, oralen Kontrazeptiva, Nifedipin/Adalat, Glibenclamid/Daonil, Furosemid/Lasix, Captopril/Lopirin, Atenolol/Tenormin und Pravastatin/Selipran, haben keine klinisch relevanten Wechselwirkungen ergeben.

Sibutramin/Reductil

Der Appetithemmer Sibutramin/Reductil ist ein Serotonin- und Noradrenalin-Wiederaufnahmehemmer. Diese Substanz wirkt zentral auf 5-HT2C-Rezeptoren, sodass weniger Appetit vorhanden ist, und sie vermehrt peripher die Thermogenese/Wärmeentwicklung durch Stimulation von Beta3-adrenergen Rezeptoren im Fettgewebe. Diese Rezeptoren regulieren die Umwandlung von Fett in Wärme und Energie. Sie stehen vor allem unter dem Einfluss von Noradrenalin.

Reductil wirkt im Gehirn in der Region, in der Hungergefühl entsteht. Es verstärkt das Sättigungsgefühl und unterstützt damit die natürliche Funktion des Körpers zur Gewichtskontrolle. Außerdem bewirkt es einen erhöhten Energieverbrauch durch Wärmebildung.

Sanfter Wirkungseintritt, unterstützt langsame Gewichtsabnahme. Kurzfristige Einnahme über wenige Tage oder Wochen ist nicht hilfreich. Im ersten Monat sollten zwei Kilogramm abgenommen werden. Maximale Gewichtsabnahme nach drei bis sechs Monaten. Danach muss sich der Stoffwechsel erst auf das erreichte Gewicht einstellen, was für den langfristigen Behandlungserfolg sehr wichtig ist. Unter Umständen kann es erforderlich sein, auch während dieser Zeit die Einnahme fortzusetzen, um längerfristig das niedrige Gewicht zu halten. Umstellung der Ernährung und vermehrte Bewegung sind auch sehr wichtig.

Nebenwirkungen: Mundtrockenheit, Verstopfung, Schlaflosigkeit, leichter Anstieg von Blutdruck und Pulsfrequenz. Schwitzen, Vasodilatation (Flush). Einzelfälle von akuter interstitieller Nephritis, mesangiokapillärer Glomerulonephritis,

Thrombozytopenie, Krampfanfälle, Rhinitis, Pharyngitis, Sinusitis. Reversibler Anstieg von Leberenzymen. Bisher wurde keine pulmonale Hypertonie beobachtet.

Da Sicherheits- und Wirksamkeitsdaten für die Anwendung bis zu zwei Jahren vorliegen, kann es länger als andere Appetitzügler (> 4 bis 8 Wochen) angewendet werden.

Interaktionen: Abbau in der Leber über CYP 3A4; Plasmaspiegel kann deshalb durch Substanzen erhöht werden, die CYP 3A4 hemmen: Ketoconazol/Nizoral, Erythromycin, Ciclosporin, Nifedipin/Adalat, Verapamil.

Substanzen, die CYP 3A4 induzieren, können eine Plasmaspiegelverminderung bewirken: Rifampicin, Lansoprazol/Agoptol, Omeprazol/Antra, Phenytoin, Carbamazepin, Phenobarbital, Dexamethason.

Antikoagulanzien (Phenprocoumon/Marcoumar): verlangsamter Abbau, erhöhte Blutungsgefahr nicht auszuschließen

Serotonerg wirksame Substanzen: Da Sibutramin die Serotonin-Wiederaufnahme hemmt, Risiko eines Serotonin-Syndroms. Firma empfiehlt Kombination nicht. Ich habe schon häufig Sibutramin mit SSRI kombiniert, bei vorsichtiger Anfangsdosierung der Kombination wird sie gut vertragen.

MAO-Hemmer: nicht kombinieren

Serotonin-Wiederaufnahmehemmer

Das Antidepressivum Fluoxetin/Fluctine gilt als der Serotonin-Wiederaufnahmehemmer (SSRI) mit der größten appetitsenkenden Wirkung. Es ist der einzige SSRI mit einer direkten agonistischen/verstärkenden Wirkung auf 5-HT2C-Rezeptoren zusätzlich zur Wiederaufnahmehemmung von Serotonin.

26 Schmerzen

Patienten mit jahrelang anhaltenden Schmerzen sind schwierig zu behandeln. Häufig sind dafür auch Fehler im Umgang mit solchen Patienten verantwortlich, gerade im Zusammenhang mit Gutachten bezüglich Arbeitsfähigkeit und Invalidität. Wenn Arzt und Patient wissen, dass kein somatischer Befund vorhanden ist, der das Ausmaß der Schmerzen «rechtfertigt», kann sich das Arzt-Patienten-Verhältnis durch beiderseitiges Misstrauen ungünstig verändern. Am besten ist es, offen über dieses Problem zu sprechen, um mit dem Patienten zusammen einen Ausweg aus dieser Situation zu suchen.

Früher nahm man an, und «flat-earthers» glauben das auch heute noch, dass Schmerzen nur bei einem entsprechenden organischen Befund vorhanden sein können. Der Knackpunkt ist das Wörtchen «entsprechend». Die einfache Beziehung «große organische Läsion erzeugt starke Schmerzen» trifft sicher nicht zu. Wir wissen heute auch, dass das «Aushalten» von Schmerzen, das jahrzehntelang «gepredigt» wurde, falsch ist, weil es zu immer stärkeren Schmerzen führt. Der Schmerz hat ja die Funktion, das Gehirn und den ganzen Organismus darauf aufmerksam zu machen, dass eine Verletzung, ein Schaden vorhanden ist, den man beseitigen muss. Deshalb werden Schmerzen mit zunehmender Dauer auch immer stärker.

Durch die immer feineren diagnostischen Möglichkeiten der bildgebenden Verfahren kann man heute auch ganz kleine Läsionen sichtbar machen und damit viele Patienten vom Vorwurf befreien, sie seien Simulanten und Scheininvalide! Man kann heute auch die unterschiedliche Schmerzempfindlichkeit verschiedener Menschen nachweisen.

Zwischen Migräne und Depression besteht eine hohe Komorbidität, nicht nur beim einzelnen Patienten, sondern auch bei Verwandten ersten Grades.

Antidepressiva wirken nicht akut analgetisch, sondern bewirken bei längerer Behandlung eine Abschwächung der Schmerzen. Diese Wirkung ist nicht davon abhängig, ob gleichzeitig eine depressive Symptomatik besteht. Deshalb werden Antidepressiva auch in der somatischen Medizin in dieser Indikation angewendet, zum Beispiel bei Karzinom-Schmerzen.

Eigentlich sind alle Antidepressiva geeignet, am meisten Erfahrung liegt mit den Trizyklika vor.

27 Sucht

Sucht ist häufig keine Primärerkrankung, sondern Komplikation/Folge einer anderen Erkrankung, zum Beispiel einer Gemütskrankheit. Leider wird oft die Grundkrankheit nicht erkannt und auch nicht behandelt. Ich habe schon Patienten aus verschiedenen Sucht-Programmen in meiner Sprechstunde gesehen, bei denen ganz klar eine manisch-depressive Symptomatik vorhanden war, die noch nie mit einem entsprechenden Medikament behandelt worden waren.

Wie wirken Drogen? Die meisten Drogen bewirken Freude, oder sie vermindern Gefühle von Stress und emotionalen Schmerzen. Das geschieht mit Hilfe des Belohnungssystems in unserem Gehirn. Dieser «Stromkreis» ist involviert in eine wichtige Art des Lernens, das uns hilft zu überleben. Es wird aktiviert, wenn wir Überlebens-Funktionen ausüben, wie essen bei Hunger oder trinken bei Durst. Die dann vom Gehirn vermittelten angenehmen Gefühle lehren uns, diese Aufgabe zu wiederholen. Da Drogen diese Gefühle ebenfalls hervorrufen, wollen wir diese Drogen wieder nehmen.

Sucht entwickelt sich aber nicht nur auf Grund der Aktivierung des Belohnungssystems, sondern es braucht noch andere Faktoren, vor allem eine Motivation für den Drogengebrauch, das heißt, ein Bedürfnis für die von der Substanz bewirkte Veränderung.

Das sieht man vor allem daran, dass Menschen von einer Substanz abhängig werden, die sie einnehmen, um «high» zu werden, während andere Menschen, die die gleiche Substanz aus medizinischen Gründen einnehmen, in der Regel nicht abhängig werden. Dafür sind Benzodiazepine und Stimulanzien in der Depressionsbehandlung ein gutes Beispiel. Außerdem spielen die genetische Disposition und Umweltfaktoren, zum Beispiel Stress, eine wichtige Rolle.

Für die körperliche Abhängigkeit ist die Toleranzentwicklung wichtig. Es müssen dann immer höhere Dosierungen eingenommen werden, um den gleichen Effekt zu erzielen. Bei verschiedenen Menschen ist die Schwelle zur Toleranzentwicklung unterschiedlich.

Nikotin wirkt über den cholinergen nikotinischen Rezeptor. Es kann stimulierend oder sedierend wirken. Direkt nach dem Nikotinkonsum kommt es zu einem «Kick», teilweise bedingt durch die Stimulierung der Nebennieren, die zur Freisetzung von Adrenalin führt. Durch Adrenalin wird der Körper stimuliert, es kommt zu einer plötzlichen Freisetzung von Glukose, einem Anstieg des Blutdrucks, der Atemfrequenz und des Herzschlags. Nikotin unterdrückt die Freisetzung von Insulin im Pankreas (Bauchspeicheldrüse), wodurch Raucher immer etwas hyperglykämisch sind. Außerdem bewirkt Nikotin indirekt eine Freisetzung von Dopamin in den Hirnregionen, die Vergnügen und Motivation kontrollieren.

Stimulanzien: Cocain kann in veränderter Form, als Crack, geraucht werden. Es kommt dann in Sekunden ins Gehirn und bewirkt einen Euphorie-Ausbruch sowie Gefühle von Macht und Selbstvertrauen. Der Mechanismus ist die Freisetzung von Dopamin im Nucleus accumbens. Von dort werden Signale zum Belohnungssystem geschickt. Das gilt auch für Amphetamine.

Im Unterschied zu Amphetaminen und Ritalin kann Cocain einen Zustand hervorrufen, der ganz ähnlich ist wie eine Hypomanie.

Bei depressiven Patienten wirkt Cocain in der Regel nicht euphorisierend, aber es lindert die Qual der Depression.

Opiate erhöhen die Dopaminmenge, die ins Belohnungssystem eingespeist wird. Nach intravenöser Injektion erreicht Heroin das Gehirn in 15 bis 20 Sekunden und bindet sich an Opiatrezeptoren in vielen Gehirnregionen, einschließlich Belohnungssystem. Die Aktivierung von Rezeptoren im Belohnungssystem ruft einen kurzen Rush von intensiver Euphorie hervor, gefolgt von einem einige Stunden anhaltenden entspannten, zufriedenen Zustand.

Opiate bewirken die gleichen Effekte wie die natürlicherweise im Gehirn vorkommenden Opioide. Sie vermindern Schmerzen, unterdrücken die Atmung, bewirken Übelkeit und Erbrechen und wirken gegen Durchfall. In hoher Dosierung kann Heroin zum Atemstillstand und damit zum Tod führen.

Alkohol/Ethanol vermindert Angst, Anspannung und Hemmungen. In kleinen Dosen kann Ethanol stimulierend wirken, in hohen Dosen dämpft es.

Durch Interaktion mit GABA-Rezeptoren kommt es zur Lösung von Angst, verminderter Muskelkontrolle und verlängerter Reaktionszeit.

Alkohol ist das wirksamste Anxiolytikum. Deshalb nehmen viele Patienten, die unter Angst leiden, Alkohol zu sich. Leider entsteht dadurch oft ein zusätzliches Problem zur Angsterkrankung, eine Alkohol-Abhängigkeit. Nach den Berichten von Patienten ist Alkohol rascher und intensiver gegen Angst wirksam als Benzodiazepine. Am wirksamsten ist Whiskey.

Marijuana kann alle Sinneswahrnehmungen verändern, auch die Wahrnehmung von Raum und Zeit und von sich selbst.

Die Wirksubstanz ist delta-9-Tetrahydrocannabinol (THC). THC bindet sich an ganz verschiedene Rezeptoren, zum Beispiel Rezeptoren, die Bewegungen kontrollieren. Es bindet sich an THC-Rezeptoren im Hippocampus, der für die Speicherung von Gedächtnisinhalten und damit für das Lernen wichtig ist.

Als erstes europäisches Land hat Holland Cannabis am 2. September 2003 als Medikament zugelassen für Multiple Sklerose, Übelkeit als Folge einer Chemotherapie, chronische Nervenschmerzen, Schmerzlinderung bei Krebs und AIDS. Es wird in Tee getrunken oder in Zerstäubern eingeatmet.

Sucht und Zwang: Sucht wird dann diagnostiziert, wenn durch Einnahme des Suchtmittels Lust entsteht. Zwang ist so definiert, dass die Ausführung des Zwanges Unlust und Angst wegnimmt. Theoretisch hört sich das einfach an. In der Praxis ist die Unterscheidung schwierig: Viele Patienten können das Wegfallen von Unlust und das Erleben von Lust kaum oder gar nicht trennen. Außerdem gibt es Abläufe, bei denen der Lustgewinn in ein Zwangsverhalten kippt, zum Beispiel bei Fressanfällen oder bei Kaufsucht/Kaufzwang.

Im Englischen unterscheidet man zwischen obsessed (= besessen), compulsion (= Zwang) und urge (= Drang).

Medikamentöse Behandlungsmöglichkeiten

Das Behandlungsprinzip sollte nicht primär Wegnehmen, sondern Ersetzen des Suchtmittels sein.

Disulfiram/Antabus hemmt die Acetaldehyd-Dehydrogenase in der Leber. Bei Alkoholkonsum steigt der Blutspiegel von Acetaldehyd an. Die unangenehmen Nebenwirkungen treten 5 bis 10 Minuten nach Alkoholkonsum auf und halten über mehrere Stunden an: Flush, Atemnot, Tachykardie, Kopfweh.

Durch die Nebenwirkungen sollen die Patienten vom Alkoholkonsum abgehalten werden. Man überprüft die Art und Ausprägung der Nebenwirkungen bei einem unter ärztlicher Leitung durchgeführten Trinkversuch. Es kann nämlich auch zu gefährlichen Nebenwirkungen kommen, zum Beispiel einem Kreislaufkollaps. Bei solchen Patienten kann keine Antabus-Behandlung durchgeführt werden.

Der Plasmaspiegel folgender Substanzen kann durch Disulfiram erhöht werden: Phenytoin, Cumarine, INH, Rifampicin und Benzodiazepine.

Benzodiazepine können die Alkohol-Antabus-Reaktion abschwächen.

Persönlich finde ich diese Behandlung eher unsympathisch, weil sie Ähnlichkeit mit einer Bestrafung hat.

Acamprosat/Campral stellt das durch chronischen Alkoholkonsum veränderte Neurotransmitter-Gleichgewicht im Gehirn wieder her. Neues Wirkprinzip, keine Ähnlichkeit mit Antabus.

Nach Alkoholentzug (Entgiftung) oder noch während des Entzuges kann die Behandlung begonnen werden, die in der Regel 6 bis 12 Monate dauern sollte.

Im Unterschied zu Disulfiram/Antabus sind bisher keine Interaktionen bekannt. Untersucht wurden Interaktionen mit Alkohol, Antidepressiva, Benzodiazepinen, Barbituraten, Chlormethiazol (während der akuten Entgiftungsperiode), Disulfiram/Antabus und Neuroleptika.

Naltrexon/Naltrexin, Nemexin (Opiatantagonist) wird zur Opiatentwöhnung und zur Behandlung von Alkoholismus verwendet.

Methadon wird zur Behandlung der Opiat-Abhängigkeit eingesetzt. Es ist ein lang wirkendes, oral einzunehmendes Opiat, das Craving, Entzugssymptome und damit Rückfälle kontrolliert.

Es gibt mit einigen Psychopharmaka Interaktionen, die in Tabelle 1 auf Seite 42 aufgeführt sind.

Buprenorphin/Temgesic bewirkt eine Abschwächung der Opiateffekte.

Nikotin: Zur Behandlung der Nikotin-Abhängigkeit wird Nikotin in Form von transdermalen Pflastern, Nasenspray und Inhalation verwendet. Das Antidepressivum Bupropion/Zyban ist wirksam gegen Rauchen.

Serotonin-Wiederaufnahmehemmer: Bei ganz verschiedenen Suchtformen (substanzbezogen und nicht-substanzbezogen) können Antidepressiva wirksam sein, insbesondere SSRI. Meiner Meinung nach handelt es sich um dieselbe Wirkung wie bei Zwängen. Auf die Ähnlichkeit von Sucht und Zwang habe ich schon hingewiesen.

Lithium wirkt vor allem gegen anfallsartig auftretendes Suchtverhalten, zum Beispiel Quartalstrunksucht oder Spielsucht.

28 Notfälle

Delirbehandlung:

1. Clomethiazol (Hemineurin, Distraneurin) Tabl. à 500 mg, bis 6 g in 24 Stunden
2. Chlordiazepoxid (Librium) 25 bis 50 mg p. o., bis 300 mg in 24 Stunden

Erregung und Agitiertheit werden mit Antispychotika behandelt. Auch sedierende Antidepressiva, Anxiolytika und Hypnotika können helfen.

Erregungszustände:

1. Benzodiazepine, z. B. Diazepam (Valium) 20 mg i. m., i. v. oder Chlordiazepoxid (Librium) 2 bis 60 mg i. m., i. v.
2. Neuroleptika:
Levomepromazin (Nozinan) 25 bis 100 mg i. m.
Clozapin (Leponex) 25 bis 100 mg i. m.
Haloperidol (Haldol) 5 mg i. m., i. v.

Schlundkrämpfe (durch Neuroleptika bedingt): Akineton i. m.

Suizidalität und Aggressivität: Ob die Aggressivität gegen andere oder gegen sich selbst gerichtet ist, am besten lässt sie sich durch Lithium und andere Mood Stabilizer behandeln. Man muss unter Umständen mehrere Substanzen ausprobieren oder auch kombinieren.

Ist die Aggressivität sexuell ausgerichtet, kann eine Kombination mit Androcur hilfreich sein.

Lithium ist nicht nur in der Langzeitbehandlung antisuizidal, sondern auch in der Akutbehandlung, es wirkt innerhalb von etwa 10 Tagen. Das weiß man vor allem durch «Absetzexperimente» von Patienten, die innerhalb von wenigen Tagen nach Absetzen von Lithium massiv suizidal werden (s. Kap. 29).

Das gilt auch für nicht-suizidale selbstdestruktive Handlungen wie Schneiden oder Brennen.

Gleiches gilt für Fremdaggression. Dabei ist es nicht wichtig, ob sich die Aggressionsphantasien und -handlungen gegen Personen oder Sachen richten. Es gilt für sexuell ausgerichtete Aggressivität genauso wie für Aggressionen mit anderen Inhalten.

Für die akute Krisenbehandlung eignen sich Hypnotika und sedierende Antipsychotika an Stelle des berühmten «Holzhammers». Am liebsten verwende ich zur Krisenintervention bei Suizidalität Rohypnol, weil es ein rasch wirksames Hypnotikum und außerdem anxiolytisch wirksam ist.

Man muss vor der Verordnung eines Benzodiazepins zur Krisenintervention wissen, ob die Patienten nicht mit verstärkter Aggressivität auf diese Stoffklasse reagieren. Bei solchen Patienten (sehr selten) eignet sich ein sedierendes Neuroleptikum, zum Beispiel Nozinan.

Stupor: Es gibt verschiedene Arten von Stupor: bei Psychosen (am bekanntesten ist der katatone Stupor), bei Depressionen und bei Angst. Der so genannte psychogene Stupor kommt vor allem bei traumatischen Erlebnissen vor.

Man kann Stupor mit den für die Grundkrankheit üblicherweise verwendeten Medikamenten behandeln. Unabhängig davon wirken bei allen Formen Anxiolytika, auch beim katatonen Stupor.

29 Suizidalität

Patienten und Angehörige reagieren zum Teil sehr sensibel auf die verschiedenen zur Verfügung stehenden Begriffe: Suizid, Selbstmord, Selbsttötung oder Freitod.

Häufigkeit: Die Lebenszeitprävalenz von Suizidversuchen in der Allgemeinbevölkerung beträgt zwei Prozent. Die Suizidrate in der Schweiz beträgt 20 pro 100 000 Einwohner. 15 Prozent der Patienten mit schweren Depressionen sterben an Suizid. Die Suizidrate bei Schizophrenien beträgt 10 Prozent, bei Abhängigkeitserkrankungen 5 bis 10 Prozent.

Suizidversuche sind häufiger bei Frauen, Suizide dreimal so häufig bei Männern. Die Häufigkeit von Suizidversuchen zu Suiziden beträgt 10 bis 15 zu 1.

Einschätzung von und Umgang mit Suizidalität

Mehrere Untersuchungen haben ergeben, dass etwa 90 Prozent der Menschen, die sich suizidiert haben, an einer psychiatrischen Erkrankung litten, bei 50 bis 70 Prozent der Suizide fand sich eine Depression. 80 Prozent der an Suizid verstorbenen Personen waren in den letzten Monaten in ärztlicher Behandlung. Die Erkennung depressiver Symptome und die Befragung bezüglich suizidaler Gedanken durch den Arzt haben also große Bedeutung für die Prävention von Suiziden. Gleiches gilt für die Behandlung von Depressionen. Aus diesen Gründen wird die entsprechende Schulung von Ärzten, insbesondere von Allgemeinpraktikern, immer wichtiger.

Verschiedene Suizidgedanken: Suizidalität gehört zur Depression wie Fieber zur Lungenentzündung. Depressive Patienten haben in aller Regel irgendeine Art von Suizidgedanken. Viele Ärzte trauen sich nicht, mit ihren Patienten darüber zu sprechen. Das ist sicher falsch. Die meisten Patienten sind froh, wenn man sie auf Suizidgedanken anspricht und ihnen erklärt, ob sie gefährliche oder nicht gefährliche Suizidgedanken haben. Auch für die Angehörigen ist es sehr wichtig, die verschiedenen Suizidgedanken zu kennen und zu wissen, wie man sie erfragt und beurteilt.

Den meisten Menschen sind die so genannten «intellektuellen» Suizidgedanken gut bekannt, meist aus der Pubertät und den darauf folgenden Jahren. Dabei geht es um ganz allgemeine Gedanken bezüglich Sinn des Lebens, philosophisch oder religiös getönte Gedanken über Selbstbestimmung durch Suizid, wie etwa: «Wenn man sich schon nicht aussuchen kann, ob man geboren wird, so soll man wenigstens wählen dürfen, wann man stirbt». Solche Gedanken haben mit depressiver Suizidalität nichts zu tun und sind in der Regel nicht gefährlich. Gleiches gilt für die «Hintertürchen»-Suizidalität, die sich folgendermaßen formulieren lässt: «Wenn alles nichts nützt, wenn es nicht mehr weitergeht, kann ich mich immer noch verabschieden.»

Typisch für leichte Depressionen ist weniger eine Todessehnsucht als ein Lebensüberdruss, eine Lebensunlust, der Wunsch, nicht mehr da zu sein, «wenn ich morgens nur nicht aufwachen müsste».

Gefährlicher sind Gedanken, die sich immer und immer wieder im Kreis um den Suizid drehen, ohne dass der Patient dieses Gedankenkreisen beenden kann (suizidales Grübeln).

Noch gefährlicher sind suizidale Zwangsgedanken, also sich gegen den Willen des Patienten ihm aufdrängende Selbstmordgedanken, gegen die er sich nur mit viel Kraft zur Wehr setzen kann. Ganz bedrohlich sind bedrängende Suizidaufforderungen, die in Form eigener Gedanken, der so genannten inneren Stimme, oder als von außen kommende Stimmen auftreten können.

Am gefährlichsten sind Suizidimpulse, ein rasch und stark aufbrechender Suiziddrang, dem der Patient sich gar nicht widersetzen kann. Hier ist auch kein verlässliches Antisuizid-Versprechen möglich, weil sich der Patient gar nicht daran halten kann.

Nach 35 Jahren psychiatrischer Tätigkeit halte ich das so genannte «Antisuizid-Versprechen» ohnehin nicht für sehr geeignet, Suizide zu verhindern. Auf mich wirkt es schrecklich besserwisserisch. Patienten, die einen Suizid oder Suizidversuch begehen, handeln in aller Regel in äußerster Verzweiflung. Sie wollen nicht sterben, aber sie können nicht so weiterleben!

Wenn dann der meistens gesunde Therapeut oder Arzt dem Patienten intensiv in die Augen schaut und belehrend sagt: «Aber Sie versprechen mir doch, dass Sie sich bis zur nächsten Konsultation (in drei Wochen) nichts antun», so dreht sich mir der Magen um. Drastischer kann man gar nicht demonstrieren, dass man ungeeignet ist, um solche Patienten zu behandeln. Durch dieses Fehlverhalten des Arztes muss sich der Patient noch besonders in der Meinung bestärkt fühlen, dass ihm niemand helfen kann!

Viel besser ist es, wenn ich dem Patienten sage, dass es furchtbar schwer für ihn sein muss, in diesem quälenden Zustand weiterzuleben. Es ist wichtig, dass ich dem Patienten sage, dass ich es gut verstehen kann, dass er an Selbstmord denkt, dass ich aber hoffe, dass er genügend Kraft findet, am Leben zu bleiben!

Bei meiner Arbeit mit sehr lange und sehr schwer kranken Patienten erlebe ich immer wieder, wie mich angesichts der großen Qual und oft schon jahrelang bestehenden Aussichtslosigkeit Bewunderung für meine Patienten erfüllt, dass sie so tapfer sind und dass sie so großes Leid ertragen!

Manchmal ist es aber auch nötig, einen Patienten sehr direkt mit einem für ihn zunächst unangenehmen Sachverhalt zu konfrontieren. Ein Beispiel: Ich behandle eine Patientin, die seit vielen Jahren an einer sehr schweren und wirklich therapieresistenten Depression leidet. Bisher haben wir nur geringfügige und kurze Besserungen erzielen können. Von Zeit zu Zeit kommt diese Patientin in ziemlich aggressiver Stimmung in meine Sprechstunde und sagt mir, dass sie jetzt alle Medikamente absetzen wolle, weil sie sich umbringen wolle. Dieses Gespräch haben wir schon viele Male geführt, und ich habe ihr neulich gesagt, dass ich nicht glaube, dass sie sich umbringen «wolle», sonst würde sie das nicht mit mir besprechen. Sie weiß ja ganz genau, dass ich dagegen bin, dass sie sich suizidiert. Ich habe ihr dann gesagt, dass ich glaube, dass sie über den Suizid mit mir spreche, weil sie wisse, dass ich sie davon überzeugen werde weiterzuleben und dass das ihr eigentlicher Wunsch sei. Zunächst war die Patientin verblüfft, dann hat sie mir zugestimmt. Ihre Aggressivität war verflogen. Sie war erleichtert, mir und vor allem sich selbst gegenüber zugeben zu können, dass sie trotz ihrer schweren Krankheit leben will!

Kriterien zur Beurteilung der Suizidgefahr

Es gibt vier Gruppen von Merkmalen, die zur Beurteilung der Suizidgefahr herangezogen werden können: allgemeine Risikofaktoren, Merkmale aus der Familien- und Eigenanamnese, Kriterien für den Schweregrad der Depression und die Kontaktverminderung.

Allgemeine Risikofaktoren: Suizide sind dreimal häufiger bei Männern, obwohl Suizidversuche dreimal häufiger von Frauen begangen werden. Suizide sind besonders häufig nach dem 45. Lebensjahr und kommen besonders bei allein stehenden Personen vor.

Protestanten begehen häufiger Suizid als Katholiken (andere Dunkelziffer?). Veränderungen des beruflichen Status in negativer oder auch positiver Weise sind häufig bei der Nachuntersuchung von Suiziden gefunden worden.

Merkmale aus Familien- und Eigenanamnese: Suizide in der Familie und Suizidversuche in der eigenen Vorgeschichte deuten auf ein erhöhtes Suizidrisiko hin. Missbrauch von Alkohol und Drogen ist mit erhöhter Suizidgefahr verknüpft. Gleiches gilt für vor kurzem erlittene Verluste.

Kriterien für den Schweregrad der Depression: je schwerer die Depression, umso größer die Suizidgefahr. Symptome, die auf eine erhöhte Suizidalität hinweisen können, sind Angst, Agitiertheit, Aggressivität, Wahnideen und Einengung des Denkens.

Kontaktverminderung: Am wichtigsten für die Beurteilung einer aktuell drohenden Suizidgefahr ist die Kontaktverminderung. Soziale Rückzugstendenzen können von Angehörigen und Therapeuten bemerkt werden. Besonders gefährlich ist bei religiösen Menschen das Erlebnis, nicht mehr richtig beten zu können. Der Patient kann keinen Kontakt zu Gott herstellen, fühlt sich abgewiesen oder sogar verstoßen, was die Suizidgefahr noch verstärkt.

Umgang mit suizidalen Patienten in der Praxis

Suizidale Patienten muss man als Arzt oder Therapeut häufiger einbestellen als andere, am besten zweimal in der Woche. Bei gefährlicher Suizidalität sehe ich die Patienten täglich. Dabei geht es nicht um lange Gespräche, sondern um einen kurzen mitmenschlichen Kontakt, meistens nicht länger als eine Viertelstunde. Aufgrund des veränderten Zeiterlebens können so schwer Kranke sich nicht vorstellen, in einer Woche wiederzukommen, sie können nur von Tag zu Tag leben/überleben.

Sehr hilfreich ist der Einbezug der Angehörigen als Kotherapeuten. Das können Partner, Eltern oder auch halbwüchsige Kinder sein. Die Angehörigen können in folgender Weise helfen: Erfragen und Besprechen von Suizidgedanken, Kontaktaufnahme zum Therapeuten bei Bedarf und Kontrolle der Tabletteneinnahme.

In einer Suizidkrise gilt es, zwei Dinge zu tun: hüten und dämpfen! Den akut suizidgefährdeten Patienten muss man ins Bett bringen und bei ihm sitzen, bis er mit den dämpfenden Medikamenten einschlafen kann. Das können Benzodiazepine oder Neuroleptika sein, zum Beispiel Rohypnol oder Nozinan. Natürlich sollte dieses Prozedere mit den Angehörigen vorbesprochen werden. Sind keine Angehörigen vorhanden, muss man mit dem Patienten selbst besprechen, was er tun muss, wenn ihn die Suizidgedanken «überschwemmen». Häufig kann der Patient ja in einer solchen Situation den Therapeuten nicht mehr anrufen, weil ihm die dringend benötigte Kontaktaufnahme nicht mehr möglich ist. Trotzdem ist es wichtig, dass der Therapeut möglichst immer erreichbar ist für den Patienten. Der Patient sollte auf einem Zettel die Telefonnummern des Therapeuten oder eines Vertreters bei sich tragen und einen zweiten Zettel am Telefon ankleben. Es ist oft erstaunlich, wie viel man mit einem Telefongespräch erreichen kann.

Für den Fall, dass ein Telefongespräch nicht möglich ist, bekommt der Patient von mir einen Zettel, auf dem genau steht, was er in welcher Reihenfolge in einer Suizidkrise machen muss!

Wann soll man hospitalisieren? Diese Frage ist schwer zu beantworten. Die Entscheidung ist nicht nur vom Zustand des Patienten abhängig, sondern auch vom Vorhandensein und von der Belastbarkeit von Angehörigen. Natürlich gibt es Zustände von anhaltender gefährlicher Suizidalität mit ausgesprochenen Selbstaggressionstendenzen, bei denen sich eine Hospitalisierung nicht vermeiden lässt. Diese Zustände sind aber recht selten. Auch im Wachsaal unter Aufsicht gibt es keine absolute Sicherheit, denn Suizidimpulse können ganz plötzlich «aufbrechen» und jede Kontrolle unmöglich machen.

Eine gute Lösung zur Krisen-Überbrückung bieten Krisen-Interventions-Zentren an. Die Aufnahme erfolgt niederschwellig, und die Aufenthaltsdauer beträgt nur wenige Tage.

Beihilfe zum Selbstmord: Bei der zunehmenden Diskussion um das Thema Sterbehilfe möchte ich darauf hinweisen, dass es sehr wichtig ist abzuklären, ob wirklich keine begleitende Depression vorliegt und der Todeswunsch eigentlich als depressive Suizidalität beurteilt werden muss. Gerade bei alten Menschen ist die depressive Symptomatik häufig weniger dramatisch und drückt sich oft eher in somatischen Symptomen aus (Woggon, 2001).

Welche Psychopharmaka provozieren Suizide?

Hartnäckig hält sich die Fehlmeinung, dass bei Besserung des Antriebs vor der Stimmungsaufhellung eine erhöhte Suizidgefahr besteht.

Die Frage, ob aktivierende Antidepressiva häufiger zu Suiziden führen als nicht aktivierende oder sedierende Substanzen, ist von großer praktischer Bedeutung. Viele Ärzte «wissen», dass aktivierende Antidepressiva Suizide provozieren, und verschreiben deshalb prinzipiell keine solchen Präparate, sobald ein depressiver Patient suizidale Gedanken hat, oder kombinieren sie mit beruhigenden Medikamenten, wie zum Beispiel Neuroleptika. Das hat insbesondere für schwer gehemmte depressive Patienten zur Folge, dass ihnen eine subjektiv unter Umständen sehr positive aktivierende Wirkung vorenthalten wird. Außerdem kann gerade am Arbeitsplatz eine zusätzliche medikamentöse Sedierung unangenehme/folgenschwere Konsequenzen haben.

Der Gedanke, dass aktivierende Antidepressiva Suizide provozieren können, basiert auf der folgenden falschen Vorstellung: Die aktivierende Wirkung entwickelt sich vor der eigentlichen antidepressiven Wirkung, und damit bekommt der gehemmt depressive Patient, dem vorher die Energie zur Ausführung eines Suizides fehlte, nun neue Aktivität, die ihm eine Suizidhandlung ermöglicht.

Eine genaue Durchsicht der diesbezüglichen Literatur und der Präparate-Unterlagen von Antidepressiva herstellenden Firmen hat ergeben, dass es unter der Behandlung mit nicht sedierenden oder aktivierenden Antidepressiva nicht zu einer Vermehrung von Suizidversuchen oder Suiziden kommt.

Üblicherweise werden Psycho-Stimulanzien wie Amphetamin oder Ritalin nicht als Antidepressiva bezeichnet, sie werden aber bei depressiven Patienten mit somatischen Erkrankungen, bei geriatrischen depressiven Patienten und bei therapieresistenten Depressionen eingesetzt.

Patienten sind unter Stimulanzien eher in der Lage, etwas zu unternehmen, dadurch tritt die Suizidgefahr zurück. Sie kann aber bei abklingender Stimulanzien-Wirkung zurückkommen. Das ist insbesondere gefährlich bei Patienten, bei denen die Stimulanzien-Wirkung nicht langsam abklingt, sondern plötzlich «abbricht». Dies muss genau mit den Patienten besprochen werden!

Auf Grund theoretischer Überlegungen wird angenommen, dass spezifische Serotonin-Wiederaufnahmehemmer besonders wirksam gegen Suizidalität sein sollten. Diese berechtigte Annahme kann noch nicht als bestätigt gelten.

Alle Antidepressiva, insbesondere Serotonin-Wiederaufnahmehemmer, können bei Behandlungsbeginn kurzfristig die Suizidalität erhöhen. Durch Kombination mit Benzodiazepinen kann man diese Gefahr beheben.

Welche Psychopharmaka sind besonders antisuizidal?

Für die Behandlung der Suizidalität hat sich kein Antidepressivum besonders bewährt. Wegen der subjektiv lindernden Wirkung ist die Kombination mit Benzodiazepinen meistens vorteilhaft.

Persönlich wähle ich nur zur Beherrschung einer akuten Suizidkrise eine sedierende Bedarfsmedikation (in der Regel ein Benzodiazepin, zum Beispiel Flunitrazepam/Rohypnol) oder ein stark sedierendes Neuroleptikum wie zum Beispiel Levomepromazin/Nozinan.

Immer wieder erfolgreich ist die akute antisuizidale Wirkung von Lithium, am besten mit einem Spiegel > 1,0 mmol/l, auch ambulant! Die antisuizidale Wirkung beruht auf der antiaggressiven Wirkung. Sie ist nicht nur bei Patienten mit akuter Suizidgefahr leicht festzustellen, sondern auch nach plötzlichem Absetzen von Lithium. Innerhalb von zehn Tagen kann ein vorher nicht suizidaler Mensch in akute Suizidgefahr geraten!

Man muss also nicht warten, bis die Suizidalität zusammen mit den anderen depressiven Symptomen abklingt, sondern man kann die Suizidalität aktiv behandeln, auch ambulant!

Warum ist assistierte Sterbehilfe bei unheilbaren Depressionen problematisch?

Um zu beurteilen, ob ein Patient an einer unheilbaren Depression leidet, muss man überprüfen, ob der Patient überhaupt richtig, das heißt nach neuestem Wissensstand behandelt worden ist. Wie schwierig diese Beurteilung ist, kann ich auf Grund meiner Erfahrungen berichten. Ich habe eine Spezialsprechstunde für Patienten mit affektiven Störungen. Der größte Teil meiner Patienten kommt wegen einer therapieresistenten (unheilbaren) Depression zu mir. In der Regel sind diese Patienten von mehreren Ärzten, Psychiatern und Psychotherapeuten untersucht und behandelt worden. Sie haben den Patienten als unheilbar beurteilt. Die meisten Patienten sind aber glücklicherweise nicht therapieresistent, sondern wurden nicht nach neuestem Wissensstand behandelt. Daran zeigt sich, dass die meisten Ärzte, Psychiater und Psychotherapeuten nicht in der Lage sind, verlässlich zu beurteilen, ob eine Depression unheilbar ist oder nicht (Woggon, 2001).

Die Mitglieder des 1998 gegründeten Zürcher Qualitätszirkels für Psychopharmakotherapie (ZQP) haben am meisten Erfahrung mit der Behandlung schwerstdepressiver Patienten. Bisher wurde noch nie ein Mitglied des ZQP von einer Sterbehilfeorganisation angefragt, einen ihrer Klienten daraufhin zu beurteilen, ob eine unheilbare Depression vorliegt.

30 Therapieresistenz

Immer dann, wenn der Nichtmediziner von Unheilbarkeit spricht, spricht der Mediziner von Therapieresistenz. Das bedeutet, dass eine Krankheit auf eine nach neuestem Wissensstand durchgeführte Behandlung nicht anspricht. Die Behandlung solcher Patienten ist mein Spezialgebiet. In meine ambulante Sprechstunde kommen überwiegend therapieresistente Patienten, die meistens jahrelange, zum Teil auch jahrzehntelange Odysseen durch viele Therapeutenhände hinter sich haben.

Glücklicherweise sind die meisten Patienten, die wegen Therapieresistenz in meine Sprechstunde kommen, nur scheinbar therapieresistent. Die meisten angeblich therapieresistenten Patienten wurden bisher nicht nach dem neuesten Wissensstand der Psychopharmakotherapie behandelt. Ich weiß, dass es sich furchtbar unsympathisch anhört (oder liest), wenn man die Fehler anderer Therapeuten beschreibt. Aber für den Patienten ist es eben nicht egal, ob er wegen einer falschen Behandlung als «unheilbar» oder therapieresistent beurteilt wird. Es kann ihm einen Teil seines Lebens oder auch sein ganzes Leben verderben. Ich schreibe über die diagnostischen und therapeutischen Fehler nicht, um Kollegen anzuschwärzen oder mich besserwisserisch über sie zu äußern, sondern um uns allen die Möglichkeit zu geben, daraus zu lernen. Verblüffenderweise sind es ja oft recht einfache Dinge, die falsch gemacht werden und die man bei sorgfältiger Lektüre der neueren Fachliteratur als Therapeut selber korrigieren könnte. Und wenn man schon nicht selber lesen will, so sollte man doch wirklich den Mut haben, andere Kollegen beizuziehen, wenn die eigenen therapeutischen Bemühungen fehlschlagen. Auch das ist offenbar schwierig (ich möchte das nicht psychodynamisch interpretieren). Häufig kommen Patienten ohne Wissen oder gegen den ausdrücklichen Willen des behandelnden Therapeuten in meine oder eine ähnliche Sprechstunde, um sich «heimlich» eine Zweitmeinung einzuholen (Goldmann-Posch, 1985).

Eugen Bleuler hat im Vorwort zur ersten Auflage seines Buches «Das autistisch-undiziplinierte Denken in der Medizin und seine Überwindung» (1921) geschrieben: «Natürlich hoffe ich mit meiner Kritik unserer Fehler etwas zu nützen, wenn ich auch weiß, dass man solche Dinge nicht von heute auf morgen gründlich ändern kann, und dass Taten besser wären als Worte. Jedenfalls aber kann es ohne bewusste Unzufriedenheit mit den jetzigen Zuständen nicht besser kommen.»

Seine Worte treffen auf die heutige Situation der vielen angeblich therapieresistenten Patienten leider genau zu!

Die sozialen Folgen/Komplikationen einer scheinbaren oder echten Therapieresistenz sind die gleichen wie jene, die jede schwere psychiatrische Erkrankung haben kann: verminderte Leistungsfähigkeit bis hin zur Invalidität, soziale Isolation oder Ausgrenzung auf Grund von Beziehungsproblemen oder störenden/gefährlichen Verhaltensweisen und Suizid.

Viele Patienten, die meine Sprechstunde aufsuchen, beziehen bereits eine Invalidenrente, obwohl sie noch nie nach neuestem Wissensstand behandelt worden sind. Es findet ja auch keine Überprüfung der Behandlungen nach dem Kriterium statt, ob sie nach neuestem Wissensstand durchgeführt worden sind.

Obwohl etwa 30 Prozent aller Invaliditätsrentenempfänger wegen einer psychischen Erkrankung invalid geworden sind, wird die Güte der Behandlung, oder eben deren Fehlen, nicht als relevant betrachtet!

Hier besteht leider auch ein enormer Interessenskonflikt zwischen Krankenkassen und Invalidenversicherung. Die Kassen sind daran interessiert, dass die Behandlungen möglichst wenig kosten. Deshalb wird man als Arzt auch «gemahnt», wenn man hohe Dosierungen von vorher unwirksamen Medikamenten verwendet.

Noch schlimmer sitzt man in der «Spar-Falle», wenn man ein im eigenen Land nicht registriertes Medikament verschreibt, weil alle anderen nicht geholfen haben!

Unwissen der Ärzte/Therapeuten und Angst der Patienten vor einer medikamentösen Behandlung sind sicher die wichtigsten Gründe für eine so genannte/scheinbare Therapieresistenz. Es gibt aber noch einen anderen wichtigen Grund für das Unterlassen einer wirksamen Behandlung: Das der Behandlung zugrunde liegende Modell gefällt dem/den Therapeuten nicht!

Vor der Abstimmung über die «Verwahrungs-Initiative» am 8. Februar 2004 in der Schweiz konnte man in vielen Zeitungen lesen, dass es um nicht therapierbare Gewalt- und Sexualstraftäter gehe. Es wurde jeweils nicht erwähnt, auf welche Therapien diese Männer nicht angesprochen haben. Aus persönlichen Gesprächen weiß ich jedoch, dass in der Regel keine Psychopharmakotherapie nach neuestem Wissensstand durchgeführt wurde. Obwohl es schon lange bekannt ist, dass Lithium und andere Mood Stabilizer ausgezeichnet gegen Aggressivität wirksam sind, werden diese Medikamente bei den erwähnten Straftätern nicht verwendet. Auch die zusätzlich in vielen Fällen notwendige Verminderung des Sexualtriebes mit Antitestosteron wird höchst selten durchgeführt.

Hinter dieser Ausblendung von vorhandenen Behandlungsmöglichkeiten steht die Ablehnung der Möglichkeit, pharmakologisch zu helfen, wo psychotherapeutische Verfahren versagen. Dabei geht es gar nicht um einen «Schulenstreit», denn man kann beide Therapieformen sehr gut miteinander kombinieren. Statt diese Kombinationsbehandlung durchzuführen, werden die Patienten nach einer einseitigen Behandlung als nicht therapierbar erklärt.

Auch hier möchte ich noch einmal Eugen Bleuler (1921) zitieren: «Irrtümer, nicht Lücken, hindern die Wissenschaft am Fortschreiten. Zu den folgenschwersten Irrtümern gehört, dass man meint, etwas zu wissen, was man nicht weiß ...»

Suizid/Selbstmord ist eine besonders drastische Komplikation einer so genannten oder auch echten Therapieresistenz. Die Ausweglosigkeit nach langen, unwirksamen Behandlungen und die Erschöpfung nach jahrelangem vergeblichem Sich-Wehren gegen die immer stärker werdenden Suizidgedanken treiben viele Patienten in den angeblich selbst gewählten Tod. Dabei wollen diese Menschen gar nicht sterben, sondern sie können auf Grund ihrer Krankheit nicht leben. Ihnen die vorhandenen therapeutischen Möglichkeiten zu verweigern ist eine mir völlig unverständliche Art von unterlassener ärztlicher/therapeutischer Hilfeleistung!

Patienten mit echter Therapieresistenz sind selten. Auch für sie gibt es in der Regel noch nicht ausgeschöpfte Behandlungsmöglichkeiten.

Eine theoretische Darstellung ist weniger anschaulich als Fallbeschreibungen. Deshalb beziehe ich mich in diesem Kapitel auf Beispiele aus «Niemand hilft mir! Behandlungsprotokolle angeblich unheilbarer psychiatrischer Patienten» (Woggon, 1999). Jedes Fallbeispiel in diesem Buch hat einen eigenen Titel, zum Beispiel «Blutige Tränen». So werde ich die Fallbeispiele zitieren: «Blutige Tränen» (Woggon, 1999; S. 199).

Therapieresistenz kann bei jeder Erkrankung vorkommen. Sie kann sich in der Akutbehandlung und in der Langzeitbehandlung entwickeln.

30.1 Gründe für so genannte Therapieresistenz

Die häufigsten Gründe für eine angebliche Therapieresistenz sind: keine Behandlung, keine wirksame Behandlung und die fehlerhafte Durchführung einer eigentlich wirksamen Behandlung. Dahinter stecken oft Diagnose-Fehler, die falsche Vermischung psychoanalytischer Konzepte mit einer symptomgerichteten Psychopharmakotherapie, das falsche «Wissen» über psychodynamische Gründe für psychopathologische Symptome, falsche Schuldzuweisungen und die falsche Meinung, dass ja schon alles versucht worden ist.

Keine Behandlung: Die häufigsten Gründe dafür, dass keine Behandlung durchgeführt wurde, sind folgende: Die psychiatrische Erkrankung wurde nicht erkannt, sie wurde nicht als behandlungsbedürftig erkannt, der Patient hat eine krankheitsbedingte Hoffnungslosigkeit oder ist zu krank für den Arztbesuch. Patienten, die nicht nach neuestem Wissensstand medikamentös behandelt wurden, sind natürlich nicht therapieresistent!

Keine wirksame Behandlung: Häufig werden psychiatrische Erkrankungen falsch diagnostiziert, zum Beispiel wird eine wahnhafte Depression oder eine Zwangsstörung mit einer Schizophrenie verwechselt und dann mit einem Antipsychotikum behandelt, das eigentlich bei einer Depression zumindest in Monotherapie nicht indiziert ist. Die falsche Diagnose als Grund für die falsche Behandlung, die gar nicht wirksam sein kann, ist so häufig, dass ich ein Buch mit dem Titel «Schicksal Fehldiagnose» plane.

Noch viel häufiger sind Behandlungen mit Therapieverfahren, für die nach neuestem Wissensstand kein Wirksamkeitsnachweis vorliegt. Von den sehr zahlreichen verwendeten Behandlungsverfahren liegt nur für wenige Therapien ein Wirksamkeitsnachweis vor. Interessanterweise stelle ich bei der genauen Erhebung der Behandlungsanamnese häufig fest, dass Patienten mit sehr vielen Verfahren behandelt worden sind, nur nicht mit denjenigen Therapien, die erwiesenermaßen gegen ihre Erkrankung wirksam sind oder sein können.

Als Beispiel möchte ich Angsterkrankungen herausgreifen. Die gegen Angsterkrankungen wirksamen Therapien sind Verhaltenstherapie und Psychopharmakotherapie, insbesondere die Kombination von Antidepressiva und Anxiolytika. Die meisten Patienten, die wegen einer angeblich therapieresistenten Angsterkrankung in meine Sprechstunde kommen, haben verschiedene Psychotherapien gehabt, in der Regel aber keine Verhaltenstherapie. Wenn überhaupt Psychopharmaka gegeben wurden, so wurde meistens allein mit Anxiolytika oder mit Antipsychotika behandelt.

Ein besonders groteskes Beispiel für die Anwendung einer «Therapie», deren Wirksamkeit gegen Depressionen nicht nachgewiesen ist, ist «Das Medium mit Facharzttitel» (Woggon, 1999; S. 154).

Eugen Bleuler schreibt dazu 1921: «Unnütze Anwendungen sind aber vor allem für Patient und Arzt und Wissenschaft dadurch schädlich, dass sie am falschen Ort beruhigen, dass sie den Ansporn ertöten und direkt verhindern, zu Heilung, Milderung oder Verhütung Nützliches zu suchen und zu tun, dass sie von der Hauptsache ablenken».

Fehlerhafte Anwendung einer eigentlich wirksamen Behandlung: Ein sehr häufiger Fehler ist die Auswahl des falschen psychotherapeutischen Verfahrens für eine vorhandene Symptomatik. Bei Angsterkrankungen, Zwangssymptomen, Ess-Störungen, Suchterkrankungen und Impulskontrollstörungen werden häufig psychodynamische Behandlungen durchgeführt, obwohl nachgewiesenermaßen Verhaltenstherapien wirksamer gegen diese Erkrankungen sind.

Hier muss ich darauf hinweisen, dass es leider in der Schweiz viel zu wenige Psychotherapeuten und Psychiater gibt, die in Verhaltenstherapie ausgebildet sind. Deshalb ist es sehr schwierig, geeignete Verhaltenstherapeuten zu finden. Das gilt natürlich besonders für schwer kranke Patienten, die seit vielen Jahren an ihrer Symptomatik leiden. Hat man mit viel Geduld und noch mehr Glück endlich eine Verhaltenstherapeutin gefunden, so stellt sich oft nach einigen Sitzungen heraus, dass es sich um eine Ausbildungskandidatin handelt. Auch mit großem Engagement lässt sich Erfahrungsmangel nicht immer ersetzen. Die wenigen Verhaltenstherapeuten, die langjährige Erfahrungen haben, sind nicht in der Lage, den vorhandenen Bedarf zu decken. Hier liegt offenbar eine ausgeprägte Diskrepanz zwischen Bedarf und vorhandenen Möglichkeiten vor!

Oft werden psychotherapeutische Behandlungen auch viel zu früh durchgeführt, das heißt zu einem Zeitpunkt, da es dem Patienten noch viel zu schlecht geht, um überhaupt in einer Psychotherapie mitarbeiten zu können. Ein schizophrener Patient, der viele Stunden am Tag Stimmen halluziniert, ist in der Regel mit einer Gesprächstherapie überfordert.

Bei der Psychopharmakotherapie werden häufig folgende Fehler gemacht: Es wird das falsche Medikament gegeben, es wird zu spät medikamentös behandelt, zu kurz oder zu niedrig dosiert (am häufigsten) oder auch viel zu lange die gleiche unwirksame Dosis verabreicht.

Oft haben die Patienten auch eine schlechte Compliance. Mangelnde Compliance der Patienten kann aber auch eine direkte Auswirkung der mangelnden Kompetenz des behandelnden Arztes sein. Patienten gehen eher auf eine Behandlung ein, wenn sie den Eindruck haben, dass der Arzt gut über die vorgeschlagene Therapie Bescheid weiß.

Es gibt Patienten, die nicht wegen Unkenntnis des Arztes zu niedrige Dosierungen erhalten, sondern weil sie höhere Dosierungen nicht vertragen. Die individuelle Empfindlichkeit bezüglich der Entwicklung von Nebenwirkungen ist ja sehr verschieden (s. Kap. 7.6). Bei solchen Patienten empfiehlt sich die Anwendung neuer, nebenwirkungsarmer Substanzen oder bei Nichtansprechen auf solche Präparate die sehr niedrig dosierte Initialbehandlung mit klassischen Substanzen. Anschließend kann dann bei guter Verträglichkeit eine sehr langsame Dosissteigerung vorgenommen werden. Bei solchen Patienten muss man sich noch mehr als sonst ganz auf die Verträglichkeit konzentrieren.

Keine oder falsche medikamentöse Kombinationen: Durch die Kombination eines nicht wirksamen Medikamentes mit einer oder mehreren anderen Substanzen kann die Wirksamkeit durch pharmakodynamische oder pharmakokinetische Interaktionen verbessert werden. Auch durch die Kombination verschiedener klinischer Wirkungskomponenten kann eine bessere Wirkung für den Patienten erreicht werden. Natürlich kann man durch Kombinationen auch negative Veränderungen auslösen, zum Beispiel eine Erniedrigung des Plasmaspiegels des einen Medikamentes oder eine Summation verschiedener Nebenwirkungen.

Viele Kollegen haben nicht die notwendigen pharmakotherapeutischen Kenntnisse, um eine wirksame Pharmakotherapie durchzuführen. Auch hier besteht eine große Diskrepanz zwischen Bedarf und vorhandenen Kenntnissen!

Falscher Zeitpunkt für die Kombination mit anderen Behandlungen: Heute stehen viele Kombinationsmöglichkeiten von medikamentösen und nicht-medikamentösen Verfahren zur Verfügung. Dabei werden leider oft auch Fehler gemacht, die auf dem schlechten Kenntnisstand der Therapeuten und Ärzte bezüglich verschiedener Behandlungsverfahren beruhen.

«Wählt» man den falschen Zeitpunkt für die Kombination von zwei eigentlich wirksamen Verfahren, so kann eine Verschlechterung bewirkt werden.

In der Diagnose-Falle

Eigentlich sollte die Diagnose für die Akutbehandlung einer psychiatrischen Erkrankung weniger eine Rolle spielen als die vorhandene Symptomatik. Ob eine akute Angst-Symptomatik oder Psychose oder Depression auf einer endogenen Erkrankung oder auf einer Persönlichkeitsstörung oder auf einem Beziehungskonflikt beruht – die Akutbehandlung ist die gleiche. Erst nach einer erfolgreichen Behandlung der psychopathologischen Symptomatik werden kausale Überlegungen für die Langzeitbehandlung wichtig.

Ist ein Patient suizidgefährdet, so gilt es, sein Leben zu retten und nicht seine Mutter-Problematik zu bearbeiten. Dazu ist nach Abklingen der Suizidgefahr immer noch Zeit!

Das Vorgehen ist dasselbe wie in der übrigen Medizin auch. Wenn ein Patient mit einem Herzinfarkt in die Notfallaufnahme kommt, wird dieser behandelt, und erst anschließend werden Ernährungs- und Lebensstil des Patienten untersucht und vielleicht auch verändert.

«Teufelskreis der Katastrophen» (Woggon, 1999; S. 122) zeigt leider sehr anschaulich, wie das therapeutische Vorgehen des Arztes durch die diagnostische Beurteilung geprägt wird. Wie beim berühmten Fall Osheroff (Klerman, 1990) wurde nicht die akute depressive Symptomatik in den Mittelpunkt der Behandlung gestellt, sondern die als Ursache der Depression vermutete Persönlichkeitsstörung. Dadurch war der Patient überfordert, der Psychiater pharmakotherapeutisch zu wenig dezidiert und der Verlauf unnötig protrahiert und wegen der Suizidversuche gefährlich. Ich habe selbst in jüngeren Jahren einen ähnlichen Fall erlebt «Die hysterische Krankenschwester» (Woggon, 1999; S. 104). Damals saß ich selbst in der Diagnose-Falle. Glücklicherweise hat mich Herr Professor Klaus Ernst daraus befreit und mir den richtigen therapeutischen Weg für meine Patientin gezeigt.

Oft wird auch ein Krankheitssymptom fälschlicherweise als persönlichkeitsbedingtes Verhalten interpretiert. Ein Beispiel dafür ist «Die Frau, die immer jammert» (Woggon, 1999; S. 116). Bei dieser Patientin wurde ein quälender Jammerzwang als infantiles Jammern interpretiert. Die Patientin wurde als «Verhaltenstherapie» isoliert, was sie als schwere Bestrafung empfunden hat.

Gerade bei seltenen Symptomen kann es sehr schwierig sein zu entscheiden, ob es sich wirklich um ein Krankheitssymptom oder um ein persönlichkeitsbedingtes Verhalten handelt. Da kann nur langjährige Erfahrung helfen, die aber nicht jeder Arzt/Therapeut haben kann. Hilfreich kann eine Supervision bei einem erfahrenen Kollegen sein. In schwierigen Fällen empfiehlt es sich, den Patienten gemeinsam «live» zu untersuchen.

Viele Probleme entstehen durch die falsche Vermischung verschiedener diagnostischer und therapeutischer Konzepte. Die moderne deskriptive Krankheitsdiagnostik und psychoanalytische Konzepte passen oft nicht zusammen. Man sollte nicht von beiden Konzepten je eine kleine Prise nehmen und ein Mischkonzept daraus machen. Als Beispiel möchte ich die Diagnose Borderline herausgreifen.

Es werden mir viele Borderline-Patienten wegen Therapieresistenz zugewiesen. Zunächst mache ich auch bei diesen Patienten eine ganz genaue psychopathologische Untersuchung. Dabei zeigt sich meistens eine Kombination oder sehr rasche Fluktuation von verschiedenen Symptomen, zum Beispiel depressive und/oder manische Symptome, Ängste, psychotische Symptome, Körperfühlstörungen, destruktive Tendenzen mit Selbstverletzungen und starker Suizidalität. Bei den meisten Patienten handelt es sich um eine Schizoaffektive monopolare oder bipolare Erkrankung mit Rapid Cycling.

Die Erhebung der Behandlungsanamnese ergibt meistens eine Kombination von Psychopharmaka und Psychotherapie. Dabei werden beide Behandlungsverfahren in der Regel nicht konsequent nebeneinander durchgeführt, sondern beide werden niedrig dosiert miteinander vermengt. Beispielsweise werden Suizidäußerungen nicht konsequent pharmakologisch behandelt, weil die Patientin ja eine Borderline-Störung hat. Das ist natürlich falsch! Das psychoanalytische Therapiekonzept wird durch eine gleichzeitig durchgeführte, ganz auf die psychopathologische Symptomatik ausgerichtete Psychopharmakotherapie nicht gefährdet, sondern kann besser durchgeführt werden. Manchmal hilft es, wenn Psychotherapie und Psychopharmakotherapie von zwei verschiedenen Therapeuten durchgeführt werden.

Eine andere häufige Schwierigkeit ergibt sich bei Sucht-Patienten daraus, dass nicht erkannt wird, dass die Sucht keine eigenständige Erkrankung darstellt, sondern eine Komplikation der eigentlichen Grundkrankheit ist, zum Beispiel Alkoholismus in Folge einer Angsterkrankung.

In der Psychodynamik-Falle

Eine Patientin, die ich in meinem ersten Jahr an der Klinik Burghölzli in Zürich kennen lernte, hatte die Diagnose «Depression bei chronischem Ehekonflikt». Die Patientin und ihr Mann konnten das nicht verstehen, sie hatten ihrer Meinung nach eine gute Beziehung. Aber der behandelnde Psychiater blieb fest bei seiner Meinung. Ich sprach mit der Patientin und ihrem Mann und las die Krankengeschichte sorgfältig und konnte die Diagnose auch nicht verstehen. Es gab keinen Anhaltspunkt für einen Ehekonflikt. Der andere Psychiater sagte mir: «Der Ehekonflikt ist den beiden Partnern nicht bewusst, und deshalb ist die Frau krank geworden.» Die Patientin reagierte begreiflicherweise gekränkt auf die dauernden bohrenden Fragen nach ihrer Ehe. Sie fühlte sich unverstanden und nicht ernst genommen.

Ich war sehr beeindruckt davon, dass der andere Psychiater so viel mehr über die Ehe der Patientin wusste als sie selbst und ihr Ehemann. Nachdem die Patientin aus der Depression herausgekommen war (mit Elektroschockbehandlung), zeigte sich dann aber, dass tatsächlich gar kein Ehekonflikt vorhanden war.

An diese Patientin habe ich gerade neulich gedacht, weil mir zwei wirklich therapieresistente Patienten mit schweren Depressionen von ähnlichen Erlebnissen erzählt haben. Der eine hat berichtet, dass er sich von seiner Frau habe scheiden lassen, weil sein Psychiater die Depression auf die dominierende Persönlichkeit der Ehefrau zurückgeführt habe. Bei der anderen Patientin beobachtete der Klinikpsychiater, dass es ihr besser ging, während ihr Mann mit den Kindern im Ausland in den Ferien war. Seither ist er fest davon überzeugt, dass die von schwerer impulsiver Suizidalität geprägte Depression der Patientin deshalb nicht erfolgreich behandelt werden kann, weil diese einen Ehekonflikt hat. Ich kenne die Patientin und ihren Mann schon länger und weiß, dass sie trotz der schweren Erkrankung der Patientin eine sehr herzliche und belastbare Beziehung miteinander haben.

Eigentlich wäre es ja kein Problem, dass der Kollege die Ehesituation falsch einschätzt, aber er hat daraus gefährliche therapeutische Konsequenzen gezogen. In seinen Gesprächen mit der Patientin spricht er immer wieder davon, dass vielleicht eine Trennung vom Ehemann entlastend wäre. Dadurch wird die Patientin immer wieder verunsichert, ob sie die bisher als so unterstützend erlebte Beziehung zu ihrem Mann nicht falsch eingeschätzt hat.

Außerdem hat der Kollege die Dosierung der Psychopharmaka reduziert, denn seiner Meinung nach würden diese nicht helfen, wenn ein Ehekonflikt Ursache der Depression sei. Die Suizidalität hat er dahingehend interpretiert, dass die Patientin mit ihren Suizdversuchen ihre Umwelt manipulieren wolle.

Aber selbst wenn ein Beziehungskonflikt besteht, kann man nie sagen, ob er Ursache oder Folge der Erkrankung ist. Und für die Behandlung ist das auch ganz egal, denn während einer schweren psychiatrischen Erkrankung können Beziehungsprobleme gar nicht aufgearbeitet werden.

In der Schuld-Falle

In «Eine Krankheit, die nur zerstört» (Woggon, 1999; S. 41) schildert die Mutter einer Patientin, wie sie vom behandelnden Psychiater darauf hingewiesen wurde, dass ihre Tochter Mühe habe, sich von ihr zu lösen. Die Mutter hat das so aufgefasst, dass sie an der Krankheit ihrer Tochter schuld ist.

Eltern, insbesondere Mütter, sind oft nach Meinung von Therapeuten und Ärzten schuld an der Erkrankung ihrer Kinder. Statt das kranke Kind effizient zu behandeln, wird dann an der angeblich gestörten Mutter-Kind-Beziehung «herumgebastelt». Viele Patienten haben deshalb die Beziehung zu ihrer Mutter abgebrochen. Dadurch haben sich die krankheitsbedingten Probleme nicht verbessert, aber es wurde ein neues «therapeutisches Feld» geschaffen, denn jetzt müssen ja die Schuldgefühle bearbeitet werden, die durch die Trennung von der Mutter entstanden sind.

Vielleicht wäre es nicht nur für Patienten und Mütter nützlich, sondern auch für Therapeuten, den ausgezeichneten Artikel der Psychoanalytikerin Christa Rohde-Dachser «Abschied von der Schuld der Mütter» (1989) zu lesen.

In der «alles schon versucht»-Falle

Vor einigen Monaten hat mir eine befreundete Psychotherapeutin einen seit langen Jahren unter einer therapieresistenten Depression leidenden Patienten gebracht. Meine Vorschläge zur Veränderung der Psychopharmakotherapie wurden vom behandelnden Psychiater mit der Begründung abgelehnt, dass schon alles versucht worden sei. So habe ich dann die Psychopharmakotherapie vorübergehend selbst übernommen. Nach einigen erfolglosen Versuchen haben wir die richtige Mischung gefunden, und ich konnte die Weiterführung der Psychopharmakotherapie an den Hausarzt übergeben. Leider habe ich vom vorbehandelnden Psychiater auf meinen Abschlussbericht keine Antwort bekommen.

Man hat mir schon viele Patienten überwiesen, weil bei ihnen schon alles versucht wurde und nichts geholfen hat. Glücklicherweise gibt es immer wieder neue Psychopharmaka, die noch nicht versucht werden konnten, weil es sie noch gar nicht gab. Hinzu kommt, dass sehr wenige Kollegen wirklich das ganze breite Repertoire der heute zur Verfügung stehenden Psychopharmaka überblicken.

30.2 Gründe für echte Therapieresistenz

Echte Therapieresistenz ist selten, in der Regel findet man die Gründe nicht heraus. Bei einigen Fällen handelt es sich um angeborene Variationen von für den Metabolismus wichtigen Enzymsystemen, zum Beispiel des P-450-Systems der Leber. Die zur Verfügung stehenden diagnostischen Möglichkeiten werden noch nicht genügend genützt. Wahrscheinlich spielen noch nicht bekannte Stoffwechselvarianten eine größere Rolle, als bisher angenommen wurde.

30.3 Erhebung der Behandlungsanamnese

In meiner Spezialsprechstunde sehe ich sehr viele Patienten, bei denen schon «alles» versucht wurde. Bei der Aufnahme der Behandlungsanamnese verwende ich eine Liste mit den in der Schweiz im Handel befindlichen Medikamenten, die üblicherweise gegen die vorliegende Symptomatik eingesetzt werden, also zum Beispiel Antipsychotika, Anxiolytika, Antidepressiva oder Mood Stabilizer. Ich lasse den Patienten alle schon ausprobierten Substanzen mit einem Highlighter farbig markieren. Es zeigt sich dann meistens, dass nur wenige möglicherweise wirksame Substanzen gegeben worden sind und dass «alles» sich auf lauter andere, eigentlich nicht indizierte Psychopharmaka bezieht.

Bei solchen Patienten hat die Erhebung der Behandlungsanamnese häufig einen ausgesprochen positiven therapeutischen Effekt. Die von mir neu verordnete Substanz wird dann in der gleichen Liste markiert, am besten mit einer anderen Farbe. Später bei notwendiger Umstellung wird diese Liste weiter vervollständigt.

Es ist nicht nur wichtig, die schon versuchten Medikamente zu erfassen, sondern auch die Behandlungsdauer und die Maximaldosis. Häufig stellt sich heraus, dass die Substanzen zu kurz oder zu niedrig dosiert eingenommen wurden. Wenn irgend möglich, sollten die Gründe dafür herausgefunden werden. Manchmal liegt es an Nebenwirkungen, manchmal gibt es aber gar keine logische Begründung. Am eindrücklichsten diesbezüglich war die Behandlungsanamnese einer Patientin, die so ziemlich alle erhältlichen Antidepressiva eingenommen hatte. Die Tagesdosis betrug jeweils die kleinstdosierte zur Verfügung stehende Tablette.

30.4 Behandlungsmöglichkeiten

Behandelt man Patienten nach dem neuesten Wissensstand, so lässt sich der Anteil so genannter therapieresistenter Patienten entscheidend verringern. Auch wenn nach den heute gültigen Kriterien tatsächlich Therapieresistenz vorliegt, gibt es noch eine ganze Reihe von Behandlungsmöglichkeiten. Dabei werden medikamentöse und nicht-medikamentöse Therapieverfahren miteinander kombiniert. Im Mittelpunkt der Behandlung steht die detaillierte Information und Beratung der Patienten. Mit einem intensiven Therapie-Ansatz gelingt es in der Regel, auch vorher therapieresistente Patienten erfolgreich zu behandeln.

Bei Nichtansprechen auf die bisher verordneten Behandlungen empfehlen sich ganz generell folgende Strategien: Substanzwechsel, Dosisoptimierung, medikamentöse Kombinationen sowie Kombination verschiedener medikamentöser und nicht-medikamentöser Therapien.

Substanzwechsel: Strategie der Wahl bei Behandlungsbeginn.

Theoretisch bietet ein Substanzwechsel eine größere Chance für einen Behandlungserfolg, wenn man auf eine Substanz mit unterschiedlichem biochemischen Wirkungsmechanismus umstellt.

Um das zu entscheiden, muss man genau abklären, warum das bisher eingenommene Präparat nicht gewirkt hat. Vielleicht wurde es zu niedrig dosiert, vielleicht konnte es wegen Nebenwirkungen nicht höher dosiert werden. Wurde gar keine Wirkung beobachtet oder eine Partialresponse? In einem solchen Fall wäre der Wechsel auf ein Medikament mit dem gleichen Wirkungsmechanismus günstig, das vielleicht besser vertragen wird und deshalb höher dosiert werden kann.

Dosisoptimierung: Bei der Dosisoptimierung muss man zwei Varianten unterscheiden:
1. Patienten, die wegen individuell zu hoher Anfangsdosierung schnell Nebenwirkungen entwickelt haben und deshalb keine wirksame Dosis einnehmen konnten (s. Kap. 7.6). Hier empfiehlt sich das sehr langsame Auftitrieren mit ganz kleinen Dosissteigerungen, am besten in flüssiger Form.
2. Patienten, die auf die Standarddosierung der Psychopharmaka nicht ansprechen und erst bei Hochdosierung eine Wirkung zeigen.

Kombinationen: Bei den Kombinationsverfahren kann man vier verschiedene Strategien unterscheiden: Kombinationen von Medikamenten mit verschiedenen klinischen Wirkungskomponenten, mit verschiedenen pharmakologischen Wirkungsmechanismen, mit pharmakodynamischen Interaktionen und mit pharmakokinetischen Interaktionen.

Therapieresistenz auf verschiedene Psychopharmaka: Um unnötige Überschneidungen zu vermeiden, werde ich nicht (wie üblich) die Behandlungsmöglichkeiten bei der Therapieresistenz verschiedener Krankheitsbilder beschreiben, sondern die Therapieresistenz auf verschiedene Psychopharmaka. Zum Beispiel gelten alle Ausführungen zur Therapieresistenten Depression auch für andere Krankheitsbilder, die mit Antidepressiva behandelt werden, wie Angsterkrankungen, Zwangsstörungen, Ess-Störungen, substanzbezogene und nicht-substanzbezogene Suchtformen, Depressionen bei Manisch-Depressivem Kranksein, Rezidivierende Depressionen, Depressionen bei Schizophrenie, Depressionen bei Schizoaffektiven Psychosen (monopolar und bipolar), Depressionen bei so genannter Borderline-Störung und funktionelle körperliche Beschwerden.

An Stelle dieser vielen Kapitel kann ich ein Kapitel schreiben: Therapieresistenz auf Antidepressiva.

Gleiches gilt für andere Substanzen, zum Beispiel Antipsychotika, die ja bei allen Psychosen eingesetzt werden, nicht nur bei Schizophrenien, Manien und wahnhaften Depressionen, sondern auch bei so genannter Borderline-Störung und bei organisch bedingten Psychosen.

Leitsatz für die Behandlung bei Therapieresistenz: Winston Churchill, der selbst an einer manisch-depressiven Erkrankung litt, hat für seine militärische Arbeit ein Motto aufgestellt, das sich gut für die Behandlung bei Therapieresistenz eignet: «Never, never, never give in!»

31 Antidepressiva-Resistenz

Das ist sicher die für die ambulant tätigen Kollegen wichtigste Form der Therapieresistenz. Das ergibt sich schon daraus, dass das Anwendungsgebiet der Antidepressiva sehr viel größer ist als dasjenige jeder anderen Psychopharmakagruppe.

Das gleichzeitige Vorhandensein einer affektiven Erkrankung und einer somatischen Krankheit ist nicht nur deshalb ungünstig, weil die Patienten durch die depressive Symptomatik in ihrer «Kampfkraft» nachlassen, sondern es gibt auch immunologische Veränderungen bei lang anhaltenden Depressionen, die die Prognose somatischer Prozesse verschlechtern.

Dann gibt es aber auch somatische Symptome, die allein durch die Depression hervorgerufen werden, zum Beispiel erhöhter Blutdruck bei Angstsymptomatik oder erhöhter Blutzucker bei Depression.

31.1 Ungünstige Faktoren

Es gibt Faktoren, die in verschiedenen Untersuchungen als negative Prädiktoren für das Ansprechen auf Antidepressiva ermittelt worden sind. Die Reproduzierbarkeit der Ergebnisse ist aber nicht so gut, dass diese Faktoren wirklich als verlässliche Prädiktoren bezeichnet werden können. Das Vorhandensein ungünstiger Faktoren ist kein Grund zur therapeutischen Resignation, sondern zum besonderen Engagement! Je schwieriger eine therapeutische Situation sich gestaltet, umso mehr müssen sich alle Beteiligten anstrengen, einen Behandlungserfolg zu erzielen, nicht nur der Patient! Entsprechend dem in Kapitel 30.4 beschriebenen Leitsatz für die Behandlung bei Therapieresistenz sind ungünstige Faktoren kein Anlass aufzugeben, sondern mit allen zur Verfügung stehenden Mitteln gegen die Krankheit anzukämpfen!

Als prognostisch ungünstige Faktoren bei Depressionen gelten so genannte prämorbide neurotische Persönlichkeitszüge, eine größere Anzahl schon erlebter Depressionen, stärkere familiäre Belastung mit Monopolaren Depressionen und das Vorhandensein so genannter life events vor und nach Ausbruch der Krankheitsphase.

Die aufgezählten Merkmale sind natürlich nicht unabhängig voneinander, es gibt mehrfache Verknüpfungen zwischen den verschiedenen Faktoren. Beispelsweise ist die Anzahl der bisherigen Krankheitsphasen nicht unabhängig vom Alter. Mit zunehmendem Alter und zunehmender Phasenzahl kann es zu einem stärker ausgeprägten Schweregrad der Depressionen kommen. Bei schwereren Depressionen kommen häufiger Wahnsymptome vor, und die Wahrscheinlichkeit nimmt zu, dass eine endogene Depression diagnostiziert wird. Es ist bisher auch mit komplizierten statistischen Verfahren nicht gelungen, diese Verknüpfungen zu gewichten und die komplexen Zusammenhänge zwischen eigentlich so einfach wirkenden Merkmalen für die Prognose herauszuarbeiten. Häufig ist das einzelne Merkmal gar nicht so wichtig, es ist aber mit anderen Faktoren verknüpft, die die Behandlung beeinflussen können. Zum Beispiel nimmt die Wahrscheinlichkeit für das gleichzeitige Vorliegen somatischer Erkrankungen mit dem Alter zu, dadurch ist ein größeres Risiko für Interaktionen und Nebenwirkungen gegeben, wodurch die Behandlungsprognose verschlechtert werden kann.

Alter: Das Alter für sich allein genommen erlaubt keine Vorhersage für das Ansprechen auf Antidepressiva. Es steht aber, wie schon aus den oben erwähnten Beispielen hervorgeht, im Zentrum verschiedener Merkmalszusammenhänge. Mit dem Alter nimmt die Wahrscheinlichkeit für das Vorhandensein möglicher ungünstiger Faktoren zu: längere Krankheitsdauer, häufigere Phasen, längere Phasen, stärker ausgeprägter Schweregrad, Wahnsymptomatik, Suizidalität, Komorbidität mit somatischen Erkrankungen und damit risikoreichere Behandlung.

Geschlecht: Die prognostische Bedeutung des Geschlechts ist umstritten. Frauen weisen wahrscheinlich eine bessere Compliance auf, halten sich also besser an die Vorschläge und Verordnungen des Arztes. Bei Männern können stärkere Aggressionstendenzen und dadurch eine gefährlichere Suizidalität vorliegen.

Oft höre ich, dass Männer und Frauen unterschiedliche Dosierungen benötigen, weil Männer größer und häufig auch schwerer sind. Es gibt aber keine Korrelation zwischen der wirksamen Dosis einerseits und Geschlecht, Körpergröße und Gewicht andererseits.

Soziale Faktoren spielen vor allem indirekt über die Compliance eine Rolle. Damit ist nicht nur die Compliance der Patienten gemeint. Ärzte engagieren sich manchmal stärker in der Behandlung eines Akademikers, vielleicht bedingt durch die gemeinsame Sprache oder eine bessere Identifikationsmöglichkeit mit einem Menschen aus der gleichen sozialen «Welt».

Persönlich habe ich manchmal den Eindruck, dass ich Akademikern und insbesondere Ärzten weniger ausführliche Erklärungen gebe, bei ihnen mehr voraussetze, vielleicht durch die Befürchtung bedingt, Bekanntes und damit Uninteressantes zu sagen.

Wirkungsverlust: Es gibt Patienten, bei denen nach kürzerer oder längerer Zeit das eingenommene Medikament seine Wirkung verliert. Diese Patientengruppe lässt sich mindestens in zwei Untergruppen aufteilen: Patienten, bei denen sich tatsächlich eine Gewöhnung an die antidepressive Wirkung entwickelt (selten!). Bei der zweiten Gruppe (viel häufiger) handelt es sich um sehr starke Stimmungsschwankungen, die mit einem Antidepressivum allein nicht erfolgreich behandelt werden können. In diesen Fällen muss man einen Mood Stabilizer hinzufügen, also Lithium oder ein anderes Prophylaktikum.

Plasmaspiegel: Plasmaspiegeluntersuchungen können helfen, um eine mangelhafte Resorption oder metabolische Besonderheiten nachzuweisen, zum Beispiel einen sehr schnellen Abbau (ultrarapid metabolism) des Antidepressivums.

31.2 Behandlungsmöglichkeiten

Es ist wichtig, mit dem Patienten genau zu besprechen, aus welchem Grund vorher durchgeführte Behandlungen abgebrochen werden mussten: Unwirksamkeit oder Unverträglichkeit?

31.2.1 Substanzwechsel

Je näher am Behandlungsbeginn, umso eher wird man moderne, das heißt in der Regel nebenwirkungsärmere Substanzen bevorzugen.

Für die Behandlung von Patienten, die Angst vor sexuellen Nebenwirkungen haben, eignen sich Moclobemid/Aurorix und Bupropion/Zyban besonders gut.

Wurden schon mehrere moderne Antidepressiva ausprobiert, lohnt sich der Wechsel auf ein Trizyklikum.

Man sollte bei den Überlegungen zum Substanzwechsel klassische MAO-Hemmer nicht vergessen, allerdings erst im späteren Behandlungsverlauf. Wegen der Diät und der vielen möglichen Medikamenten-Interaktionen braucht es von Arzt und Patient mehr Kenntnisse und Sorgfalt bei der Anwendung dieser Substanzen. Sie wirken oft aber gerade bei Patienten, die auf andere Antidepressiva resistent sind, sehr gut und haben auch ein anderes Nebenwirkungsprofil. Sehr schwer kranke Patienten können mit dem Einkaufen für die zunächst kompliziert wirkende Diät überfordert sein. Dann ist es hilfreich, einen Angehörigen oder Freund für diese Aufgabe zu gewinnen, damit «unverträgliche» Nahrungsmittel gar nicht in den Vorräten des Patienten vorhanden sind.

31.2.2 Dosisoptimierung

Sehr vorsichtiges Aufdosieren

Dieses Vorgehen muss ich sehr häufig wählen, weil vorzeitige Behandlungsabbrüche wegen Nebenwirkungen sehr oft der Grund für eine so genannte Therapieresistenz sind (s. Kap. 7.6).

Der Behandlungsbeginn mit einer sehr niedrigen Dosis bedeutet nicht, dass der Patient auch auf eine niedrige Dosis ansprechen wird. Viele Patienten brauchen später sehr hohe Dosen, um eine volle Wirksamkeit zu erreichen.

Nebenwirkungen versus Krankheitssymptome: Oft sind die berichteten Nebenwirkungen immer die gleichen, unabhängig vom eingenommenen Präparat. Dabei handelt es sich oft gar nicht um Nebenwirkungen des entsprechenden Medikamentes, sondern um Krankheitssymptome oder Angst vor Nebenwirkungen.

Um das zu beurteilen, sind detaillierte pharmakologische Kenntnisse sehr nützlich. In jedem Fall lohnt sich ein langsames Auftitrieren der Dosis. Ich komme mir dabei manchmal wie eine Kräuterhexe vor, wenn ich dem Patienten aufschreibe, wann er wieder einen Tropfen mehr nehmen darf.

Hochdosierung

Bei der Hochdosierung von Antidepressiva handelt es sich um ein bewährtes Verfahren, das schon seit vielen Jahren praktiziert wird (Amsterdam und Berwish, 1989; Guze et al., 1987; Quitkin, 1985; Raskin, 1974; Schuckit und Feighner, 1972).

Aus praktischen Gründen hat sich folgende Definition der Hochdosierung gut bewährt: Jede Dosis, die höher ist als die in der Roten Liste oder im Arzneimittel-Kompendium des jeweiligen Landes angegebene Maximaldosis.

Immer wieder werde ich von Kollegen gefragt, ob denn das Überschreiten der im Arzneimittel-Kompendium der Schweiz (Morant, 2004) angegebenen Maximaldosis erlaubt ist. Das ist ganz klar der Fall!

Die im Kompendium gemachten Dosierungsangaben sind Empfehlungen der jeweiligen Pharma-Firmen. Sie haben sich in den klinischen Studien beim geprüften Kollektiv im Durchschnitt als wirksam erwiesen. Bei Überschreiten der angegebenen Maximaldosierung ist nach den Untersuchungsergebnissen entweder keine Wirksamkeitssteigerung zu erwarten, oder die Toxizität nimmt zu. Die Angaben in den Fachinformationen werden von einem Begutachterkollegium der Arzneimittel-Behörde Swissmed überprüft. Sie sind ein integrativer Bestandteil der Registrierung.

In der Schweiz haftet für eine sorgfältige medizinische Untersuchung und Behandlung die Ärztin/der Arzt und bestimmt auch selbst, was dies im Einzelfall bedeutet. Das heißt, dass die individuelle Dosierung vom behandelnden Arzt festgelegt wird!

Dabei kann auch bewusst unter Berücksichtigung der nötigen Vorsichtsmaßnahmen die empfohlene Höchstdosierung überschritten werden. Die in den Fachinformationen gemachten Angaben sind also nicht in diesem Sinne juristisch verbindlich, dass nicht im Einzelfall unter einer Risiko-Nutzen-Abwägung von ihnen abgewichen werden könnte (Ruppanner und Lagler, 1998).

Wie schon in Kapitel 4.3 beschrieben, ist die beim einzelnen Patienten wirksame Dosis eines Medikamentes nicht immer identisch mit der in den Prüfungen einer Substanz ermittelten wirksamen Dosis.

Bei der Hochdosierung von Antidepressiva lassen sich zwei verschiedene Formen unterscheiden:

1. Hochdosierung zum Erreichen üblicher therapeutischer Plasmaspiegel
2. Hochdosierung mit Überschreiten üblicher therapeutischer Plasmaspiegel.

Hochdosierung zum Erreichen üblicher therapeutischer Plasmaspiegel

Bei Trizyklischen Antidepressiva (TCA) sind Plasmaspiegel unter 100 ng/ml meistens unwirksam, der optimale Bereich liegt zwischen 100 und 250 ng/ml, viele Patienten brauchen aber 400 ng/ml, um eine therapeutische Wirkung zu erfahren.

Ich versuche jeweils bei vorheriger Unwirksamkeit eines Trizyklikums einen Plasmaspiegel von mindestens 300 ng/ml zu erreichen.

Bei den neuen Antidepressiva sind die Zahlen noch weniger sicher. Eigentlich weiß man nicht, wie hoch ein «wirksamer» Plasmaspiegel ist. Die meisten Laboratorien geben den Plasmaspiegel bei der niedrigsten wirksamen Tagesdosis an, zum Beispiel 20 oder 40 mg Seropram oder Fluctine.

In Kapitel 17.3, Tabelle 6 (Seite 76) sind übliche Plasmaspiegel von Antidepressiva angegeben.

Hochdosierung mit Überschreiten üblicher Plasmaspiegel

Es gibt Patienten, bei denen man nach erfolgter Besserung und bei guter Verträglichkeit feststellt, dass der Plasmaspiegel höher ist als der übliche therapeutische Spiegel, zum Beispiel bei einem trizyklischen Antidepressivum mehr als 400 ng/ml. Nach Dosisreduktion stellt sich eine Verschlechterung ein, die anzeigt, dass dieser Patient einen sehr hohen Plasmaspiegel braucht, um wirksam behandelt zu werden (Schatzberg et al., 1997).

Bei einzelnen Patienten sind manchmal aber auch Trizyklika-Spiegel notwendig, die eigentlich als toxisch gelten, also über 1000 ng/ml liegen. Natürlich muss man bei so hohen Spiegeln ein Präparat zufügen, das die Krampfschwelle erhöht. Außerdem sind EKG-Kontrollen nötig.

Als ich vor 35 Jahren anfing, in der Psychiatrie zu arbeiten, konnte man noch keine Plasmaspiegel von Antidepressiva bestimmen. Wir haben damals allein nach Ausprägung von Nebenwirkungen und Wirkung dosieren müssen.

Schaukeltherapie: Bei anhaltend schwer depressiven Patienten haben wir die «Schaukeltherapie» durchgeführt. Dabei wurde das verordnete Antidepressivum immer höher dosiert, bis sich eine prädelirante Symptomatik entwickelte. Dann wurde die hohe Dosis des TCA abrupt abgesetzt und bei ausbleibender Besserung nach einigen Tagen wieder fortgesetzt. Falls nach drei Durchgängen keine Besserung eintrat, wurde das Medikament ausgewechselt. Diese aus heutiger Sicht «heroisch» anmutende Therapie hat immer wieder bei einzelnen Patienten einen guten Behandlungserfolg bewirkt.

Die Schaukeltherapie beruhte auf zwei klinischen Beobachtungen:

1. Patienten, die in suizidaler Absicht hohe Dosen von TCA eingenommen hatten, wurden delirant, und anschließend ging es ihnen oft verblüffend gut.
2. Patienten, die von sich aus hohe Tagesdosen von TCA, etwa 300 mg/Tag, abrupt abgesetzt hatten, zeigten manchmal eine nur wenige Tage oder aber auch einige Wochen anhaltende Besserung.

Heute brauchen wir nicht mehr so «heroisch» zu behandeln! Wir können auch ohne Prädelir oder Delir auskommen!

Bei guter Verträglichkeit wird die Dosis immer weiter gesteigert, bis die Wirkung eintritt. Wie hoch der Plasmaspiegel dann wirklich sein muss, damit das Antidepressivum wirkt, weiß man nicht. Dafür gibt es bisher auch keine Richtzahlen.

Zur Veranschaulichung möchte ich einige hohe Plasmaspiegel von Serotonin-Wiederaufnahmehemmern anführen, die wir bei meinen Patienten gemessen haben.

Bei Citalopram/Seropram wurden zum Beispiel Plasmaspiegel von 1316 ng/ml (bei 240 mg Tagesdosis) und 1562 ng/ml (bei 280 mg Tagesdosis) gemessen. Eine andere Patientin mit 320 mg Tagesdosis hatte einen nur etwa halb so hohen Spiegel (722 ng/ml).

Bei Fluoxetin/Fluctine wurden Plasmaspiegel von 1231 ng/ml (bei 80 mg Tagesdosis) und 1880 ng/ml (bei 160 mg Tagesdosis) gemessen. Eine Patientin mit einer Tagesdosis von 200 mg hatte dagegen einen Plasmaspiegel von 880 ng/ml.

Bei Fluvoxamin/Floxyfral wurden Plasmaspiegel von 1267 ng/ml (bei 400 mg Tagesdosis) und 1034 ng/ml (bei 2000 mg Tagesdosis) gemessen.

In der Regel nehmen die Patienten, die ich mit so hohen Dosierungen behandle, gleichzeitig noch eine Kombination von Medikamenten ein, die augmentierend auf Antidepressiva wirken. In der Regel handelt es sich um die Kombination von Lithium, Schilddrüsenhormon und Stimulans.

Es ist verblüffend, dass es bei sehr hohen Plasmaspiegeln immer wieder gelingt, eine vorher jahrelang therapieresistente Depression deutlich zu bessern und/oder bis zur völligen Symptomfreiheit wegzubringen.

Manche Patienten bauen das Antidepressivum so schnell ab, dass 12 Stunden nach der letzten Einnahme ein sehr niedriger Plasmaspiegel vorliegt. Wegen der Nebenwirkungen, die wenige Stunden nach der Einnahme auftreten, lässt sich aber annehmen, dass dann ein höherer Plasmaspiegel vorhanden ist. Das kann man durch über den Tag verteilte Plasmaspiegel-Bestimmungen nachweisen. Dann wird die Tagesdosis auf mehrere Gaben verteilt, sodass der Spiegel nicht mehr so tief absinken kann. Dadurch kann dann eine Besserung erzielt werden.

Natürlich ist auch die Hochdosierung mit Überschreiten üblicher Plasmaspiegel keine «Wunder-Behandlung», sie wirkt nicht bei jedem Patienten. Aber die Erfolgsquote liegt erstaunlich hoch! Etwa 40 bis 60 Prozent der so behandelten Patienten zeigen zumindest eine deutliche Besserung!

Interessanterweise ist die Verträglichkeit so hoher Spiegel oft sehr gut, und zwar bei Patienten aller Altersstufen. Natürlich beginnt man bei Kindern und Jugendlichen oder bei Alterspatienten mit kleineren Dosierungen von Antidepressiva, in der Regel mit einem Drittel der Testdosis. Die wirksame Dosis ist aber von derjenigen bei Patienten im mittleren Alter nicht verschieden und kann sehr hoch liegen.

Natürlich braucht es im Unterschied zur Hochdosierung zum Erreichen üblicher Plasmaspiegel bei dieser Behandlung sehr viel klinische Erfahrung, gute pharmakologische Kenntnisse und eine sehr enge Zusammenarbeit mit dem Patienten und wenn möglich mit seinen Angehörigen und dem Hausarzt.

31.2.3 Kombinationen

Man kann alle möglichen Substanzen miteinander kombinieren, um bei Therapieresistenz eine Besserung zu erreichen.

Am häufigsten bewähren sich vier verschiedene Grundprinzipien:

1. Kombinationen von Substanzen mit verschiedenen klinischen Wirkungskomponenten
2. Kombinationen von Substanzen mit verschiedenen Wirkungsmechanismen
3. Kombinationen von Substanzen mit pharmakodynamischen Interaktionen
4. Kombinationen von Substanzen mit pharmakokinetischen Interaktionen.

Kombination von Medikamenten mit verschiedenen klinischen Wirkungskomponenten

Aktivierende und sedierende Antidepressiva: Am häufigsten wird diese Kombination dann gewählt, wenn bei vorhandenen Schlafstörungen der Patient tagsüber sehr müde/antriebsarm ist. Es gibt auch Patienten, die gleichzeitig über innere Unruhe und Energiemangel klagen, «als ob man gleichzeitig auf Gaspedal und Bremse treten würde».

Antidepressiva und Benzodiazepine: Benzodiazepine sind bei leichten Depressionen antidepressiv wirksam. Sie haben gegenüber Antidepressiva den großen Vorteil, dass die Patienten subjektiv eine angenehme Wirkung wahrnehmen. Dafür ist vor allem ihre angstlösende und muskelrelaxierende Wirkungskomponente entscheidend. Die anxiolytische Wirkungskomponente ist günstig bei Ängsten und Zwängen, aber auch bei wahnhaften Depressionen mit Angst.

Bei sexuellen Nebenwirkungen oder bei primären sexuellen Ängsten kann die anxiolytische Wirkung der Benzodiazepine hilfreich sein. Gleiches gilt für Tremor.

Die muskelrelaxierende Wirkung ist vor allem bei Schmerzen sehr vorteilhaft, aber auch bei durch Angst bedingten Verkrampfungen und bei neurologischen Erkrankungen mit erhöhtem Muskeltonus oder bei durch manche Antidepressiva (z. B. SSRI) erhöhtem Muskeltonus.

Bei höheren Dosierungen von Trizyklischen Antidepressiva (> 150 mg pro Tag) sind Benzodiazepine zur Vermeidung epileptischer Anfälle günstig, weil sie die Krampfschwelle erhöhen.

Es gibt Patienten, die nach Behandlungsbeginn mit einem Antidepressivum eine Verstärkung ihrer vorbestehenden Angst oder das Neuauftreten von Angst erleben, manchmal begleitet von vermehrter Suizidalität. Bei solchen Patienten gebe ich das Anxiolytikum schon vor dem Antidepressivum, um die geschilderte Reaktion zu vermeiden.

Bei vielen Patienten kombiniere ich von Anfang an das Antidepressivum mit einem Benzodiazepin, weil die Patienten Angst vor dem Antidepressivum haben. So können eine vermehrte Anspannung und übertriebene Selbstbeobachtung vermieden werden.

Die sedierende Wirkung der Benzodiazepine ist positiv bei agitierten Depressionen, Schlafstörungen und Manisch-depressiven Mischzuständen. Sind Patienten vor einem Fressanfall eher unruhig und beginnen deshalb zu essen, kann eine zeitlich möglichst genau abgestimmte Benzodiazepin-Gabe hilfreich sein.

Benzodiazepine, insbesondere Hypnotika wie Rohypnol, eignen sich gut als Krisenintervention bei plötzlich aufschießender starker Suizidalität. Man muss allerdings vorher ausschließen, dass es sich um Patienten handelt, bei denen die Suizidalität durch Benzodiazepine verstärkt wird (glücklicherweise selten!).

Auch bei plötzlicher Aggressivität sind Hypnotika wie Rohypnol als Krisenmedikation geeignet. Es handelt sich hier um einen medikamentösen Ersatz des berühmten «Holzhammers».

Antidepressiva und Stimulanzien: Es gibt Hinweise darauf, dass insbesondere Ritalin nicht nur wegen seiner aktivierenden Wirkungskomponente nützlich ist, sondern auch wegen einer möglichen Plasmaspiegelerhöhung von Antidepressiva.

Die Hauptindikation für die Zugabe eines Stimulans zu einem Antidepressivum ist das Ausbleiben der Wirkung auf die Antriebsarmut trotz Stimmungsaufhellung. Das ist vor allem bei sehr lang gestreckten Depressionen der Fall. Bei dieser Verlaufsform ist häufig schon lange vor der Verstimmung und auch lange nach deren Abklingen ein deutliches Antriebsdefizit vorhanden. Ich vergleiche das immer mit einem Eisberg: Aus dem Wasser schaut ein kleiner Zipfel heraus, der der depressiven Verstimmung entspricht. Unter Wasser ist eine große, breite Masse, die die Antriebsverminderung darstellt.

Die Antriebslosigkeit kann verhindern, dass motivierte Patienten zusätzlich zum Antidepressivum Schlafentzüge machen. Dann kann die gezielte Einnahme eines Stimulans sehr hilfreich sein.

Bei Zwängen kann manchmal die depressive Antriebsarmut verhindern, dass der Patient genügend Energie aufwenden kann, um gegen die Zwänge anzukämpfen.

Manchmal kommt es zur Auslösung von Fressanfällen durch verstärkte Antriebsarmut oder plötzlichen Appetit. Hier kann die zeitgerechte Einnahme eines Stimulans/Appetitzüglers helfen.

Bei sexuellen Schwierigkeiten oder Nebenwirkungen kann ein Stimulans die Libido verbessern: zum Beispiel Einnahme von 10 mg Ritalin 60 Minuten «vor der Tat». Bei funktionellen Störungen kann 30 Minuten «vor der Tat» noch ein Phosphodiesterasehemmer wie Viagra eingenommen werden (s. Kap. 24.1).

Bei Gewichtszunahme kann die Appetitzügler-Wirkung von Ritalin und Dexamin ausgenützt werden.

Konzentrations- und Gedächtnisstörungen können gut auf Stimulanzien ansprechen.

Antidepressiva und Neuroleptika: Neuroleptika werden heute eigentlich fast nur noch bei wahnhaften Depressionen dem Antidepressivum beigefügt. Es gibt aber immer noch Kollegen, die sie an Stelle sedierender Antidepressiva bei Schlafstörungen anwenden. Leider werden immer noch Neuroleptika gegen Angst und Zwänge verordnet. Das sollte eine Ausnahme sein!

Nützliche Kombination bei Manisch-depressiven Mischzuständen oder bei Schizoaffektiven Psychosen.

Bei Rapid Cycling kann eine dauerhafte Kombination von Neuroleptikum und Antidepressivum sinnvoll sein, bis die Prophylaxe/Prophylaxen wirken.

Die Augmentierung von SSRI durch die beiden atypischen Neuroleptika Risperdal und Zyprexa beruht wahrscheinlich auf Effekten auf das serotonerge und noradenerge Neurotransmitter-System (5-HT2A- bzw. Alpha-2-Rezeptoren). Risperdal wirkt in niedriger Dosierung überwiegend als 5-HT2A-Antagonist. Auch Olanzapin/Zyprexa blockiert 5-HT2-Rezeptoren.

Kombination von Substanzen mit verschiedenen Wirkungsmechanismen

Serotonin-Wiederaufnahmehemmer und Noradrenalin-Wiederaufnahmehemmer: SSRI mit Efexor und Trizyklika, aber auch mit Maprotilin/Ludiomil, Reboxetin/Edronax und Bupropion/Zyban

Serotonin- und Noradrenalin-Wiederaufnahmehemmer mit Substanzen, die die serotonerge und noradrenerge Übertragung verstärken: Dafür eignen sich besonders Remeron und Tolvon. Am beliebtesten ist die Kombination von Efexor mit Remeron.

Antidepressiva, die die Serotoninkonzentration erhöhen, mit einem Antidepressivum, das präsynaptische somatodendritische 5-HT1A-Rezeptoren blockiert: Diese gleich von Behandlungsbeginn an vorgeschlagene Kombination soll zu einem schnelleren Wirkungseintritt führen. Buspiron/Buspar (5 bis 50 mg/Tag) oder Pindolol/Visken (2,5 bis 5 mg/Tag) werden verwendet. Beschrieben für Fluoxetin/Fluctine, Fluvoxamin/Floxyfral, Paroxetin/Deroxat, Trazodon/Trittico, Tranylcypromin/Jatrosom N. Studienergebnisse sind widersprüchlich.

Kombination von anderen Antidepressiva mit Trazodon/Trittico: Zugabe von Trazodon/Trittico zu einem anderen Antidepressivum. Trittico ist mit allen anderen Antidepressiva kombinierbar, sogar mit klassischen MAO-Hemmern.

Trizyklische Antidepressiva und Monoaminooxydasehemmer: Zuerst wird das TCA gegeben, anschließend der klassische MAO-Hemmer. Beide Substanzen sollen einschleichend dosiert werden. Es werden keine hohen Dosierungen angestrebt, zum Beispiel bis 150 mg Amitriptylin/Tryptizol/Saroten plus bis 20 mg Tranylcypromin/Jatrosom N. Am meisten Erfahrungen liegen mit den TCA Amitriptylin und Trimipramin/Surmontil vor.

Kombination von Substanzen mit pharmakodynamischen Wechselwirkungen

Die Wirkungsmechanismen des einen Medikamentes verstärken oder vermindern die Wirkung, die durch die Wirkungsmechanismen des anderen Medikamentes ausgelöst wird.

Antidepressiva und Lithium: Etwa 14 Tage nach Zugabe von Lithium zu einem vorher nicht wirksamen Antidepressivum wird bei 50 Prozent der Patienten eine gute Besserung erzielt. Wird häufig bei Partialresponse angewendet, kann aber ebenso bei völlig ausbleibender Wirkung des Antidepressivums helfen.

Antidepressiva und Schilddrüsenhormon: Bei Zugabe von 12,5 bis 25 µg/Tag T3 oder 50 bis 200 µg/Tag T4 werden 25 Prozent der Nonresponder zu Respondern. Die Dauer ist verschieden. Bei T3 wird der Effekt schon nach ein bis vier Wochen deutlich, bei T4 erst nach vier bis acht Wochen. Ich arbeite am liebsten mit Novothyral, das T3 und T4 enthält.

Kombination von Substanzen mit pharmakokinetischen Wechselwirkungen

Die Wirkung eines Medikamentes verändert die Pharmakokinetik eines anderen, wodurch dessen effektive Konzentration an seinem Wirkort (seinen Wirkorten) verändert wird. Bei dieser Form der Interaktion kommt es zu Blutspiegelveränderungen.

Es lässt sich im individuellen Fall weder voraussehen, ob die theoretisch mögliche pharmakokinetische Interaktion überhaupt eine Plasmaspiegelveränderung bewirkt, noch welches Ausmaß sie haben wird. Diese «Unberechenbarkeit» ist mir persönlich unangenehm, denn es könnte ja zu einer starken Spiegelzunahme kommen, wie beim bekannten Beispiel Leponex plus Floxyfral.

TCA oder SSRI plus Aurorix: Moclobemid ist ein Hemmer von 2C19. Gibt man es zu einem Substrat von 2C19 dazu, so steigt dessen Plasmaspiegel: TCA und Seropram.

Valproat/Depakine: Depakine hemmt CYP 3A4. Folgende Antidepressiva sind Substrate von CYP 3A4: TCA, Tolvon, Seropram, Zoloft, Efexor.

Nozinan und Haldol: Beide sind Hemmer von CYP 2D6. Substrate von CYP 2D6 sind folgende Antidepressiva: Fluctine, Floxyfral, Deroxat, Seropram, TCA, Tolvon, Trittico, Efexor.

TCA und SSRI: TCA sind Substrate von 3A4, 2D6, 2C19.
Hemmer von 3A4 sind Fluctine, Floxyfral und Tolvon. Hemmer von 2D6 sind Fluctine und Deroxat. Hemmer von 2C19 sind Fluctine und Floxyfral.

Hochdosierte Monotherapie vor Kombinationstherapie?

Bei Behandlungsbeginn mit Antidepressiva sollte bei Nonresponse ein Präparatwechsel vorgenommen werden.

Spätestens beim zweiten Antidepressivum sollte eine Hochdosierung zum Erreichen üblicher Spiegel durchgeführt werden.

Bei ausbleibender Wirkung trotz üblicher Spiegel sind Kombinationen ohne pharmakokinetische Interaktionen indiziert.

Kombinationen stehen lassen und Hochdosierung mit Überschreiten üblicher Spiegel hinzufügen.

Kombinationen mit pharmakokinetischen Interaktionen kommen erst als letzte Wahl zur Anwendung wegen ihrer «Unberechenbarkeit» (meine persönliche Meinung).

Elektrokrampftherapie

Auch bei wirklich therapieresistenten Depressionen, die auf keine noch so ausgefeilte Psychopharmakotherapie angesprochen haben, beträgt die Ansprechrate auf EKT mindestens 60 Prozent.

In unserer Klinik führen wir in der Regel EKT nur bei Therapieresistenz gegenüber Psychopharmaka durch. In letzter Zeit häufen sich Anmeldungen von Patienten, die gar nicht nach neuestem Wissensstand medikamentös behandelt wurden, also die Kriterien für Therapieresistenz nicht erfüllen.

32 Anxiolytika-Resistenz

Die meisten Patienten, die angeblich auf ein Anxiolytikum resistent sind, brauchen zusätzlich ein Antidepressivum. Bei Angsterkrankungen helfen Anxiolytika zwar im Angstanfall, aber verhindern nicht, dass sich Angst neu bildet. Durch Kombination von Anxiolytikum und Antidepressivum sind Angsterkrankungen am besten zu behandeln. Eigentlich sind alle Antidepressiva gut geeignet. Besonders gute Erfahrungen liegen mit klassischen MAO-Hemmern vor.

Ist ein Patient tatsächlich gegen ein Anxiolytikum resistent, so hat man am häufigsten Erfolg mit dem Wechsel des Anxiolytikums. Anxiolytika sind untereinander verschieden und wirken nicht bei allen Patienten gleich. Es gibt zum Beispiel Patienten, die auf Xanax weniger gut ansprechen als auf Temesta, obwohl es theoretisch umgekehrt sein sollte.

Bei schwer zu behandelnder Angst halte ich mich an die Erfahrungen der amerikanischen Kollegen mit hohen Benzodiazepindosen, zum Beispiel Tagesdosen von bis zu 12 mg Xanax.

Bei manchen Patienten ist auch bei nicht psychotischer Angst die Kombination mit Antipsychotika hilfreich, die eine bessere Distanz zur Angst schaffen können als Anxiolytika. Die Zugabe eines Neuroleptikums sollte man aber nur vornehmen, wenn keine andere Möglichkeit mehr zur Verfügung steht. Es ist nämlich oft sehr schwierig, das Antipsychotikum wieder abzusetzen, weil dann plötzlich mehr Gefühle wahrgenommen werden, was eigentlich therapeutisch erwünscht, aber für den Patienten sehr schwierig und beängstigend sein kann. Die vorher erwünschte gegen Angst abschirmende Wirkung des Neuroleptikums wird dann als dauerhafte «Gefühlsdrosselung» zu einem therapeutischen Problem.

Bei Panikanfällen kann die Kombination mit einem Hypnotikum zur Krisenintervention nützlich sein, zum Beispiel Rohypnol.

33 Hypnotika-Resistenz

Die Kombination mit anderen sedierend oder schlafanstoßend wirkenden Substanzen kann nützlich sein: Antidepressiva, Mood Stabilizer oder auch Neuroleptika. Als Clozapin/Leponex noch nicht auf dem Markt war, haben wir 5 mg enthaltende Tabletten erfolgreich als Schlafmittel-Ersatz gegeben.

Heute werden überwiegend Benzodiazepine als Hypnotika angewendet. Bei Resistenz sollte man an die alten Barbiturate denken.

34 Stimulanzien-Resistenz

Die zur Verfügung stehenden Stimulanzien haben keine Kreuztoleranz miteinander. Ist eine Gewöhnung an den aktivierenden Effekt eines Stimulans entstanden, kann man auf eine andere Substanz umstellen. Entwickelt sich wieder eine Toleranz, so kann man nach einiger Zeit wieder auf das zuerst gegebene Stimulans zurückgreifen.

Es ist extrem selten, dass ein Patient gegen Amphetamin, Ritalin, Pemolin und Modasomil resistent ist. Ist das wirklich auch bei hohen Dosierungen der Fall, kann man sich durch die Kombination mit und von aktivierenden Antidepressiva helfen, vor allem Reboxetin/Edronax, Bupropion/Zyban, Dibenzepin/Noveril, Nortriptylin/Nortrilen, Lofepramin/Gamonil und Tranylcypromin/Jatrosom N (klassischer MAO-Hemmer).

35 Antipsychotika-Resistenz

Der häufigste Grund für eine so genannte Therapieresistenz auf Neuroleptika ist die Fehldiagnose einer Psychose. Antipsychotika helfen gegen psychotische Symptome. Sind keine vorhanden, kann sich nur eine eventuell vorhandene sedierende Komponente auswirken, oder es können Nebenwirkungen auftreten.

Schlimm ist die Auswirkung der neuroleptisch bedingten emotionalen Indifferenz. Der Patient, der wegen einer Antipsychotika-Resistenz in meine Sprechstunde kommt, sitzt dann «abgelöscht» vor mir. Die durch die unwirksame Antipsychotika-Behandlung hervorgerufene «Abstumpfung» sieht genauso aus wie das bei Schizophrenien häufige Symptom «Affektarmut». Es braucht eine sehr genaue psychopathologische Exploration, um die medikamentös bedinge Abstumpfung und die krankheitsbedingte Affektarmut voneinander abzugrenzen. Häufig hilft die Befragung eines nahen Angehörigen. Manchmal kann man aber auch erst nach Absetzen des eigentlich nicht indizierten Antipsychotikums sehen, ob sich die Abstumpfung zurückbildet.

Die Reliabilität der Diagnose Schizophrenie ist sehr schlecht. Etwa 30 Prozent der Schizophrenen sind nicht schizophren!

Pro Monat werden mir etwa zwei Patienten wegen therapieresistenter Schizophrenie überwiesen, die nicht resistent gegen Neuroleptika sind, sondern weder an einer Schizophrenie noch an einer anderen Psychose leiden.

Das langsame Absetzen des nicht wirksamen Neuroleptikums führt meistens schon zu einer deutlichen Besserung des Zustandes. Behandelt man dann mit den richtigen Psychopharmaka, so haben diese vorher unheilbaren Patienten eine genauso gute Chance, symptomfrei zu werden, wie alle anderen auch.

Leider gibt es wenige Erfahrungen mit Neuroleptika-Plasmaspiegeln. Bei Clozapin/Leponex wissen wir, dass die Anzahl der Responder bei Spiegeln über 300 ng/ml zunimmt.

Entsprechend den Ausführungen in Kapitel 7.6 sollten Plasmaspiegelbestimmungen bei den über CYP 2D6 abgebauten Neuroleptika genauso nützlich sein wie bei den über das gleiche Enzymsystem abgebauten Antidepressiva.

Bei den chemisch recht verschiedenen Substanzgruppen, die antipsychotisch wirksam sind, kann man durch Substanzwechsel und auch durch Kombinationen gute Erfolge erzielen. Die Überlegungen folgen denjenigen bei Antidepressiva-Resistenz.

Die praktischen Erfahrungen mit Medikamenten-Kombinationen sind weniger vielfältig als bei der Behandlung mit Antidepressiva, weil die Fachwelt lange Zeit darauf fixiert war, dass die antipsychotische Wirksamkeit nur auf die Blockade der Dopamin-2-Rezeptoren zurückzuführen ist. Durch die Entwicklung der so genannten atypischen Neuroleptika hat sich gezeigt, dass auch noch andere Wirkungsmechanismen wichtig sind.

Eine anhaltende Resistenz auf Neuroleptika entwickelt sich am häufigsten bei chronischen Schizophrenien mit so genannter Minussymptomatik. Bei solchen Patienten kann die Kombination mit Antidepressiva helfen, vor allem mit aktivierenden Substanzen.

Theoretisch sollte die Kombination mit dopamin-agonistisch wirksamen Substanzen helfen, zum Beispiel Stimulanzien. Wegen der Gefahr der Verschlechterung einer bestehenden Psychose habe ich das noch nie gemacht. Ich weiche immer auf aktivierende Antidepressiva aus.

Das neu eingeführte Aripiprazol/Abilify ist viel versprechend bezüglich Wirksamkeit gegen Minussymptome. Es liegen aber noch nicht genügend Erfahrungen vor, um zu beurteilen, ob die Substanz die theoretisch begründeten Hoffnungen in der praktischen Anwendung auch erfüllen wird.

Auch bei Resistenz auf Neuroleptika kann die Kombination mit Lithium augmentierend wirken.

36 Stimmungsstabilisatoren-Resistenz

Manie

Rapid-Loading mit Valproat: 30 mg/kg/Tag bis zwei Tage, anschließend Reduktion auf 20 mg/kg/Tag. Wegen Nebenwirkungen (Enzephalopathie) nur bei sehr guter Betreuung möglich. Da es keine Korrelation zwischen Körpergewicht und Dosis gibt, geht es hier schlicht um eine Hochdosierung.

Normalerweise ermittelt man die nötige Dosissteigerung bei Patienten, die man kennt, dadurch, dass man die ohnehin schon als Prophylaxe installierte Behandlung mit dem gleichen Mood Stabilizer durch tägliche Dosiserhöhung verstärkt.

Da Valproat/Depakine bei vielen Patienten besonders rasch und ausgeprägt antimanisch wirkt, eignet es sich auch bei Patienten zur akuten Maniebehandlung, die auf einen anderen Stimmungsstabilisator eingestellt sind. Ich steigere dann die Tagesdosis von Depakine in der Regel um täglich 150 bis 250 mg, bis eine befriedigende Wirkung erzielt wird.

Bei starker Manie-Ausprägung ist oft die Kombination eines oder mehrerer Mood Stabilizer mit einem Neuroleptikum nötig. Stark sedierende Antipsychotika sind am ehesten zu empfehlen. Möglichst keine klassischen Neuroleptika verwenden, da Patienten mit affektiven Erkrankungen häufiger und früher ausgeprägte Spätdyskinesien entwickeln als schizophrene Patienten. Ich selbst verwende Clozapin/Leponex, auch ambulant.

Rapid Cycling

Wie bei Mischzuständen müssen die gegen jede Symptomgruppe wirksamen Psychopharmaka gleichzeitig gegeben werden.

Viele Autoren beschreiben, dass Lithium bei Rapid Cycling weniger wirksam sei als Valproat und Carbamazepin. Meine eigenen Erfahrungen weichen davon ab. Beim Rapid Cycling kann die bei vielen Patienten vorhandene Abhängigkeit des Lithiumspiegels vom Befinden nutzbringend eingesetzt werden. Schon bevor eine manische Symptomatik auftritt, sinkt der Lithiumspiegel ab, und vor dem Kippen in die Depression steigt er wieder an. Dadurch kann der Lithiumspiegel als Prädiktor für kurz bevorstehende Stimmungsschwankungen verwendet werden.

Das gilt auch dann, wenn Lithium mit einem oder zwei anderen Mood Stabilizern in Kombination gegeben werden muss. Die anderen Prophylaktika zeigen zwar keine Korrelation zwischen der Höhe des Plasmaspiegels und dem Befinden des Patienten, ihre Dosierung kann aber bei Veränderungen des Lithiumspiegels angepasst werden. Der abfallende Lithiumspiegel signalisiert eine kurz bevorstehende Manie, und deshalb kann dann mit der Dosissteigerung zum Beispiel von Valproat die Manifestation dieser Manie verhindert werden.

Die Häufigkeit der Spiegelbestimmungen richtet sich nach dem bisherigen Verlauf. Es gibt Patienten, bei denen eine wöchentliche Spiegelbestimmung nötig ist.

Prophylaxe: Was tun bei Teilerfolg von Lithium?

Partialresponse muss heute nicht einfach hingenommen werden, sondern man versucht durch zusätzliche Maßnahmen, eine vollwirksame Prophylaxe zu erreichen. Dazu stehen zur Verfügung:

Höherer Lithiumspiegel: Normalerweise stellt man Rezidivierende Depressionen auf 0,7 mmol/l (Blutentnahme 12 Stunden nach der letzten Lithiumtablette) ein. Bei Partialresponse versucht man, einen möglichst hohen Spiegel (>1,0 mmol/l) einzustellen. Gleiches gilt für bipolare Erkrankungen, die man primär auf >1,0 einstellt und bei Nonresponse auf Werte > 1,2.

Austauschen des Mood Stabilizers: Dies mache ich nur, wenn Kontraindikationen für Lithium vorhanden sind, zum Beispiel eine wirklich unter Lithium nicht beherrschbare Psoriasis. Sonst wähle ich aus drei Gründen immer die Kombination eines anderen Mood Stabilizers mit Lithium:

1. Die antisuizidale Wirkung (akut und im Langzeitverlauf) von Lithium ist am besten belegt.
2. Der Lithiumspiegel korreliert mit der prophylaktischen Wirksamkeit.
3. Der Lithiumspiegel korreliert mit dem Befinden und kann als Prädiktor weiterer Phasen verwendet werden.

Doppel- oder Mehrfachprophylaxe: Für die Zusammenstellung spielen Interaktionen zwischen den Mood Stabilizern eine große Rolle.

Carbamazepin/Tegretol und Topiramat/Topamax: Topiramatspiegel kann erniedrigt werden

Carbamazepin und Lamotrigin/Lamictal: Lamotriginspiegel kann erniedrigt werden, trotzdem kommt es häufiger zu Schwindel, Ataxie, Diplopie, verschwommenem Sehen und Übelkeit.

Carbamazepin und Valproat/Depakine: Beide werden über CYP 3A4 abgebaut; Carbamazepin induziert 3A4, Valproat hemmt 3A4. Carbamazepin beschleunigt den Abbau von Valproat, es kommt zu einem Konzentrationsanstieg der Valproat-Metaboliten und dadurch zu mehr Nebenwirkungen. Valproat hemmt den Abbau von Carbamazepin-10-11-epoxid, dadurch entstehen mehr Nebenwirkungen.

Carbamazepin und Lithium: selten vermehrte Neurotoxizität mit Tremor, Ataxie, Hyperreflexie. Addition der Wirkung bezüglich Hypothyreose

Topiramat: keine klinisch relevanten Effekte auf Plasmaspiegel von Carbamazepin, Valproat, Lithium

Kombination mit Antidepressiva und/oder Neuroleptika: Damit ist nicht die akute Behandlung neuer Episoden gemeint, sondern die kombinierte Langzeitbehandlung. Von den Neuroleptika hat sich Clozapin/Leponex am besten bewährt.

Kombination mit Schilddrüsenhormon: Die Zugabe von 25 bis 50 Mikrogramm T4 täglich hat sich insbesondere bei Patienten mit Rapid Cycling bewährt (mindestens vier Phasen pro Jahr).

Seit einigen Jahren wird die Hochdosis-Behandlung (200 bis 400 µg/Tag) von T4 untersucht, teilweise mit sehr guten Erfolgen. Wirkt bei Hypo- und Euthyreose.

Schwierigkeiten bei der Langzeitbehandlung mit Lithium und anderen Stimmungsstabilisatoren

Es ist sehr schwirig für «gesunde Patienten», dauerhaft ein oder mehrere Medikamente einzunehmen. Deshalb ist es sehr wichtig, die Patienten in größeren Abständen zu sehen, um die Motivation aufzufrischen. Das trifft auch auf Patienten zu, die in der Akutbehandlung ausgesprochen kooperativ waren und sehr vernünftig bei den Gesprächen zur Notwendigkeit der Langzeitbehandlung. Es kann jederzeit passieren, dass die Patienten Zweifel bezüglich der Langzeitbehandlung bekommen. Das können Zweifel sein, die sich auf die Verträglichkeit des Medikamentes richten oder darauf, ob die Einnahme wirklich immer noch nötig ist. Das kann auch noch nach Jahren passieren.

Häufig wird eine Langzeitbehandlung auch von einem Arzt abgebrochen, der wegen psychodynamisch verständlicher Anteile eher eine psychotherapeutische Behandlung für indiziert hält. Ein Beispiel: Eine Patientin mit einer Familienanamnese, in der Depressionen, Manisch-Depressive Erkrankungen und Suizide vorkommen, und zwar seit drei Generationen mit zunehmender Häufigkeit, wird psychiatrisch hospitalisiert. Der behandelnde Arzt beginnt zusätzlich zur vorbestehenden Medikation eine Psychotherapie, die sich sehr positiv entwickelt. Daraufhin setzt er alle Medikamente ab, auch Lithium. Zwei Jahre später erleidet die Patientin einen Rückfall, die Depression verläuft nun chronisch und ist bisher therapieresistent.

Man muss die Patienten immer wieder auffordern, vor jeder von einem anderen Arzt (zum Beispiel in einer Diätklinik) verordneten Änderung die Situation mit einem selbst zu besprechen.

Bei der Zusammenarbeit mit Psychotherapeuten ist es sehr wichtig, diese für die Langzeitmotivation zu gewinnen.

Ist eine Mehrfachprophylaxe sinnvoll?

Ich behandle viele Patienten mit Kombinationen von mehreren Stimmungsstabilisatoren. Das geht natürlich nur, wenn der Patient und seine Angehörigen sehr gut mitarbeiten. Das trifft aber auf alle komplexen Behandlungen zu.

Am wichtigsten ist die genaue Buchführung über die Stimmungsschwankungen. Ich bespreche die handschriftlichen Aufzeichnungen oder mit dem Computer erstellten Kurven bei jeder Konsultation detailliert mit dem Patienten, sodass er genau mitverfolgen kann, worauf meine Änderungsvorschläge bezüglich der Medikation beruhen. Für manche Patienten ist es einfacher, andere Symptome als die Stimmungsschwankungen zu registrieren, zum Beispiel die Schlafdauer. Die Schlafdauer ist ja sehr eng mit der Stimmung korreliert, auch wenn die Stimmungsschwankungen nicht mehr sehr ausgeprägt sind. Während oder auch schon vor einer Hypomanie verkürzt sich die Schlafdauer bei vielen Patienten um mindestens eine Stunde pro Nacht.

Es ist sehr wichtig, im Verlauf einer Besserung die Erfassung und Beurteilung der Symptomatik nicht nur zu besprechen, sondern bei Bedarf auch anzupassen.

Ein Beispiel: Ich habe einen Patienten mit Rapid Cycling bei Manisch-Depressivem Kranksein in Behandlung, bei dem es unter einer Dreifachprophylaxe zu einer ausgeprägten Besserung gekommen ist. Bei ihm kam es zu einem Auseinanderklaffen zwischen der täglich registrierten Stimmung und seiner globalen Beurteilung. Er hat mir immer wieder berichtet, dass seine Stimmung stabil sei, aber seine Stimmungskurve zeigte dauernde Schwankungen zwischen plus 1 und minus 1 (entsprechend Schulnoten). Bei genauer Besprechung haben wir dann herausgefunden, dass er jede kleinste Stimmungsschwankung eingetragen hat, weil er nach seiner langen Krankheit keine Erfahrung mit «normalen» Schwankungen hat. Wir haben dann neu einen «Normalbereich» in seine Stimmungskurve eingeführt.

37 Behandlung prognostisch ungünstiger Symptome und Syndrome

Prognostisch ungünstig ist das Vorhandensein verschiedener Syndrome, zum Beispiel Angstsymptomatik in Kombination mit Depression oder gleichzeitiges Vorhandensein einer Ess-Störung mit Kaufzwang. Komorbidität ist prognostisch ungünstig, weil sie vor allem bei schwerer Krankheitsausprägung oder lang anhaltenden Erkrankungen vorkommt.

Es gibt Syndrome und Symptome, die besonders häufig bei so genannter Therapieresistenz vorhanden sind und deshalb als prognostisch ungünstig bezeichnet werden.

Wahn und Sinnestäuschungen bei Depressionen: Das Vorhandensein von wahnhaften Vorstellungen und Sinnestäuschungen gilt allgemein als ungünstig bezüglich des Ansprechens auf Antidepressiva. Dabei ist zu berücksichtigen, dass diese Symptome vor allem bei sehr schwer ausgeprägten Depressionen vorkommen. Erfolg versprechend ist die Kombination mit einem Antipsychotikum.

Chronische Schmerzen: Nicht nur Antidepressiva, sondern auch die Antiepileptika Carbamazepin/Tegretol und Gabapentin/Neurontin sind oft gegen Schmerzen wirksam.

Neurasthenie: Die Hauptsymptome sind abnorme psychische und physische Ermüdbarkeit und verlängerte Erholungsphasen nach Anstrengungen. Statt Neurasthenie werden auch diagnostische Begriffe wie Erschöpfungssyndrom, Fibromyalgie und Chronic Fatigue Syndrome verwendet. Ungünstig für die Prognose und die Behandlung ist eine leider von manchen Selbsthilfegruppen, Therapeuten und Ärzten unterstützte Fixierung auf nicht feststellbare somatische Ursachen. Dadurch werden sinnvolle therapeutische Verfahren wie Verhaltenstherapie, körperliches Training und Psychopharmakotherapie erschwert bis verunmöglicht. Viele Patienten streben deshalb eine frühzeitige Invalidisierung an.

Die meisten Patienten, die ich in meiner Sprechstunde gesehen habe, konnten auf Grund der psychopathologischen Symptomatik als depressiv diagnostiziert werden.

Die psychopharmakologische Behandlung ist häufig auch dadurch schwierig, dass diese Patienten, so wie andere hypochondrische Patienten auch, enorm ängstlich bezüglich Nebenwirkungen reagieren. Gegen Muskelverspannungen und Angstsymptome sind Benzodiazepine wirksam. Zur Aktivierung werden aktivierende Antidepressiva und Stimulanzien eingesetzt.

Chronische Schlafstörungen: Seit vielen Jahren/Jahrzehnten bestehende Schlafstörungen sind meistens Folge einer nicht erkannten Depression. Am besten behandelt man sie mit sedierenden Antidepressiva, zum Beispiel Trazodon/Trittico, Mianserin/Tolvon, Mirtazepin/Remeron, Trimipramin/Surmontil, Amitriptylin/Tryptizol, Maprotilin/Ludiomil.

Wie bei der Schmerzbehandlung darf man das altbewährte Schlafmittel oder dessen Kombination erst ganz sanft reduzieren, wenn durch Zufügen der neuen Substanz eine subjektiv deutliche Besserung der Schlafqualität eingetreten ist.

Angst: Angst verunmöglicht oft die Behandlung, weil aus Angst lauter Nebenwirkungen erwartet und erlebt werden.

Angst behandelt man am besten gleichzeitig mit einem Anxiolytikum und einem Antidepressivum. Das Anxiolytikum wirkt gegen die gerade jetzt vorhandene Angst, und das Antidepressivum (falls es wirkt) wird die Entwicklung weiterer Angst verhindern.

Viele Patienten haben heute Angst davor, von einem Anxiolytikum aus der Benzodiazepinreihe abhängig zu werden.

Bei meinen Patienten kommt das in der Regel nicht vor. Zur Erklärung zeichne ich gern das Stressmodell auf. Das Stressniveau eines Gesunden befindet sich weit unter der individuellen Stressschwelle. Es braucht sehr, sehr viel, um das Stressniveau so hochzudrücken, dass die Stressschwelle überschritten wird und Angst (oder ein anderes Symptom) entsteht. Beim Kranken liegt das Stressniveau gleich unter der Schwelle, sodass es ganz wenig Belastung braucht, um die Stressschwelle zu übersteigen. Benzodiazepine holen zwar den Patienten aus der Angst heraus, der Stress sinkt wieder unter die Schwelle, aber das Niveau bleibt anhaltend erhöht. Mit der Zeit wird durch zunehmende Ausprägung der Krankheit die Stressantwort immer größer, es kommt zu immer höheren Ausschlägen über die Schwelle hinaus. Deshalb müssen immer größere Benzodiazepindosen genommen werden, um die Angst zu bekämpfen. Ein wirksames Antidepressivum senkt das Stressniveau des Patienten bis hinunter in den gesunden Bereich. So kann auf Dauer das Benzodiazepin ausgeschlichen werden, weil es nicht mehr nötig ist (s. Kap. 18.4).

Psychotische Angst spricht besser auf Antipsychotika als auf Antidepressiva an.

Für die medikamentöse Angstbehandlung ist es nicht relevant, ob es sich um phobische Ängste, Panikattacken oder generalisierte Ängste handelt.

Zwangssymptome: Zwangsgedanken, Zwangshandlungen und Zwangsimpulse drängen sich den Patienten gegen ihren Willen und Widerstand auf. Die Patienten empfinden die Zwänge inhaltlich als unsinnig.

Da die meisten Patienten mit schwer ausgeprägten Zwangssymptomen viel zu krank sind, um in einer psychiatrischen Klinik behandelt zu werden, wird diese Symptomatik während der Ausbildung nur wenig besprochen. Auch sonst sehr erfahrene Klinik-Psychiater haben oft nur wenige Patienten mit typischen Zwangssymptomen gesehen. Deshalb bin ich sehr froh, dass ein Patient von mir, der eine sehr reichhaltige Zwangssymptomatik hatte, ein Buch darüber geschrieben hat (Leps, 2001).

Sind Zwänge sehr lange vorhanden, geben die Patienten in der Regel den Widerstand auf und «ergeben» sich den Zwängen.

Zwänge werden häufig mit Wahnvorstellungen verwechselt. Diese werden aber subjektiv nicht als unsinnig erlebt, und die Patienten wehren sich auch nicht dagegen.

Die Zwänge sind inhaltlich oft so absurd, dass die Patienten gar nicht darüber sprechen wollen.

Die Kombination mit Benzodiazepinen ist sehr hilfreich.

Neuroleptika können subjektiv zwar das Leiden mildern, führen aber häufig dazu, dass die Patienten so abgestumpft sind, dass sie nicht mehr kämpfen können, was sich prognostisch ungünstig auswirkt. Leider trifft das auch auf atypische Neuroleptika zu.

Es gibt auch zunehmend Berichte darüber, dass atypische Neuroleptika Zwangssymptome auslösen (Lykouras et al., 2003).

Sobald die Wucht der Zwänge durch ein Antidepressivum oder durch eine Medikamenten-Kombination vermindert ist, muss der Patient gegen die Zwangssymptome angehen. Das ist sehr kraftraubend! Stimulanzien können in dieser Situation sehr hilfreich sein.

Zwangssymptome sind sehr schwer zu behandeln, weil es sich nicht um primäre, sondern um sekundäre Symptome handelt, die als Bewältigungsstrategie entstanden sind (dem Patienten nicht bewusst). Zwänge sind die Domäne der Verhaltenstherapie. Die Patienten, die ich in meiner Sprechstunde sehe, leiden an therapieresistenten Zwängen, und es braucht meistens sehr hohe Dosierungen von Antidepressiva, bevor überhaupt eine Verhaltenstherapie möglich wird.

Wie schon in Kapitel 30.1 ausgeführt, gibt es leider zu wenige Verhaltenstherapeuten, die in der Lage sind, so schwer ausgeprägte Zwänge zu behandeln. Wie auch sonst bei Knappheit erwünschter Mittel muss es dann oft auch ohne Verhaltenstherapeuten gehen. Erstaunlicherweise ist das oft auch möglich! Häufig sind es dann Angehörige oder Freunde, die statt eines Verhaltenstherapeuten einspringen.

Ein Beispiel: Ein Patient mit zwanghaften Suizidimpulsen konnte nur im Erdgeschoss schlafen. Zusätzlich zur medikamentösen Behandlung wollte ich, dass ein Verhaltenstherapeut mit ihm «trainiert», Höhe zu ertragen. Wir haben in der Nähe seines Wohnortes in Deutschland keinen geeigneten Therapeuten gefunden. Sein Vater hat dann nach Instruktion durch eine Verhaltenstherapeutin in Zürich das Training übernommen. Er hat alle hohen Türme in der Umgebung herausgesucht und ist nach und nach mit seinem Sohn auf immer höhere Türme hinaufgegangen und so lange mit ihm dort oben geblieben, bis der Suizidimpuls jeweils abgeklungen ist. In Supervisionssitzungen mit der Verhaltenstherapeutin in Zürich hat er jeweils das weitere Vorgehen besprochen.

Sekundäre Sucht: Sucht kommt bei vielen psychiatrischen Erkrankungen als Symptom oder Komplikation vor. Häufig wird das nicht bemerkt, und die Sucht wird als primäre Erkrankung interpretiert. Dadurch setzt die Behandlung am falschen Ort an. Die Behandlung der Grundkrankheit, zum Beispiel eines Manisch-Depressiven Krankseins, ist in der Regel erfolgreicher. Es gibt aber auch Patienten, bei denen sich die sekundär entstandene Sucht nicht durch Behandlung der Grundkrankheit allein zurückbildet. Dann muss man die Sucht zusätzlich behandeln.

Tagesperiodik: Einen Tagesrhythmus gibt es nicht nur bezüglich des Morgentiefs und der abendlichen Aufhellung bei Depressionen. Auch Angst-, Aggressions- und Fressanfälle folgen oft einem ausgeprägten tageszeitlichen Muster.

Bei allen anfallsartig auftretenden Symptomen ist es wichtig, den Tagesrhythmus genau zu erfragen, um entsprechende pharmakologische Behandlungen zur richtigen Zeit einsetzen zu können.

Je nach Befinden vor dem Anfall kann ein Medikament direkt vorher gegeben werden, zum Beispiel bei Fressanfällen ein Benzodiazepin oder ein Stimulans.

Mischzustände bei Manisch-Depressivem Kranksein: Bei Mischzuständen sind depressive und manische Symptome gleichzeitig vorhanden. Sie sind häufiger, als man ursprünglich angenommen hat; sie kommen bei 40 Prozent der manisch-depressiven Patienten vor, vor allem nach längerer Krankheitsdauer. Es handelt sich um eine extreme Form von Rapid Cycling.

Sind verschiedene Symptome gleichzeitig vorhanden, zum Beispiel manische und depressive bei einem Manisch-Depressiven Mischzustand, müssen die gegen jede Symptomgruppe wirksamen Psychopharmaka gleichzeitig appliziert werden. Gleiches gilt bei sehr raschem Symptomwechsel (zum Beispiel Rapid Cycling), bei Dominanz einer Symptomatik im Langzeitverlauf (zum Beispiel bei Manisch-Depressivem Kranksein, bei dem die depressiven Phasen bezüglich Intensität und Dauer im Vordergrund stehen) oder bei Angst vor der Exazerbation anderer Symptome (zum Beispiel bei einer Bipolaren Schizoaffektiven Psychose).

Mischzustände bei Schizoaffektiven Psychosen: Bei Bipolaren schizoaffektiven Psychosen können gleichzeitig manische, depressive und psychotische Symptome vorhanden sein. Wie bei Mischzuständen mit manischen und depressiven Symptomen (ohne psychotische Symptome) werden gleichzeitig ein antipsychotisches und ein antidepressives Medikament gegeben, unterstützt durch mindestens einen Mood Stabilizer.

Für die Prognose gilt: Je mehr psychotische Symptome, umso mehr Therapieresistenz, vor allem wenn die psychotischen Symptome nicht synthym sind.

Je mehr manische Symptome/Phasen, umso schlechter die Prognose. Kommen eher hypomanische als manische Symptome vor, so ist die Prognose etwas besser. Das gilt natürlich auch für die Langzeitbehandlung.

Je schlechter die Prognose, desto größer die «Wucht» der Erkrankung, desto «aggressiver» muss die Behandlung gestaltet werden.

Depressionsbehandlung bei Schizoaffektiven Psychosen (Mischpsychosen): Bei Schizoaffektiven Psychosen gibt es die gleichen Verlaufsformen wie bei reinen Affektpsychosen (mono- oder bipolar). Die Behandlung wird entsprechend der im Vordergrund stehenden Symptomatik durchgeführt. Da die Prognose der Schizoaffektiven Psychosen noch schlechter ist als diejenige der Bipolaren Affektpsychosen, ist die möglichst frühzeitige Einstellung (am besten während der ersten Phase) auf eine Prophylaxe von größter Bedeutung! Später ist häufig eine Doppel- oder Mehrfachprophylaxe nötig.

Die Behauptung, dass Antidepressiva psychotische Symptome induzieren, entspricht nicht meiner Erfahrung.

Behandlung bei so genannten Borderline-Störungen: Ich selbst habe noch nie eine Borderline-Störung diagnostiziert. In der Regel handelt es sich um rasche Stimmungsschwankungen mit depressiven, aggressiven und/oder psychotischen Symptomen. Meist komme ich zur Diagnose eines Rapid Cycling bei verschiedenen affektiven Erkrankungen, zum Beispiel bei Bipolarer schizoaffektiver Störung. Schwierig ist, dass man bei einer so komplexen Symptomatik mehrere Substanzen mit verschiedenen Wirkungsprofilen kombinieren muss (Woggon, 1997b). Die Schwierigkeiten bezüglich der Vermengung verschiedener therapeutischer Konzepte habe ich schon in Kapitel 30.1 beschrieben.

Suizidalität: Am besten wirkt Lithium, sowohl akut als auch im Langzeitverlauf. Akute gefährliche Suizidalität klingt in der Regel innerhalb von 10 Tagen ab. Im Langzeitverlauf ist Lithium antisuizidal wirksam, auch wenn die Patienten nicht phasenfrei werden.

Zur Krisenintervention verwende ich Hypnotika (meistens Rohypnol) und stark sedierende Neuroleptika, zum Beispiel Nozinan.

Aggressivität: Ob die Aggressivität gegen andere oder gegen sich selbst gerichtet ist am besten lässt sie sich durch Lithium und andere Mood Stabilizer behandeln. Man muss unter Umständen mehrere Substanzen ausprobieren oder auch kombinieren.

Ist die Aggressivität vor allem sexuell ausgerichtet, kann eine Kombination mit Androcur hilfreich sein (s. Kap. 24.3).

Persönlichkeitsstörungen gelten allein oder in Kombination mit anderen Diagnosen als prognostisch ungünstig. Meine Meinung dazu basiert auf langjähriger Erfahrung mit vielen so genannt therapieresistenten Erkrankungen, bei denen gehäuft zusätzlich zur Hauptdiagnose, zum Beispiel Depression, Persönlichkeitsstörungen diagnostiziert wurden. Behandelt man die vorhandene Symptomatik mit den dafür indizierten Psychopharmaka, hat man sehr gute Chancen, eine erfolgreiche Therapie durchzuführen.

Im Kapitel über Gründe für so genannte Therapieresistenz habe ich im Abschnitt «In der Diagnose-Falle» auf drei Fälle hingewiesen, bei denen die Diagnose «Persönlichkeitsstörung» sich bei früheren Behandlungen fatal ausgewirkt hat.

Dysthymie: Da die Dysthymie nicht durch den sonst für Depressionen typischen phasenhaften Verlauf gekennzeichnet ist, kommt es häufig zur Verwechslung mit Persönlichkeitsstörungen. Als ich 1970 neu in die Psychiatrie kam, gab es diese Diagnose noch nicht. Symptomatik und Verlauf entsprechen der damals häufig diagnostizierten neurotischen Depression, die in der Regel gar nicht pharmakologisch, sondern psychoanalytisch behandelt wurde.

Schon seit vielen Jahren haben wir beste Erfahrungen mit einer konsequenten Psychopharmakotherapie bei Dysthymien. Viele Patienten zeigen zusätzlich zur andauernden leichten depressiven Symptomatik noch schwerere depressive Phasen, was als double depression bezeichnet wird.

Wegen der häufig recht ausgeprägten dysphorischen Komponente sprechen diese Patienten am besten auf eine Kombination von Antidepressiva mit einem Stimmungsstabilisator an. Am meisten Erfahrungen liegen mit Lithium vor. Es mehren sich die Hinweise darauf, dass Dysthymien zu den Bipolaren Affektpsychosen gehören.

Schizophrene Minussymptomatik: Diese Symptomatik spricht viel schlechter als die so genannte produktive Symptomatik (meistens irreführend als positive Symptome bezeichnet) auf Neuroleptika an.

Aktivierende Antidepressiva können sehr gut helfen. Dabei müssen mögliche Interaktionen mit Antipsychotika beachtet werden.

38 Zusammenarbeit mit Patienten

Ich habe absichtlich nicht die Überschrift «Arzt-Patienten-Beziehung» gewählt, weil dieser Begriff sehr vielfältig und unsachlich verwendet wird. Oft wird der Eindruck erweckt, dass der Arzt über fast magische Kräfte verfügt, die den Patienten positiv beeinflussen können. Man spricht ja sogar von der «Droge Arzt».

Meiner Meinung nach handelt es sich bei solchen Äußerungen vor allem um zwei Phänomene:

1. Größenphantasien der Ärzte: «Ich kann den Patienten heilen.» Solche Kollegen verstehen sich/ihr Verhalten/ihre Persönlichkeit als das eigentliche therapeutische Mittel/Agens. Mir sagte einmal ein berühmter Psychiater: «Ich brauche keine Psychopharmaka für meine Behandlungen.» Ich habe mehrere Patienten von ihm übernehmen müssen, die er durch seine «wunderbare» Behandlung fast in den Selbstmord getrieben hat.
2. Verleugnung der schlechten Qualität der eigenen therapeutischen Arbeit: Wenn ein Patient bei mir nicht gesund wird, sondern bei einem anderen Kollegen, dann ist daran nicht meine schlechte Behandlung schuld, sondern der andere Arzt hat eben eine solche Ausstrahlung, dass alles wirksam ist, was er tut.

Im Mittelpunkt jeder ärztlichen Behandlung steht die möglichst genaue und verständliche (!) Information des Patienten und seiner Angehörigen über Diagnose, Prognose und Behandlungsmöglichkeiten.

Meiner Erfahrung nach ist es sehr selten, dass Patienten über diese Themen gut oder überhaupt Bescheid wissen. Es ist oft schwirig zu entscheiden, ob die Patienten nicht informiert wurden oder ob sie die Informationen nicht verstanden oder vergessen haben.

Der Arzt sollte so offen wie irgend möglich mit dem Patienten sprechen, ihn aber nicht zur falschen Zeit mit Informationen konfrontieren, die er dann vielleicht noch nicht annehmen kann, zum Beispiel eine für den Patienten schwer zu akzeptierende Diagnose.

Offenheit bezieht sich nicht nur auf Informationen, sondern auch auf Fragen und Formulierungen. Spricht man ganz offen über Suizidgefahr, sexuelle Probleme, Sinnestäuschungen und andere schwierig zu besprechende Symptome und Themen, so ist das in der Regel ein positives Erlebnis für die Patienten, weil sie merken, dass der Arzt diese Dinge kennt. Also muss es auch andere Patienten geben, die die gleichen oder ähnliche Schwierigkeiten haben. Man ist also nicht so allein, wie man immer befürchtet hat. Die Erleichterung ist groß: «Jemand kennt das!»

Am besten «funktioniert» eine Behandlung, wenn es gelingt, eine von gegenseitiger Sympathie und Achtung geprägte Beziehung aufzubauen. Die Eigenautonomie des Patienten sollte je nach seinen jetzt vorhandenen Fähigkeiten so groß wie möglich sein. Das bedeutet, dass sich die Beziehung dem Verlauf der Erkrankung anpassen muss. Eigentlich ist das selbstverständlich und passiert auch ganz natürlich, weil sich mit zunehmender Besserung eine immer größere Selbstständigkeit entwickelt. Je gesünder der Patient wird, umso gesünder verhält er sich auch. Die Ansprüche an die Behandlung können sich dann recht stark verändern. Die Anpassung daran ist umso einfacher, je kleiner die persönliche Abhängigkeit des Patienten vom Arzt ist und war. Am besten lässt sich das erreichen, wenn die Arzt-Patienten-Beziehung von Anfang an in der Weise gestaltet wird, dass der Arzt ein «sachkompetenter Fachexperte mit Gefühl» ist.

Zur Charakterisierung der von mir angestrebten Arzt-Patienten-Beziehung verwende ich gern den Begriff «Zusammenarbeit». Das schließt nicht aus, dass es Phasen in der Behandlung gibt, in denen ich ganz autoritär die Führung übernehme, zum Beispiel wenn es um die Einweisung eines manischen Patienten gegen seinen Willen geht oder um die dringend nötige Entziehungskur eines Patienten mit schwerer Alkoholabhängigkeit. Es muss immer ganz klar für den Patienten sein, in welcher Weise und warum sich unsere Beziehung vorübergehend verändert und dass wir anschließend zur vertrauten Zusammenarbeit zurückkehren. Dazu gehört auch, dass man krankheitsbedingte beleidigende und entwertende Äußerungen und Verhaltensweisen von Patienten nicht persönlich nimmt und sie nicht nachträgt. Es ist wichtig, dass man das dem jeweiligen Patienten auch sagt, damit die therapeutische Beziehung nicht durch Missverständnisse belastet wird.

Der zeitliche Abstand zwischen den Gesprächen richtet sich nach der jeweiligen therapeutischen Situation. Je schwerer ein Patient krank ist, umso häufiger muss man ihn sehen. Beispielsweise sehe ich ambulante manische und schwerst suizidale Patienten täglich. Das ist nicht nur wichtig, um jeweils den Zustand und den Therapiefortschritt zu beurteilen, sondern ist für so schwer kranke Patienten von großer emotionaler Bedeutung. Bei schweren psychischen Erkrankungen kann man nicht gut in so langen Zeitabschnitten denken wie «zwei Wochen». Es geht häufig ums Überleben von Tag zu Tag oder sogar von Stunde zu Stunde. Manchmal verabrede ich gerade bei sehr ausgeprägter Suizidalität zusätzlich zur täglichen Konsultation abends noch eine Telefonvisite.

Üblicherweise sollte man die Patienten bei Behandlungsbeginn wöchentlich einmal sehen, nach eingetretener Besserung im Abstand von zwei Wochen. Später werden die Konsultationen immer weiter auseinander gezogen. Es ist sehr wichtig, dass der Patient versteht, dass es sich um die Folge eines Fortschrittes handelt, dass er nun weniger häufig zu kommen braucht, weil es ihm besser geht. Am einfachsten ist es, nicht selbst darüber zu entscheiden, sondern den Patienten nach seiner Meinung dazu zu fragen. Meist kommt es dann zu einem Kompromiss, die Verlängerung des Konsultationsintervalls wird meist etwas hinausgeschoben, dann aber gern akzeptiert.

Symptomfreie Patienten, die sich in der Stabilisierungsphase befinden, sehe ich in der Regel einmal in zwei Monaten. Ausnahmen ergeben sich durch weite Anfahrtswege. Patienten im Ausland sehe ich natürlich seltener, manche behandle ich nur mit Telefonvisiten. Meist sehe ich die Patienten vor Behandlungsbeginn in meiner Sprechstunde, in Ausnahmefällen mache ich aber auch reine Telefonbehandlungen.

Gesundwerden braucht sämtliche Kräfte, die ein Mensch hat. Es handelt sich um eine enorme Leistung! Deshalb ist es wichtig, die Patienten davor zu bewahren, gleichzeitig noch andere Ziele in Angriff zu nehmen, zum Beispiel eine Diät zur Gewichtsreduktion. Dafür ist später immer noch Zeit.

Es ist manchmal nicht so einfach, Forschungsergebnisse und therapeutische Erfahrung in Einklang miteinander zu bringen. Es gibt viele «Tricks», die wissenschaftlich nicht untersucht und bestätigt wurden, die aber auf Grund der jahrelangen therapeutischen Erfahrung sinnvoll scheinen oder sind. In solchen Fällen ist es am besten, den Patienten darüber genau zu informieren, denn es ist wichtig, dass der Patient immer genau weiß, auf welche Art von Kenntnis der Arzt zurückgreift.

Zur Veranschaulichung möchte ich den individuell modifizierten Schlafentzug beschreiben. Im Unterschied zum klassischen Vorgehen beim partiellen Schlafentzug arbeitet man hier mit dem Patienten experimentell heraus, welcher Zeitpunkt für das Aufstehen besonders gut geeignet ist. Es gibt zum Beispiel Patienten, bei denen es genügt, wenn sie täglich zwei Stunden früher aufstehen. Dieses Vorgehen ermöglicht eine maßgeschneiderte Einpassung der Behandlung in den individuellen Tagesablauf und kann deshalb sehr gut auch langfristig durchgeführt werden. Darüber gibt es aber keine wissenschaftlichen Untersuchungen.

Es gibt Ärzte und Therapeuten, die sich und den Patienten keine Zeit lassen, dass sich eine Beziehung entwickeln kann. Durch Maßnahmen wie Duzen, Berühren, Küssen versuchen sie, die anfängliche Distanz zu überspringen, und schaffen dadurch eine Distanz für immer, weil die Patienten natürlich merken, dass es sich um eine «künstliche» Annäherung handelt, die nicht gewachsen ist. Eine «zu vertraute» Beziehung ist unerwünscht. Damit ist nicht die Abstinenzregel der Analytiker gemeint!

Sexuelle Übergriffe von Therapeuten sind viel häufiger, als früher angenommen wurde, als man entsprechende Berichte jeweils als Wunschphantasien der Patientinnen abtat. Wenn Patientinnen von solchen Erlebnissen erzählen, bin ich immer wieder verblüfft, wie sie sich selbst schuldig fühlen, ganz ähnlich wie bei Inzesterfahrungen. Eigentlich ist das auch etwas sehr Ähnliches, man kann häufig von einem Therapie-Inzest sprechen.

Es gibt Patienten, die man auch mit größter Geduld nicht davon überzeugen kann, die für sie aus ärztlicher Sicht richtige/Erfolg versprechende Behandlung durchzuführen. Selten kann eine solche Verweigerung zum Therapieabbruch führen. Das ist dann der Fall, wenn man auf Dauer merkt, dass man die destruktive Kraft der Krankheit einfach nicht überwinden kann und deshalb der notwendige Therapieversuch nicht möglich wird. In dieser Situation kann ein Arztwechsel nützlich sein, weil vielleicht ein anderer Kollege den richtigen «Dreh» findet und damit dem Patienten die Möglichkeit geben kann, einzulenken und die entsprechende Behandlung auszuprobieren.

Es gibt auch Patienten, mit denen man keine richtige Beziehung aufbauen kann, zu denen man keinen Zugang findet. Auch in einer solchen Situation ist es besser, den Patienten zu einem anderen Therapeuten zu überweisen, mit dem vielleicht eine bessere Zusammenarbeit möglich ist. Ich glaube nicht, dass ich für einen Patienten, der mir auf Dauer nicht sympathisch ist, die richtige Ärztin bin.

39 Zusammenarbeit mit Angehörigen

Wenn irgend möglich beziehe ich die Angehörigen in die Behandlung mit ein. Das Maß hängt vom Schweregrad der Erkrankung ab und natürlich auch von der Beziehung, die der Patient zu seinen Angehörigen hat. Bei der Betreuung von Schwerstkranken ist es immer vorteilhaft, den nächsten Angehörigen als Kotherapeuten zu gewinnen. Oft läuft eine Behandlung erst dann richtig, wenn es gelingt, den Ehepartner oder ein Elternteil oder ein Kind für die Therapie zu gewinnen. Dazu gehört natürlich eine detaillierte Aufklärung der Angehörigen. Meist kommen sie gern mit zu den Konsultationen, weil sie dabei lernen können, die Symptome zu beurteilen und besser mit «ihrem» Patienten umzugehen. Wir besprechen zum Beispiel genau, wann aktivierende Maßnahmen sinnvoll sind und wann nicht. Die Angehörigen lernen, wie sie Suizidgedanken erfragen müssen und wie sie die Gefährlichkeit einstufen können. In manchen Fällen nimmt der Angehörige die Medikamente «unter Verschluss» und gibt dem Patienten auch bei einer Suizidkrise die entsprechende vorher besprochene Bedarfsmedikation.

Eigentlich ist es ja selbstverständlich, dass die Angehörigen während einer ambulanten Behandlung mindestens so viel Anleitung und Zuwendung brauchen wie das Pflegepersonal während einer stationären Behandlung. Dabei bewährt es sich, immer ganz offen die jeweiligen Behandlungsschritte zu besprechen und die Rolle des Angehörigen in diesem Abschnitt festzulegen. Da kann es zum Beispiel wichtig sein, dass der Ehemann in Gegenwart der Patientin die «ärztliche Verordnung» bekommt, seine Frau morgens aus dem Bett zu «nehmen».

Manchmal ist es nötig, die Kinder eines Patienten darüber aufzuklären, dass seine merkwürdig anmutenden Verhaltensweisen krankheitsbedingt sind und keinen Anlass zur Herabwürdigung des Vaters oder der Mutter darstellen. Manchmal müssen halbwüchsige Kinder in Suizidkrisen ein Elternteil «hüten» und können das natürlich viel besser, wenn man es ihnen genau erklärt. Dabei gibt es durchaus Situationen, in denen man recht deutlich werden muss, damit die Relevanz der Suizidgefahr im Vergleich zur Wichtigkeit eines Disko-Besuches vom Jugendlichen richtig eingestuft werden kann. In solchen Situationen erweist sich eine «Klartext-Information» meist als sehr erfolgreich.

Gerade bei Depressionen sind die Angehörigen oft nicht in der Lage, den Schweregrad des Nichtkönnens abzuschätzen, und meinen, mit Aufforderungen zur Aktivität könne man den Energiemangel beheben. In diesen Fällen ist es sehr wichtig, zunächst einmal die depressive Symptomatik zu beschreiben und Kriterien zur Abmessung des Schweregrades zu erklären. Oft nimmt eine Therapie die entscheidende Wende, wenn der Angehörige verstehen und akzeptieren kann, dass «sein Patient» eben nicht «nicht will», sondern «nicht kann» (Woggon, 1998b).

Manchmal wollen die Patienten nicht, dass man mit den Angehörigen Kontakt aufnimmt. Das ist natürlich eine sehr schwierige Situation. Es kann vorkommen, dass ich gegen den Willen des Patienten mit den Angehörigen spreche. In einem solchen Fall informiere ich den Patienten natürlich darüber. Es geht dabei in der Regel um Gefahr, entweder für den Patienten oder auch für die Angehörigen oder andere Personen. Wenn ein Patient zum Beispiel gerade seine Stelle verloren hat und in seiner Verzweiflung davon spricht, dass er den Arbeitgeber erschießen will, ist es manchmal wichtig, ein Familienmitglied zu informieren und zum «Hüten» heranzuziehen. Das gibt auch dem Patienten das Gefühl, dass man seine Drohung ernst nimmt und ihm helfen will.

Es ist erst einmal vorgekommen, dass ich eine Mutter gegen den ausdrücklichen Wunsch ihrer Tochter/meiner Patientin nicht zu den Konsultationen eingeladen habe. Die Mutter hat die Gespräche derart dominiert, dass ich mit der Patientin nicht richtig sprechen konnte. Die Mutter war selbst zu krank, um meine Argumente gegen ihren Einbezug zu verstehen. Sie hat mehrmals versucht, gegen meinen Willen in mein Sprechzimmer einzudringen und ihre Anwesenheit bei den Konsultationen zu erzwingen. Ich musste schließlich die Behandlung der Tochter abbrechen.

40 Zusammenarbeit mit anderen Ärzten und Therapeuten

Hier geht es um die Zusammenarbeit mit anderen Ärzten, Psychiatern, Psychologen, Pflegepersonal und anderen professionellen und nicht-professionellen Betreuern. Oft weiß man gar nicht, wer sich alles um den Patienten kümmert. Das können Seelsorger sein, Gemeindemitglieder, Nachbarn, Naturheiler, Physiotherapeuten und Sozialarbeiter. Es lohnt sich, sich möglichst genau vom Patienten darüber informieren zu lassen, mit wie vielen Leuten er wegen seiner Beschwerden und Probleme Kontakt aufgenommen hat. Manche Patienten haben ein sehr tragfähiges soziales und therapeutisches Netz aufgebaut, andere verstricken sich in widersprüchlichen Hilfsangeboten und Beratungen.

Es ist oft sehr schwierig, die professionellen Betreuer oder Therapeuten von Patienten davon zu überzeugen, dass eine Behandlung und sogar eine medikamentöse Behandlung nötig ist. Manchmal habe ich den Eindruck, dass medizinisch, psychologisch oder pädagogisch/heilpädagogisch geschulte Betreuer noch schwerer für eine Behandlung zu gewinnen sind als Angehörige. Das liegt wahrscheinlich daran, dass in solchen Fällen verschiedene Modellvorstellungen aufeinander prallen, die sich schlecht miteinander vereinbaren lassen.

Das Risiko einer zunehmenden Verschlechterung während der Durchführung unwirksamer Therapien wird von vielen Ärzten und Betreuern lieber in Kauf genommen als der Beginn einer wirksamen Behandlung, die vielleicht auch Nebenwirkungen haben könnte. Ich habe oft den Eindruck, dass es sich um Angst vor der Übernahme der Verantwortung handelt.

Die früher ausgesprochene Polarisierung zwischen Psychotherapie und Psychopharmakotherapie hat sich zumindest auf wissenschaftlicher Ebene weitgehend gelegt. Kompetente Therapeuten können beide «Denkmodelle» oder «Glaubensrichtungen» entweder selbst integrieren oder mit kompetenten Therapeuten «aus dem anderen Lager» gut zusammenarbeiten.

Wird ein Patient notfallmäßig in eine Klinik eingewiesen, so ist es sehr hilfreich für die weitere Behandlung, wenn man mit den behandelnden Kollegen Kontakt aufnimmt. Sonst werden mühsam aufgebaute Medikamenten-Kombinationen abrupt abgesetzt, und der Patient wird durch unbedachte Äußerungen des neuen Arztes verunsichert. Sehr viele Ärzte/Therapeuten haben unbewusst das Gefühl, dass sie einem neuen Patienten gegenüber zeigen müssen, dass sie «besser» sind als die vorbehandelnden Kollegen.

Patienten, die eine sehr ungewöhnliche Medikation einnehmen, tragen am besten eine vom Arzt unterschriebene Karte bei sich, auf der Medikamente und Dosierung genau vermerkt sind. Manchmal ist es auch sinnvoll, eine Medikation für eine eventuell auftretende Intoxikation schon vorher schriftlich zu verordnen.

Am besten überweist man eigene Patienten zur Zusatzbehandlung zu Ärzten/Therapeuten, die man gut kennt oder mit denen man sogar eng zusammenarbeitet. So kann man vermeiden, dass Meinungsunterschiede auf dem «Buckel» der Patienten ausgetragen werden.

Ich habe außerordentlich gute Erfahrungen mit der Zusammenarbeit mit anderen Ärzten/Therapeuten gemacht. Wegen der vielen angeblich therapieresistenten Patienten ist meine Sprechstunde ständig überfüllt. Deshalb kann ich die eigentlich notwendige engmaschige Behandlung meiner Patienten in der Regel gar nicht selbst übernehmen. Diese Aufgabe kann ich an andere Therapeuten übergeben, mit denen ich natürlich in engem Kontakt stehe.

Nur bei Schwerstkranken übernehme ich (meistens vorübergehend) die gesamte Behandlung einschließlich Psychotherapie (auch Paar- und Familientherapie). Wegen der oft sehr langen Warteliste für meine Sprechstunde übergebe ich die Patienten aber so bald wie irgend möglich an einen oder auch mehrere Ärzte/Therapeuten. Das ist für die Patienten und auch für mich nicht immer ganz einfach. Durch das gemeinsame Erleben schwerster Zeiten entsteht natürlich eine menschliche Beziehung, die sich nicht auf Kommando auflösen kann. Oft gehen wir deshalb in solchen Situationen «überlappend» vor. Für die Kolleginnen und Kollegen, die mir durch ihre Mithilfe überhaupt die Durchführung meiner Sprechstunde ermöglichen, ist diese Situation auch nicht immer angenehm.

41 Zusammenarbeit mit Apothekern

In letzter Zeit hat es vor allem Probleme in der Zusammenarbeit mit Apothekern gegeben, weil viele ein Computerprogramm bezüglich Interaktionen benutzen. Dieses Programm überprüft die Möglichkeit von Interaktionen bei Gabe verschiedener Medikamente. Es kann aber die klinische Relevanz solcher Interaktionen nicht beurteilen. So kann es dazu kommen, dass der Apotheker oder die Apothekenhelferin dem Patienten den Eindruck vermittelt, dass die vom Arzt verordneten Medikamente gefährliche Interaktionen hervorrufen können. Das schafft natürlich beim Patienten Misstrauen gegenüber seinem behandelnden Arzt und «böses Blut» zwischen Arzt und Apotheker.

Ein Beispiel: Mianserin/Tolvon wird durch CYP 2D6 und 3A4 metabolisiert. Durch Hemmer dieser Enzyme kann der Abbau verzögert werden (s. Tab. 1, Seite 42). Der Effekt ist aber so gering, dass man Mianserin mit praktisch allen anderen Psychopharmaka kombinieren kann. Mianserin ist natürlich auch eine sehr gut verträgliche Substanz, bei der Plasmaspiegelerhöhungen für die Verträglichkeit kaum ins Gewicht fallen.

Ich bin schon häufig von Apotheken-Mitarbeiterinnen (wahrscheinlich Apothekenhelferinnen) angerufen worden, die mir gesagt haben, dass ich die auf dem Rezept für Herrn X verordneten Medikamente nicht gemeinsam verordnen darf. Ich bedanke mich dann jeweils ganz freundlich und bestehe darauf, dass der Patient diese Medikamente trotzdem bekommt.

Da die Patienten, die mich noch nicht näher kennen, durch solche Apotheker-Kommentare Angst bekommen können, mache ich sie bei der Ausfertigung des Rezeptes darauf aufmerksam, dass der Apotheker vielleicht sagen wird, dass ich ihn «vergiften» will.

Glücklicherweise gibt es sehr viele Apotheker, die konstruktive Kommentare geben und uns dadurch bei der Behandlung schwer kranker Patienten sehr helfen.

42 Häufige Fragen

Mir werden täglich viele Fragen zur Psychopharmakotherapie gestellt. Die Fragenden haben einen ganz unterschiedlichen Wissensstand. Es sind Patienten, Angehörige, Psychiater, andere Ärzte, Psychologen, Psychotherapeuten, Pflegende, Studenten, Journalisten, Juristen, Sozialarbeiter, Seelsorger, Lehrer, interessierte Laien und Mitarbeiter von Pharmafirmen.

Viele Fragen wiederholen sich immer wieder, deshalb möchte ich sie hier beantworten.

Bin das nun noch ich, die diesen Erfolg erzielt hat, oder ist es «nur» das Medikament? Wie unterscheide ich Ich-Teil und Medi-Teil voneinander?
Diese Unterscheidung ist nicht möglich.

Wie lange muss ich das Medikament nehmen?
Üblicherweise wird ein Medikament bei Erreichen von Symptomfreiheit nicht abgesetzt, sondern noch einige Zeit weiter eingenommen. Die Dauer ist abhängig von der behandelten Symptomatik und vom bisherigen Krankheitsverlauf. Bei Behandlungen mit Antidepressiva sollte nach Erreichen von Symptomfreiheit die gleiche Dosis noch mindestens sechs Monate weiter eingenommen und dann erst langsam reduziert werden. Es gibt aber auch Patienten, die das Antidepressivum noch länger einnehmen möchten, meist basierend auf negativen Erfahrungen bei früheren Absetzversuchen.

Antipsychotika werden bei Symptomfreiheit auch nicht abrupt abgesetzt. Hier richtet sich die Dauer nach der zugrunde liegenden Erkrankung. Zum Beispiel werden Antipsychotika bei Manien eher abgesetzt als bei Schizophrenien. Auch bei einer schizophrenen Ersterkrankung wird nach Erreichen von Symptomfreiheit das Medikament ein Jahr lang weiter gegeben.

Medikamente, die zur Prophylaxe eingenommen werden, also um weitere Krankheitsphasen zu verhindern, werden lebenslang eingenommen.

Was passiert, wenn ich das Medikament absetze?
Das lässt sich nur aus dem individuellen bisherigen Behandlungsverlauf heraus beurteilen. Am besten sollte man das mit dem behandelnden Arzt besprechen.

In der Regel sollten Psychopharmaka nicht abrupt abgesetzt werden. Sonst kann es zu Absetzphänomenen kommen (zum Beispiel bei Antidepressiva). Bei Antikonvulsiva können epileptische Anfälle ausgelöst werden.

Es kann aber auch zu einer rasch aufbrechenden Verschlechterung kommen. Ein gefährliches Beispiel ist die Rückkehr einer früher bestehenden Suizidgefahr innerhalb von zehn Tagen nach Absetzen von Lithium.

Ich vergesse die Einnahme ab und zu – was hat das für Folgen?
Bei guter Einstellung hat das keine Folgen. Es gibt aber auch Patienten, die ganz «knapp» eingestellt sind und dann schon beim Weglassen einer Dosis eine deutliche Verschlechterung bemerken.

Woran erkenne ich die Wirkung?
Der Wirkungsbeginn zeigt sich daran, dass die vorher vorhandenen Symptome beginnen, sich zu bessern. Die Behandlung wird meist unter weiterer Dosissteigerung fortgesetzt, bis keine Symptome mehr vorhanden sind und der Patient belastbar ist.

Woran erkenne ich, dass ich das Medikament nicht mehr brauche?
Subjektiv spürt der Patient, dass er keine Symptome mehr hat und diese auch unter Belastung nicht wieder auftreten. Bei vielen Behandlungen ist es dann aber nötig, das Medikament noch weiter einzunehmen. Das muss für den individuellen Fall mit dem behandelnden Arzt besprochen werden.

Wie ist der typische Dosierungsverlauf?
Anfänglich wird die Dosis langsam gesteigert, bis sich abzeichnet, ob das Medikament wirkt. Anschließend wird bei Stagnation der Besserung die Dosis weiter bis zur Symptomfreiheit gesteigert. Dann wird beobachtet, ob der Patient belastbar ist. Andernfalls muss die Dosis nochmals gesteigert werden.

Nach Absprache mit dem behandelnden Arzt wird dann eine Stabilisierungsphase durchlaufen, während der die Dosierung gleich bleibt.

Anschließend wird entschieden, ob eine Dauerbehandlung nötig ist oder ob das Medikament sanft ausgeschlichen werden kann.

Werden Psychopharmaka von der Krankenkasse bezahlt?
Die Krankenkasse bezahlt die in der Schweiz registrierten Medikamente in der Indikation, für die sie zugelassen sind. Bei anderen Verordnungen muss in der Regel der behandelnde Arzt eine Kostengutsprache bei der Krankenkasse oder überhaupt die Erlaubnis für die Anwendung bei Swissmedic einholen.

Wie schädlich ist es, jahrelang Pillen zu essen?
In der Regel ist es nicht schädlich, die auf dem Markt befindlichen Medikamente jahrelang einzunehmen. Über Ausnahmen informiert der behandelnde Arzt. Bei einer Dauerbehandlung empfiehlt sich eine jährliche Untersuchung beim Hausarzt.

Machen Psychopharmaka abhängig?
Bei richtiger Anwendung machen Psychopharmaka nicht abhängig. Anxiolytika und Hypnotika können bei falscher Behandlung abhängig machen. Falsche Behandlung heißt in diesem Fall, dass Anxiolytika oder Hypnotika allein gegeben werden, obwohl eine Kombination verschiedener Medikamente nötig wäre.

Was ist der Unterschied zwischen Drogen und Medikamenten?
Drogen werden eingenommen, um den eigenen Zustand ohne medizinische Indikation zu verändern. Medikamente bewirken medizinisch notwendige Veränderungen.

Vertragen sich Medikamente und Alkohol?
Alkohol sollte man nur in kleinen Mengen genießen, zum Beispiel 2 dl Rotwein zum Abendessen. Größere Mengen können die Plasmaspiegel von manchen Psychopharmaka vermindern, zum Beispiel von Lithium, siehe Tabelle 1, Seite 42.

Vertragen sich Psychopharmaka und Drogen?
Methadon kann das Cytochrom-P-450-Enzym 2D6 hemmen und dadurch den Plasmaspiegel von vielen Psychopharmaka erhöhen, was einerseits zu einer vermehrten Wirksamkeit, andererseits aber auch zu mehr Nebenwirkungen führen kann.

Umgekehrt kann die Konzentration von Methadon im Blut durch manche Psychopharmaka vermehrt, durch andere vermindert werden, siehe Tabelle 1. Gleiches gilt für den Wirkstoff von Haschisch/Marijuana, Tetrahydrocannabinol, sowie für Codein und Morphin.

Bin ich geheilt, wenn ich die Medikamente nehme?
Nein. Auch wenn die Symptome unter den Medikamenten dauerhaft wegbleiben, sprechen wir nicht von Heilung, sondern von Symptomfreiheit. Wir wissen ja nicht, ob die Symptome ohne Medikamente zurückkommen würden.

Auch wenn man ohne Medikamente symptomfrei bleibt, können viele Krankheiten wieder ausbrechen.

Was hat es da in dieser Pille so alles drin?
Die Tabletten enthalten den Wirkstoff, also das eigentliche Medikament, und zusätzlich Hilfsstoffe, aus denen die Tablette zusammengesetzt ist. Die Hilfsstoffe

haben keine Wirkung, können aber Nebenwirkungen hervorrufen. Vor vielen Jahren habe ich ein sehr eindrückliches Beispiel dafür erlebt: Ein Medikament, das ich immer von einer deutschen Firma bezogen hatte, konnte vorübergehend nicht geliefert werden. Ich habe dann Nachschub bei einer englischen Firma bestellt. Plötzlich hatten die Patienten alle Durchfall.

Genau das Gleiche kann bei Umstellung auf ein Generikum passieren.

Was sind Generika?
Auch bei nachgewiesener Bioäquivalenz können Originalpräparat und Generikum therapeutisch und/oder bezüglich Nebenwirkungen inäquivalent sein. Ich habe neulich ein interessantes Beispiel erlebt: Zwei männliche Patienten haben auf Rat ihres Apothekers (ohne Rücksprache mit mir) Fluctine umgestellt auf das Generikum von Mepha. Die Kontrolle der Plasmaspiegel hat ergeben, dass beim einen Patienten eine ausgeprägte Abnahme und beim anderen eine relevante Zunahme des Plasmaspiegels vorhanden war. Seither «warne» ich meine Patienten vor der Umstellung auf ein Generikum ohne Rücksprache mit mir. Außerdem mache ich auf dem Rezept hinter dem Namen des Medikamentes ein Ausrufezeichen.

Hier geht es natürlich nicht speziell um Fluoxetin/Fluctine, sondern um ein generelles Problem. Es liegen Erfahrungen aus den USA vor, wo es seit 1999 ein Generikum von Clozapin/Leponex gibt. Eine randomisierte Studie zeigte Verschlechterungen bis hin zu Rückfällen bei vorher stabil auf das Originalpräparat eingestellten Patienten (Kluznik et al., 2001).

Wie wirken homöopathische Mittel?
Die Wirkung homöopathischer Mittel gegen körperliche und/oder psychische Erkrankungen ist wissenschaftlich nicht belegt. Aus schulmedizinischer Sicht haben sie keine objektivierbare therapeutische Wirkung. Sie können aber natürlich subjektiv zumindest kurzfristig ausgesprochen wirksam scheinen/sein, denn sie lösen wie jedes Mittel einen Plazebo-Effekt aus. Der Patient verspürt ja oft nach Einnahme irgendeiner Tablette schon eine deutliche Verbesserung seiner Beschwerden, bevor die tatsächliche Wirkung überhaupt einsetzen kann.

Homöopathie ist nicht schädlich, und es gibt auch keine Interaktionen mit schulmedizinischen Medikamenten. Homöopathische Mittel enthalten ja keine Wirkstoffe. Sie werden durch Verdünnung von Lösungen hergestellt, in denen ursprünglich ein Wirkstoff enthalten war.

Wird aber dem Patienten während einer homöopathischen Behandlung eine wirksame Therapie vorenthalten, so kann sich das bei gefährlichen Krankheiten, zum Beispiel Karzinomen oder ausgeprägter Suizidalität, sehr negativ auswirken. Solche Fälle sind wahrscheinlich recht selten; Untersuchungen zum so genannten Konsumentenverhalten haben ergeben, dass die meisten Patienten Homöopathie und andere so genannte alternativmedizinische Behandlungen zusätzlich/gleichzeitig mit schulmedizinischen Therapien durchführen.

Vertragen sich westliche und chinesische Medizin?
Meine diesbezüglichen Erfahrungen sind positiv. Auch die Zusammenarbeit mit Kollegen, die chinesische Medizin praktizieren, ist bisher immer angenehm gewesen.

Ich nehme das Medikament nun schon seit einem Jahr und spüre keine Wirkung! Mache ich etwas falsch?
Ja und nein. Natürlich können Sie nichts dafür, dass das Medikament nichts nützt. Sie sollten das aber mit Ihrem Arzt besprechen und fragen, was man dagegen tun kann. Entweder wird er die Dosis erhöhen, oder er wird Ihnen ein anderes Medikament verschreiben.

Mein Patient hat eine Leberinsuffizienz. Welchen Einfluss hat das auf die Dosierung?
Alle Substanzen, die überwiegend in der Leber metabolisiert werden, müssen niedriger dosiert werden.

Mein Patient hat eine Niereninsuffizienz. Welchen Einfluss hat das auf die Dosierung?
Substanzen, die vorwiegend von den Nieren ausgeschieden werden (z. B. Lithium), müssen niedriger dosiert werden.

Müssen vor einer Operation die Psychopharmaka abgesetzt werden?
Das ist ganz verschieden (s. Tab. 1, Seite 42) und muss deshalb mit dem Narkosearzt vorbesprochen werden. Sicher absetzen muss man Lithium, allerdings nur vor einer Vollnarkose. Es kann nämlich die Wirkungsdauer der Medikamente verlängern, die während der Narkose die Muskeln entspannen (damit man die Patienten künstlich beatmen kann).

Vertragen sich Antidiabetika und Psychopharmaka?
Nicht immer, deshalb muss man das genau mit dem behandelnden Arzt besprechen.

Kann man Psychopharmaka bei neurologischen Erkrankungen geben?
Man muss genau darauf achten, ob die Muskelspannung durch die neurologische Erkrankung vermehrt oder vermindert ist. Dementsprechend muss man ein Psychopharmakon auswählen, das eine Veränderung der Muskelspannung in die erwünschte Richtung bewirkt.

Vertragen sich Psychopharmaka und Antibiotika?
Antibiotika können die Plasmaspiegel verschiedener Psychopharmaka verändern, bitte mit dem behandelnden Arzt besprechen, siehe Tabelle 1.

Carbamazepin/Tegretol ist das einzige Psychopharmakon, von dem eine Beeinflussung der Plasmaspiegel von Antibiotika bekannt ist. Es vermindert den Plasmaspiegel von Doxycyclin und Makrolidantibiotika.

Die Relevanz solcher Veränderungen ist vom therapeutischen Index der Substanzen abhängig.

Gibt es Medikamente, die psychiatrische Symptome hervorrufen können?
Bei der Differentialdiagnose psychiatrischer Erkrankungen muss auch berücksichtigt werden, dass einige Medikamente psychiatrisch relevante Nebenwirkungen hervorrufen können (Casagrande Tango, 2003). Dies ist aber insgesamt sehr selten.

Warum kann man Depressionen nicht mit Psychotherapie allein behandeln?
Bei leichten Depressionen kann man sehr wohl allein mit Psychotherapie die Behandlung beginnen. Ist nach 12 bis 16 Wochen keine deutliche Besserung vorhanden, sollte eine Kombination mit einem Antidepressivum durchgeführt werden.

Die häufigsten Fehler beim Einsatz von Psychotherapie sind: zu lang allein (ohne andere Therapieverfahren) und zu wenig patientenzentriert (schulenbezogen, der Therapeut hat nur ein Verfahren gelernt).

Eigentlich ist die Kontroverse «Psychotherapie versus Pharmakotherapie» überholt. Eine sinnvolle und wirksame Behandlung bezieht alle für den individuellen Patienten nötigen Therapieverfahren zum richtigen Zeitpunkt mit ein.

Warum ist es wichtig, mit welcher Methode man behandelt wird?
Es gibt Therapien, deren Wirksamkeit gegen die entsprechende Krankheit bewiesen ist, und solche, bei denen das nicht der Fall ist. Liegt für eine Behandlung ein Wirksamkeitsnachweis vor, ist die Wahrscheinlichkeit viel größer, dass man darauf anspricht.

«Stehen für eine Krankheit verschiedene Therapiemöglichkeiten zur Verfügung, so hat der Patient das Recht darauf, zunächst einmal mit einer Methode behandelt zu werden, deren Wirksamkeit gegen seine Krankheit nachgewiesen ist. Erst bei Versagen aller bewiesenermaßen wirksamen Therapien, kann man die Anwendung einer Behandlung rechtfertigen, deren Wirksamkeit nicht nachgewiesen, aber zu vermuten oder zu hoffen ist.» (Klerman, 1990)

Verändern Psychopharmaka die Persönlichkeit?
Die Angst davor ist weit verbreitet, sogar bei Psychiatern. Der Grund liegt in der Schwierigkeit, Charaktereigenschaften von Krankheitssymptomen zu unterscheiden. Deshalb ist das ein zentrales Thema in vielen Behandlungen.

Meine langjährigen Erfahrungen zeigen, dass die Krankheitssymptome oft die Persönlichkeit eines Menschen völlig überdecken und dass sich eigentlich erst nach einer erfolgreichen Behandlung die Persönlichkeit frei und ganz entfalten kann.

Ist es gefährlich, Leiden zu vermeiden?
Hinter dieser Frage steht die Angst, dass in Zukunft Menschen durch Pillen jede Frustration und jedes Leiden vermeiden könnten, wodurch dann eine oberflächliche Gesellschaft entstehen würde. Hier kommt es natürlich darauf an, um welche Art von Leiden es sich handelt. Zum Beispiel können viele schwer Depressive gar nicht leiden, weil sie keine Gefühle empfinden können (Gefühl der Gefühllosigkeit). Durch die medikamentöse Behandlung kehrt während der Besserung der Gesamtsymptomatik die Fähigkeit zurück zu leiden.

Ich bin ganz gegen die Vermeidung von Leiden am Leben. Aber ich bin 250 Prozent für die Vermeidung von krankheitsbedingtem Leiden!

Hier geht es auch darum, welche Symptome als krankheitswertig und damit auch als behandlungsbedürftig bewertet werden. Zum Beispiel wurde in den Medien die Krankheit Sozialphobie manchmal schlicht als Synonym für Schüchternheit beschrieben, was natürlich völlig unsinnig ist und nur von jemandem behauptet werden kann, der das große Leid nicht kennt, das durch eine Erkrankung wie die Sozialphobie entstehen kann.

Natürlich ist die Frage, ob ein Verhalten als «normal» oder als «krank» gilt, auch abhängig von der Umwelt, in der wir leben. Kultur und Zeitgeist prägen das Normempfinden sehr stark, siehe Ausführungen über Homosexualität in Kapitel 6.5.

Verursachen Psychopharmaka körperliche Langzeitschäden?
Das lässt sich oft kurz nach Einführung eines neuen Medikamentes noch nicht entscheiden, weil dazu die Prüfungsdauer nicht lang genug ist. Deshalb sollte man für Langzeitbehandlungen eher ältere Medikamente verwenden.

Verlieren Psychopharmaka mit der Zeit ihre Wirkung?
Das ist selten der Fall und kann oft auch schwer beurteilt werden.

Ein Beispiel: Während der Dauerbehandlung mit einem Antidepressivum entwickelt sich bei 9 bis 33 Prozent der Patienten eine neue Depression (Byrne und Rothschild, 1998).

Dafür gibt es ganz verschiedene Erklärungsmöglichkeiten: pharmakologische Toleranz (strittig), zunehmender Schweregrad der Erkrankung, prophylaktische Unwirksamkeit und auch unregelmäßige Einnahme des Medikamentes.

Sedierende und aktivierende Wirkung werden mit der Zeit durch Gewöhnung abgeschwächt.

Manche Medikamente induzieren ihren eigenen Stoffwechsel, sodass bei längerer Behandlung der Plasmaspiegel sinkt, siehe Tabelle 1.

Warum werden Psychopharmaka immer teurer?
Zum Teil liegt das an den immer höheren Anforderungen an neue Medikamente. Dadurch werden die vor der Einführung eines Produktes notwendigen Untersuchungen immer komplexer und dauern deshalb auch länger.

Bringt ein neues Medikament wirklich einen Vorteil, so wird das bei der Kassenzulassung mit einem Preisaufschlag gegenüber ähnlichen Produkten belohnt.

Verursachen Psychopharmaka Krebs?
Nein.

Machen Psychopharmaka dick?
Nicht alle, aber viele. Das muss aber nicht bei jedem Patienten so sein.

Ein Beispiel: Das Antidepressivum Mianserin/Tolvon kann schon kurz nach Behandlungsbeginn eine drastische Gewichtszunahme verursachen, was ich als «Hefe-Effekt» bezeichne. Ich habe einmal eine Familie (Mutter, Vater, Tochter) gleichzeitig mit Tolvon behandelt. Bei der nächsten Konsultation sagten Mutter und Tochter: «Wir sind Ihre Hefe-Küchlein», was leider auch gestimmt hat. Der Vater hatte in der gleichen Zeit kein Gramm zugenommen.

Wie wirkt Schokolade?
Bei manchen Menschen, gehäuft bei leichteren Depressionen, wirkt Schokolade beruhigend und stimmungsaufhellend. Wahrscheinlich enthält Schokolade eine oder mehrere Substanzen, die in unserem Körper in Serotonin umgewandelt werden.

Führen Psychopharmaka zu Haarausfall?
Haarausfall kann durch viele Medikamente bewirkt werden. Ich habe neulich bei einer Patientin wegen Haarausfall Fluctine durch Seropram ersetzt. Der Haarausfall ging unverändert weiter.

Haarausfall kann unter vielen verschiedenen Psychopharmaka vorkommen, zum Beispiel unter Antidepressiva, Antipsychotika, Antiepileptika und Lithium. Die genaue Ursache ist unbekannt.

Haarausfall kann aber auch als Symptom einer Depression auftreten oder bei einer Unterfunktion der Schilddrüse.

Beeinflussen Psychopharmaka die Sexualität?
Ja, aber nicht alle in der gleichen Richtung. Außerdem ist der Zusammenhang mit der Krankheitssymptomatik kompliziert.

Ein Beispiel: Bei Depressionen sind häufig die Libido und die Funktionsfähigkeit vermindert. Durch die Behandlung mit einem Antidepressivum kann das noch verstärkt werden. Ist die Depression unter dem Medikament abgeklungen, kann sich bei gleicher Dosierung die Sexualität wieder normalisieren. Ist das nicht der Fall, kann man die sexuellen Beschwerden durch zusätzliche Medikamente behandeln, siehe Kapitel 24.

Sind pflanzliche Präparate ungefährlicher als «chemische» Medikamente?
Pflanzliche Präparate sind nicht ungefährlicher als so genannte chemische Medikamente. Ich möchte fast sagen: «im Gegenteil». Häufig handelt es sich nicht um Reinsubstanzen, sondern um Extrakte, in denen mehrere Stoffe enthalten sind. Oft weiß man nicht einmal genau, um wie viele Substanzen es sich handelt. Außerdem ist die Zusammensetzung der Extrakte nicht immer gleich. Dadurch lassen sich Nebenwirkungen und vor allem Interaktionen gar nicht genau bestimmen. Ein Beispiel sind Johanniskrautextrakte, deren zum Teil gefährliche Interaktionen erst nach und nach bekannt werden. Ein anderes Beispiel ist Laitan (Kava-Extrakte), dessen Registrierung wegen Leberschädigungen von Swissmedic gelöscht wurde.

Folgende pflanzliche Heilmittel sollten vor Operationen abgesetzt werden: das Immunstimulans Echinacea (vor allem vor Transplantationen und bei Leberfunktionsstörungen), Knoblauch- und Ginsengpräparate (7 Tage vor einer Operation, da sonst erhöhte Blutungsgefahr), Johanniskrautpräparate (5 Tage vor Operation), Gingkopräparate (36 Stunden vor Operation wegen verminderter Blutgerinnung), Ephedra (spätestens 24 Stunden vor der Operation, sonst Gefahr von Herzrhythmusstörungen), Kava (24 Stunden vor Operation, sonst Verstärkung der Wirkung von Narkosemitteln), Baldrian (Wochen vor der Operation).

Da Patienten häufig Phytopharmaka gar nicht als richtige Medikamente ansehen, berichten sie ihrem behandelnden Arzt auch nicht, dass sie solche Mittel einnehmen. Deshalb kann der Arzt auch bekannte Interaktionen mit von ihm verschriebenen Medikamenten gar nicht berücksichtigen.

Kann man mit «Gift» die Seele befreien?
Viele Menschen stellen sich die Seele/Psyche als eine Art immateriellen Geist vor, der unseren Körper durchdringt und mit Sprache zu erreichen ist. Für diese Menschen kann es kränkend sein, dass an Stelle dieses Geistes «nur» biochemische Prozesse im Hirn ablaufen, die auf Medikamente reagieren. Solche Menschen wissen nicht, dass wir durch Gespräche, Erlebnisse und Medikamente/Chemie die gleichen Prozesse auslösen können. Ein gutes Beispiel ist situationsbedingte Angst, zum Beispiel vor einem Vortrag. Im Volksmund heißt es: «Ich habe Schiss». Und so ist es auch oft im wahrsten Sinne des Wortes. Man kann Angst aber auch chemisch hervorrufen.

Unsere Individualität ist auf keinen Fall in Gefahr, ob wir nun mit unserem Hirnstoffwechsel reagieren, zum Beispiel mit einer Verminderung des Botenstoffes Serotonin, oder mit einem heiligen Feuer, das ein Gott in uns entflammt hat.

Vertragen sich Diäten und Psychopharmaka?
Aufpassen muss man bei Lithium, weil die Nieren Kochsalz und Wasser brauchen, um Lithium auszuscheiden. Alle Diäten, bei denen die Trinkmenge und/oder der

Salz-Konsum stark eingeschränkt werden, sind gefährlich, weil es zu einer Erhöhung des Lithiumspiegels mit entsprechenden Nebenwirkungen oder sogar zu einer tödlichen Vergiftung kommen kann.

Welche Psychopharmaka vermindern die Kondition?
Psychopharmaka, die müde machen (z. B. Antipsychotika) oder die Muskelspannung erhöhen (z. B. SSRI) oder vermindern (z. B. Lithium, Anxiolytika), können die Kondition verschlechtern.

Vertragen sich Antibabypille und Psychopharmaka?
Enzyminduktoren wie Carbamazepin/Tegretol, Phenobarbital/Luminal, Modafinil/Modasomil 100 oder Johanniskraut können den Abbau von Sexualhormonen beschleunigen und dadurch zum Verlust des antikonzeptiven Schutzes führen.

Der Metabolismus von Ethinylestradiol erfolgt über CYP 3A4. Hemmer (zum Beispiel Nefadar) können zu unerwünschtem Anstieg des Plasmaspiegels führen. Nefazodon wird in Europa nicht mehr verkauft.

Mestranol wird im Körper in Ethinylestradiol via CYP 2C9 umgewandelt. Fluvoxamin/Floxyfral hemmt dieses Enzym, sodass möglicherweise nicht genügend wirksames Östrogen zur Verfügung steht.

Antikonzeptiva hemmen CYP 1A2, 2C19 und 3A4 mäßig und können so zu einer geringfügigen Abbauverzögerung verschiedener Antidepressiva führen. Gleiches gilt für Coffein und Theophyllin.

Vertragen sich Coffein und Psychopharmaka?
Setzen Patienten, die immer viel Kaffee getrunken haben (mehr als vier Tassen täglich), plötzlich den Kaffee ab, kann der Lithiumspiegel um etwa 24 Prozent zunehmen (Mester et al., 1995). Dieses Phänomen ist natürlich nur von Bedeutung für Patienten, die auf einen hohen Lithiumspiegel (>1,0 mmol/l) eingestellt sind, weil durch die plötzliche Spiegelerhöhung Nebenwirkungen ausgelöst werden können.

Coffein ist nicht nur in Kaffee enthalten, sondern auch in Tee, Schokolade, Soda-Getränken und in vielen Tabletten (auch in rezeptfreien Medikamenten).

Beeinflussen Psychopharmaka Kreativität und Intelligenz?
Ja. Durch sedierende Substanzen können kreative Gedanken und kognitive Hirnleistungen beeinträchtigt werden, in der Regel aber nur vorübergehend. Sedation bildet sich meistens durch Gewöhnung wieder zurück.

Es gibt aber auch eine positive Wirkung auf Kreativität und Intelligenz: So, wie durch die medikamentöse Behandlung die psychiatrische Symptomatik gebessert wird, zum Beispiel bei einer Depression oder Psychose, kehrt die vorher vorhandene zerebrale Leistungsfähigkeit wieder zurück.

Beeinflussen Psychopharmaka die Fahrtüchtigkeit?
Medikamente mit sedierender Wirkung können vorübergehend die Fahrtüchtigkeit verschlechtern. Die müde machende Wirkung klingt aber durch Gewöhnung ab. Außerdem kann die Psychopharmaka-Behandlung von Symptomen, durch die die Fahrtüchtigkeit beeinträchtigt wird, zu einer Verbesserung der Fahrtüchtigkeit führen.

Gleiches gilt für das Fliegen und das Bedienen komplizierter Maschinen.

Die Kombination von Alkohol und Psychopharmaka führt oft zu einer Verstärkung unerwünschter Einflüsse auf die Reaktionsfähigkeit. Dabei sind aber sowohl die Dosis (vor allem von Alkohol) und der Zeitpunkt der Einnahme zu berücksichtigen. Wenn man abends Alkohol trinkt und dann die Medikamente einnimmt und ins Bett geht, ist das ungefährlich. Ausgenommen sind höhere Alkoholmengen (mehr als eine halbe Flasche Wein zum Beispiel), wodurch der Plasmaspiegel und damit die Wirksamkeit mancher Medikamente vermindert werden können, siehe Tabelle 1, Seite 42.

Vertragen sich Psychopharmaka und Rauchen?
Durch Rauchen kann das Cytochrom-P-450-Enzym 1A2 induziert werden. Der Plasmaspiegel von Substanzen, die über dieses Enzym abgebaut werden, kann dadurch gesenkt werden, und damit kann ihre Wirksamkeit vermindert werden, siehe Tabelle 1.

Wirken Psychopharmaka gegen Internet-, Sex-, Kauf- oder Spielsucht?
Ja, am besten haben sich SSRI bewährt.

Können Antipsychotika/Neuroleptika Depressionen auslösen?
Unter Neuroleptika-Behandlungen schizophrener Patienten werden Depressionen beobachtet, die als pharmakogene Depression bezeichnet werden. Viel häufiger und deshalb differentialdiagnostisch von großer Bedeutung sind:

1. Dämpfung und Abstumpfung durch Neuroleptika
2. Akinetische Syndrome (auch ohne motorische extrapyramidale Nebenwirkungen)
3. Depressionen bei Schizophrenie, eventuell auch reaktiv
4. Schizophrene Minussymptome.

Je nach den Umständen beim individuellen Patienten kommen folgende Schritte zur Abklärung und Behandlung in Frage:

1. Dosisreduktion des Neuroleptikums
2. Gabe eines Antiparkinsonmittels wie Akineton
3. Gabe eines Antidepressivums
4. Gabe eines aktivierenden Antidepressivums.

Können Antidepressiva Psychosen auslösen?
Aus Angst vor der Möglichkeit, dass Antidepressiva Psychosen auslösen, werden manchmal Patienten, die an einer Schizophrenie oder an einer Schizoaffektiven Psychose leiden, während einer Depression nicht mit Antidepressiva behandelt – ein furchtbarer Fehler!

Vor vielen Jahren haben wir in unserer Klinik eine Patientin behandelt, die an einer sehr schwer ausgeprägten Depression litt. Sie wurde von ihrem Psychiater nicht mit einem Antidepressivum behandelt, sondern nur mit einem Antipsychotikum, weil in einer anderen Klinik viel früher der Verdacht auf eine Schizophrenie geäußert worden war. Die Patientin hat sich in ihrer schweren Depression in suizidaler Absicht die Pulsadern aufschneiden wollen. Sie hat sich mit einem Küchenmesser so viele und tiefe Schnittwunden zugefügt, dass der linke Unterarm amputiert werden musste.

Die Angst vor der Anwendung von Antidepressiva bei Psychosen geht im Wesentlichen auf folgende Beobachtungen zurück:

1. Bei Nichtwirksamkeit eines Antidepressivums können bei einer vorher nicht wahnhaften Depression Wahnsymptome auftreten, weil der Schweregrad der Depression mit der Zeit ohne wirksame Behandlung zunimmt.
2. Oft sprechen Patienten erst über ihre Wahnsymptome, wenn sie sich unter einem Antidepressivum so weit gebessert haben, dass sie die notwendige Offenheit haben, um sich über solche Beschwerden zu äußern.
3. Unter sehr hohen Dosen von Antidepressiva kann es zu Delirien mit Halluzinationen kommen.

Können Antidepressiva Manien auslösen?
Diese Meinung ist vor allem in den USA recht verbreitet. Aus Angst vor der Manie-Provokation werden deshalb viele depressive Patienten nicht richtig mit Antidepressiva behandelt. Ob diese Angst gerechtfertigt ist, wird von verschiedenen Experten unterschiedlich beurteilt. Sicher ist, dass unter jeder wirksamen antidepressiven Behandlung Manien auftreten können, auch unter nicht-medikamentösen Behandlungen, zum Beispiel Schlafentzug und Elektroschock. Dabei muss natürlich berücksichtigt werden, dass ein solcher Umschlag auch ohne jede Behandlung bei Patienten mit bipolaren Affektstörungen vorkommen kann.

Angst hat 1985 eine diesbezüglich sehr interessante Arbeit veröffentlicht. Retrospektiv wurden 908 Krankengeschichten von Depressiven untersucht, die zwischen 1920 und 1982 in unserer Klinik hospitalisiert waren. Bei 64 (7 %) wurde während der Depressionsbehandlung eine Hypomanie/Manie beobachtet. Bei Patienten mit der Diagnose einer Manisch-Depressiven oder einer Bipolaren schizoaffektiven Erkrankung war die Umschlagsrate achtmal höher (28,9 statt 3,7 %).

Von 1920 bis 1982 wurden depressive Patienten unterschiedlich behandelt. Deshalb konnte man überprüfen, ob die Umschlagsraten unter Elektroschock,

Neuroleptika oder Antidepressiva unterschiedlich hoch waren. Das war nicht der Fall.

Klinische Untersuchungen und Beobachtungen zeigen, dass ein Switch von einer Depression in eine Manie vor allem bei manisch-depressiven Patienten vorkommt.

Am besten verhindert man dieses Phänomen durch rasche Einführung einer wirksamen Prophylaxe mit Lithium oder einem anderen Mood Stabilizer.

Können Antidepressiva Rapid Cycling auslösen?
Entwickeln sich pro Jahr mehr als vier Krankheitsphasen (depressive und/oder manische), so spricht man von Rapid Cycling. Es entwickelt sich bei etwa 20 Prozent der manisch-depressiven Patienten.

Diese Verlaufsform ist prognostisch besonders ungünstig und lässt sich psychopharmakotherapeutisch schlecht behandeln. In der Regel braucht man nicht nur einen, sondern zwei Mood Stabilizer, um eine Stabilisierung des Verlaufs zu erreichen.

Da ich in meiner Sprechstunde viele solche Patienten behandle, kann ich aus meiner Erfahrung heraus sagen, dass Antidepressiva kein Rapid Cycling auslösen, vorausgesetzt, man kombiniert sie mit einer entsprechenden prophylaktischen Medikation.

Es gibt keinen Nachweis für die Behauptung, dass Rapid Cycling häufig bei subklinischer Schilddrüsenunterfunktion vorkommt.

Was ist Stress?
Stress bedeutet auf Englisch Druck, Belastung und Spannung. Stress ist gekennzeichnet durch eine erhöhte Sympathikus-Aktivität mit zum Beispiel vermehrter Ausschüttung von Katecholaminen und Blutdrucksteigerung. Der ganze Organismus ist in Alarmbereitschaft.

Subjektiv kann Stress angenehm oder auch unangenehm empfunden werden.

Warum verwenden Spezialisten selten Kombinationspräparate?
Viele Kollegen verordnen gern Kombinationspräparate, wie zum Beispiel Deanxit.

Kombinationspräparate haben aber den Nachteil, dass man die darin enthaltenen Substanzen nicht unabhängig voneinander dosieren kann. Deshalb verwende ich selbst keine Kombinationspräparate.

Muss man an die Behandlung glauben?
Oft hört man von Patienten, eine Behandlung habe ihnen nicht geholfen, weil sie nicht daran geglaubt haben. Das ist natürlich ein sehr vorteilhaftes Argument für Therapeuten, deren Behandlung unwirksam ist. Mit diesem Argument liegt die Schuld für das Versagen der Behandlung beim Patienten und nicht etwa beim Therapeuten oder bei der Therapieform. Da depressive Patienten sowieso immer

bereit sind, die Schuld für alles bei sich zu suchen, fällt dieses Argument in der Regel auch auf fruchtbaren Boden.

Eine wirksame Therapie wirkt auch bei einem «ungläubigen» Patienten. Ein sehr eindrückliches Beispiel hat Kuiper (1993) veröffentlicht. Selbst Psychiater und Psychoanalytiker, war er kein großer Freund der Psychopharmaka und insbesondere der Antidepressiva. Als er selbst an einer schweren Depression erkrankte, konnte ihm lange nicht geholfen werden. Erst die Behandlung mit einem Antidepressivum aus der Gruppe der Monoaminooxydase-Hemmer brachte Erfolg. Diese Medikamente hatte er vor seiner Erkrankung immer besonders kritisch bis negativ beurteilt.

Wirken Fischöle/Omega-3 Fettsäuren gegen psychiatrische Erkrankungen?
Bisher ist die Wirkung nicht nachgewiesen.

Internet und Psychopharmaka
Ich finde es positiv, dass sich Patienten selber Informationen suchen. Wenn sie diese Informationen mit ihrem Arzt besprechen, so stellt das eine wichtige Anforderung vor allem für diejenigen Ärzte dar, die nicht auf dem neuesten Wissensstand sind. Diese Kollegen müssen sich dann selbst auch «schlau» machen, damit sie sich gegenüber ihren besser informierten Patienten nicht blamieren.

Die meisten Patienten haben aber zu wenig Fachwissen, um die Qualität der Internet-Informationen kritisch beurteilen zu können. Es werden Therapieverfahren und auch Substanzen angeboten, die manchmal weder bezüglich Wirksamkeit noch bezüglich Nebenwirkungen nach heute gültigen wissenschaftlichen Kriterien überprüft worden sind.

Ein gutes Beispiel ist Melatonin. Es wurde nicht als Arzneimittel geprüft. Es gibt viele kasuistische Berichte über seine Wirksamkeit als Schlafmittel, insbesondere bei Jetlag. Wir wissen aber über mögliche Nebenwirkungen, insbesondere Langzeitnebenwirkungen, nicht Bescheid. Deshalb verordne ich meinen Patienten kein Melatonin. Ich informiere die Patienten über den geschilderten Sachverhalt und überlasse ihnen die Entscheidung, ob sie sich dem Risiko aussetzen wollen, eine solche Substanz zu kaufen und einzunehmen.

Warum ist assistierte Sterbehilfe in Alters- und Pflegeheimen problematisch?
Am 1. Januar 2001 hat der Stadtrat von Zürich das 1987 erlassene Verbot der Beihilfe zur Selbsttötung in den städtischen Alters- und Krankenheimen aufgehoben. Nur wenn beim Pflegepersonal Zweifel bezüglich der Urteilsfähigkeit des Patienten vorhanden sind, soll ein Arzt zur Beurteilung beigezogen werden.

Das häufig fremdsprachige Pflegepersonal ist bisher nicht dafür ausgebildet worden, die Urteilsfähigkeit eines Patienten bezüglich Selbsttötung zu beurteilen. Die Urteilsfähigkeit kann durch Demenz oder Depression vermindert sein. Eine Verdachtsdiagnose bezüglich dieser beiden schwierig zu diagnostizierenden Erkrankungen zu stellen überfordert das Pflegepersonal fachlich eindeutig (Woggon, 2001).

43 Schlusswort

Die Neubearbeitung von «Behandlung mit Psychopharmaka. Aktuell und maßgeschneidert» hat viel mehr Zeit in Anspruch genommen, als geplant war. Die vorliegende zweite Auflage ist auch umfangreicher als die 1998 publizierte erste Auflage.

Das liegt nicht nur an der Weiterentwicklung der Psychopharmakotherapie, sondern auch an den vielen Fragen, die mir immer wieder gestellt werden. Ich habe mehrere Supervisionsgruppen mit Psychiatern, anderen Ärzten und Psychotherapeuten, in denen wir lebhaft über Psychopathologie, Diagnostik, Psychotherapie und Psychopharmakotherapie diskutieren. Der Weiterbildungsbedarf ist offensichtlich sehr groß, auch noch nach Abschluss der eigentlichen Ausbildung.

Meine Telefon-Sprechstunde für Psychiater, andere Ärzte und Psychotherapeuten hat sich derart ausgeweitet, dass ich sie nicht mehr in der gewohnten Art durchführen kann. Ich musste sie in eine Brief-, Fax- und E-Mail-Sprechstunde umwandeln. Das ist natürlich nicht so angenehm für die Fragenden; im direkten telefonischen Gespräch lässt sich manches einfacher besprechen. Aber die zur Verfügung stehende Zeit ist leider nicht unendlich!

Wenn Sie einen Patienten für meine Sprechstunde anmelden wollen, bedenken Sie bitte, dass die Wartezeit für neue Patienten in der Regel acht Wochen beträgt.

Glücklicherweise habe ich in den vielen Jahren meiner Tätigkeit an der Klinik Burghölzli in Zürich ein sehr tragfähiges Netz von ambulanten Mitarbeitern aufbauen können, die mir bei der Behandlung von Patienten helfen, bei den Fortbildungen mitmachen und auch Supervisionen und Beratungen übernehmen.

An dieser Stelle möchte ich diesen vielen Kolleginnen und Kollegen ganz herzlich danken. Ohne ihre Mithilfe könnte ich meine Aufgaben nicht erfüllen!

Bitte wenden Sie sich schriftlich an meine Sekretärin, wenn Sie Adressen oder andere Auskünfte brauchen.

44 Literatur

Akiskal HS, Bourgeois ML, Angst J, Post R, Möller H-J, Hirschfeld R (2000): Reevaluating the prevalence of and diagnostic composition within the broad clinical spectrum of bipolar disorders. Journal of Affective Disorders 59: 5–30.
Akiskal HS, Cassano GB, Musetti L, Tundo A, Mignani V (1989): Psychopathology, temperament, and past course in primary major depressions. 1. Review of evidence for a bipolar spectrum. Psychopathol 22: 268–277.
Akiskal HS, Downs J, Jordan P, Watson S, Daugherty D, Pruitt DB (1985): Affective Disorders in Referred Children and Younger Siblings of Manic-Depressives. Arch Gen Psychiatry 42: 996–1003.
Alpert JE, Maddocks A, Rosenbaum JR, Fava M (1994): Childhood psychopathology retrospectively assessed among adults with early onset major depression. Journal of Affective Disorders 31: 165–171.
Amsterdam JD, Berwish NJ (1989): High Dose Tranylcypromine Therapy for Refractory Depression. Pharmacopsychiat 22: 21–25.
Angst J (1985): Switch from Depression into Mania – A Record Study over Decades between 1920 and 1982. Psychopathology 18: 140–154.
Bandelow B, Bleich S, Kropp S (2004): Handbuch Psychopharmaka. 2., überarbeitete Auflage. Hogrefe.
Bauer J (2003): Wie man Betroffene herausfischt. Deutsches Ärzteblatt 100/24: 1654–1656.
Baumann P, Hiemke C, Ulrich S, Eckermann G, Gaertner I, Gerlach M, Kuss HJ, Laux G, Müller-Oerlinghausen B, Rao ML, Riederer P, Zernig G: The AGNHP-TDM Expert Group Consensus Guidelines: Therapeutic Drug Monitoring in Psychiatry, Pharmacopsychiatry (in press).
Bleuler E (1921): Das autistisch-undisziplinierte Denken in der Medizin und seine Überwindung. Springer.
Byrne SE, Rothschild AJ (1998): Loss of Antidepressant Efficacy During Maintenance Therapy: Possible Mechanisms and Treatments. J Clin Psychiatry 59: 279–288.
Casagrande Tango R (2003): Psychiatric side effects of medications prescribed in internal medicine. Dialogues in clinical neuroscience 5: 155–165.
Caspi A, Sugden, K, Moffitt TE, Taylor A, Craig IW, Harrington HL, McClay J, Mill J, Martin J, Braithwaite A, Poulton R (2003): Influence of Life Stress on Depression: Moderation by a Polymorphism in the 5-HTT Gene. Science 301: 386–389.
Chiarello RJ, Cole JO (1987): The Use of Psychostimulants in General Psychiatry. A Reconsideration. Arch Gen Psychiatry 44: 286–295.
Compton MT, Miller AH (2001): Priapism Associated With Conventional and Atypical Antipsychotic Medications: A Review. J Clin Psych 62: 362–366.
Dang T, Engel RR (1995): Long-term drug treatment of bipolar und depressive disorders: metaanalysis of controlled clinical trials with lithium, carbamazepine and antidepressive agents. Pharmacopsychiat 28: 170.

Goldmann-Posch U (1985): Tagebuch einer Depression. Knaur.
Greil W, Ludwig-Mayerhofer W, Erazo N, Engel RR, Czernik A, Giedke H, Müller-Oerlinghausen B, Osterheider M, Rudolf GAE, Sauer, H, Tegeler J, Wetterling T (1996): Comparative efficacy of lithium and amitriptyline in the maintenance treatment of recurrent unipolar depression: a randomised study. Journal of Affective Disorders 40: 179–190.
Greil W, Sassim N, Ströbel-Sassim Ch (1996): Die manisch-depressive Krankheit: Therapie mit Carbamazepin. Thieme.
Guze BH, Baxter LR, Rego J (1987): Refractory depression treated with high doses of a monoamine oxidase inhibitor. J Clin Psychiatry 48: 31–32.
Hallowell EM, Ratey J (1998): Zwanghaft zerstreut. ADD – die Unfähigkeit, aufmerksam zu sein. Rowohlt.
Judd LL, Akiskal HS (2000): Delineating the Longitudinal Structure of Depressive Illness: Beyond clinical Subtypes and Duration Thresholds. Pharmacopsychiatry 33: 3–7.
Kellner CH (1999): ECT and Manic Switching: Bipolar IV Disorder. The Journal of ECT 15/4: 243–244.
Klermann, GL (1990): The Psychiatric Patient's Right to Effective Treatment: Implications of Osheroff v. Chestnut Lodge. Am J Psychiatry 147: 409–418.
Kluznik JC, Walbek NH, Farnsworth MG, Melstrom K (2001): Clinical Effects of Randomized Switch of Patients From Clozaril to Generic Clozapine. J Clin Psychiatry 62 (suppl 5): 14–17.
Koukopoulos A, Reginaldi D, Johnson FN (1992): Fluctuations in Serum Lithium Levels as a Function of Mood State. Lithium 3: 195–201.
Krause J, Ryffel D (2000): Therapie der Aufmerksamkeitsdefizit-/Hyperaktivitätsstörung im Erwachsenenalter. Psycho 26: 209–223.
Kuiper PC (1993) Seelenfinsternis. Die Depression eines Psychiaters. Fischer.
Laine K, Heikkinen T, Ekblad U, Kero P (2003): Effects of Exposure to Selective Serotonin Reuptake Inhibitors During Pregnancy on Serotonergic Symptoms in Newborns and Cord Blood Monoamine and Prolactin Concentrations. Arch Gen Psychiatry 60: 720–726.
Leps F (2001): Zange am Hirn. Psychiatrieverlag.
Lykouras L, Alevizos B, Michalopoulou P, Rabavilas A (2003): Obsessive-compulsive symptoms induced by atypical antipsychotics. A review of the reported cases. Progress in Neuro-Psychopharmacology & Biological Psychiatry 27: 333–346.
Meltzer HY, Alphs L, Green AI, Altamura AC, Anand R, Bertoldi A, Bourgeois M, Chouinard G, Islam MZ, Kane J, Krishnan R, Lindenmayer JP, Potkin S (2003): International Suicide Prevention Trial (InterSePT). Arch Gen Psychiatry 60: 82–91.
Mester R, Toren P, Mizrachi I, Wolmer L, Karni N, Weizman A (1995): Caffeine Withdrawal Increases Lithium Blood Levels. Biol. Psychiatry 37: 348–350.
Morant J (Hrsg.) (2004): Arzneimittelkompendium der Schweiz. Documed.
Nordeng H, Lindemann R, Perminov KV, Reikvam A (2001): Neonatal withdrawal syndrome after in utero exposure to selective serotonin reuptake inhibitors. Acta Paediatr 90: 288–291.
Otte W, Birkenhager TK, van den Broek WW (2003): Fatal interaction between tranylcypromine and imipramine. European Psychiatry 18: 264–265.
Quitkin FM (1985): The importance of dosage in prescribing antidepressants. Br J Psychiatry 147: 593–597.
Raskin A (1974): A guide for drug use in depressive disorders. Am J Psychiatry 131: 181–185.
Rentsch K (2002): Umrechnungsfaktoren Medikamente. Institut für Klinische Chemie am Kantonsspital Zürich.
Rentsch K (2004): Neue Referenzwerte für Psychopharmaka.
Rohde-Dachser Ch (1989): Abschied von der Schuld der Mütter. Prax Psychother Psychosom 34: 250–260.

Rudolph U, Crestani F, Löw K, Keist R, Möhler H (2002): Eine neue Pharmakologie für Benzodiazepine. In: Pasch TH, Schmid E, Zollinger A (Hrsg.): Anästhesie in Zürich: 100 Jahre Entwicklung, 1901–2001. Institut für Anästhesiologie, Universitätsspital Zürich.
Ruppanner H, Lagler M (1998): Persönliche Mitteilung.
Satel SL, Nelson C (1989): Stimulants in the Treatment of Depression: A Critical Overview. J Clin Psychiatry 50: 241–249.
Schatzberg AF, Cole JO, DeBattista C (1997): Manual of Clinical Psychopharmacology. Third Edition. American Psychiatric Press.
Schneider A, Borner S (2000): Strengere Verwendungskriterien für Appetitzügler. Schweizerische Ärztezeitung 81: 998–999.
Schöpf J (1999): Lithium. Steinkopff.
Schöpf J (2003): Psychiatrie für die Praxis. Mit ICD-10-Diagnostik. Springer.
Schöpf J, Honegger UE (2000): Interaktionen der Psychopharmakotherapie. Steinkopff.
Schou M (2004): Lithium Treatment of Mood Disorders. Karger.
Schuckit MA, Feighner JP (1972): Safety of high-dose tricyclic antidepressant therapy. Am J Psychiatry 128: 1456–1459.
Schweizerische Gesellschaft für Pharmakologie und Toxikologie (Hrsg.) (2001): Grundlagen der Arzneimitteltherapie. Documed.
Sheline YI, Gado MH, Kraemer HC (2003): Untreated Depression and Hippocampal Volume Loss. Am J Psychiatry 160: 1516–1518.
Solomon DA, Keller MB, Leon AC, Mueller TI, Lavori PW, Shea MT, Coryell W, Warshaw M, Turvey C, Maser JD, Endicott J (2000): Multiple Recurrences of Major Depressive Disorder. Am J Psychiatry 157: 229–233.
Stahl SM (2001): The Psychopharmacology of Sex, Part 2. Effects of Drugs and Disease on the 3 Phases of Human Sexual Response. J Clin Psychiatry 62/3: 147–148.
Sternbach H (1991): The Serotonin Syndrome. Am J Psychiatry 148: 705–713.
Thome J, Duman RS, Henn FA (2002): Molekulare Aspekte antidepressiver Therapie. Nervenarzt 73: 595–599.
Woggon B (1983): Prognose der Psychopharmakotherapie. Enke.
Woggon B (1992): Psychopharmakologische Behandlung therapieresistenter Depressionen. Fundamenta Psychiatrica 6: 210–215.
Woggon B (1997a): Prophylaktische Wirksamkeit von Antidepressiva. In Müller-Oerlinghausen B, Greil W, Berghöfer A (Hrsg.) (1997): Die Lithiumtherapie – Nutzen-Risiken-Alternativen. S. 469–483. Springer.
Woggon B (1997b): Schizoaffektive Psychosen und psychotische Depressionen. Psychopharmakologische Behandlung. Der informierte Arzt/Gazette Medicale 18: 429–432.
Woggon B (1998a): Behandlung mit Psychopharmaka. Aktuell und maßgeschneidert. Huber.
Woggon B (1998b): Ich kann nicht wollen! Berichte depressiver Patienten. Huber.
Woggon B (1999): Niemand hilft mir! Behandlungsprotokolle angeblich unheilbarer psychiatrischer Patienten. Huber.
Woggon B (2001): Assistierte Sterbehilfe. Kritische Überlegungen auf Grund langjähriger Erfahrungen mit schwerst depressiven Patienten. Ars Medici, Psychiatrie 2: 11–14.

Tabellenverzeichnis

1	Interaktionen im Cytochrom-P450-System	42
2	Antidepressiva	68
3	Pharmakologische Profile von Antidepressiva, Wiederaufnahme-Hemmung von Noradrenalin, Serotonin und Dopamin	69
4	Pharmakologische Profile von Antidepressiva, Blockade verschiedener Rezeptoren	70
5	Dosierung von Antidepressiva	74
6	Plasmaspiegel von Antidepressiva	76
7	Umrechnungsfaktoren für Antidepressiva-Plasmaspiegel	77
8	Pharmakokinetische Eigenschaften von Antidepressiva	79
9	Anxiolytika	111
10	Dosierung von Anxiolytika	112
11	Pharmakokinetische Eigenschaften von Anxiolytika	113
12	«Äquivalenzdosen» einiger Benzodiazepine	117
13	Hypnotika	123
14	Dosis und pharmakokinetische Eigenschaften von Hypnotika	124
15	Stimulanzien	132
16	Dosierung von Stimulanzien	134
17	Pharmakokinetische Eigenschaften von Stimulanzien	134
18	Antipsychotika	143
19	Ausmaß der Dopaminrezeptoren-Blockade durch Neuroleptika	146
20	Übriges pharmakologisches Profil der Neuroleptika	146
21	Dosierung von Antipsychotika	147
22	«Äquivalenzdosen» von Neuroleptika	148
23	Pharmakokinetische Eigenschaften von Neuroleptika	148
24	Stimmungsstabilisatoren	165
25	Pharmakokinetische Eigenschaften von Stimmungsstabilisatoren	167
26	Lithium-Gehalt verschiedener Lithium-Salze	168
27	Lithium-Präparate	169

45 Anhang

Psychopharmaka, geordnet in Gruppen. In alphabetischer Reihenfolge der Generic names mit Handelsnamen in der Schweiz, Deutschland und Österreich.

Antidepressiva

Generic name	Schweiz	Deutschland	Österreich
Amitriptylin	Saroten	Laroxyl	Tryptizol
Bupropion	Zyban	Zyban	Zyban
Citalopram	Seropram	Cipramil	Sepram
Clomipramin	Anafranil	Anafranil	Anafranil
Desipramin	–	Pertofran	Pertofran
Dibenzepin	Noveril	Noveril	Noveril
Doxepin	Sinquan	Aponal	Sinequan
Escitalopram	Cipralex	Cipralex	Cipralex
Fluoxetin	Fluctine	Fluctin	Fluctine
Fluvoxamin	Floxyfral	Fevarin	Floxyfral
Imipramin	Tofranil	Tofranil	Tofranil
Lofepramin	Gamonil	Gamonil	Tymelyt
Maprotilin	Ludiomil	Ludiomil	Ludiomil
Mianserin	Tolvon	Tolvin	Tolvon
Mirtazepin	Remeron	Remergil	Remeron
Moclobemid	Aurorix	Aurorix	Aurorix
Nortriptylin	Nortrilen	Nortrilen	Nortrilen
Opipramol	Insidon	Insidon	Insidon
Paroxetin	Deroxat	Seroxat	Seroxat
Reboxetin	Edronax	Edronax	Edronax
Sertralin	Zoloft	Gladem	Gladem
Tranylcypromin	–	Jatrosom N	–
Trazodon	Trittico	Thombran	Trittico
Trimipramin	Surmontil	Stangyl	–
Venlafaxin	Efexor	Trevilor	Efectin

Anxiolytika

Generic name	Schweiz	Deutschland	Österreich
Alprazolam	Xanax	Xanax	Xanor
Bromazepam	Lexotanil	Lexotanil	Lexotanil
Buspiron	Buspar	Bespar	Buspar
Clobazam	Urbanyl	Frisium	Frisium
Cloxazolam	Lubalix	–	–
Diazepam	Valium	Valium	Valium
Dikaliumchlorazepat	Tranxilium	Tranxilium	–
Ketazolam	Solatran	–	–
Lorazepam	Temesta	Tavor	Temesta
Oxazepam	Seresta	Adumbran	Adumbran
Prazepam	Demetrin	Demetrin	Demetrin

Hypnotika

Generic name	Schweiz	Deutschland	Österreich
Chloralhydrat	Chloraldurat	Chloraldurat	–
Clomethiazol	Distraneurin	Distraneurin	–
Diphenhydramin	Benocten	Dolestan	Calmaben
Flunitrazepam	Rohypnol	Rohypnol	Rohypnol
Flurazepam	Dalmadorm	Dalmadorm	Staurodorm
Lormetazepam	Noctamid	Noctamid	Noctamid
Midazolam	Dormicum	Dormicum	Dormicum
Nitrazepam	Mogadon	Mogadan	Mogadon
Phenobarbital	Luminal	–	–
Temazepam	Normison	Remestan	Remestan
Triazolam	Halcion	Halcion	Halcion
Zaleplon	Sonata	Sonata	Sonata
Zolpidem	Stilnox	Stilnox	Stilnox
Zopiclon	Imovane	Ximovan	Imovane